NOUVEAU TRAITÉ

THÉORIQUE ET PRATIQUE

SUR L'ART

DU DENTISTE

PAR J. LEFOULON,

CHIRURGIEN DENTISTE A PARIS.

AVEC CENT TRENTE FIGURES SUR BOIS

Gravées par Badoureau.

Arracher n'est pas guérir, c'est détruire.

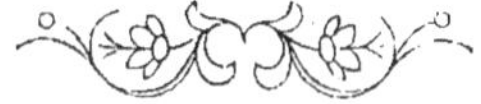

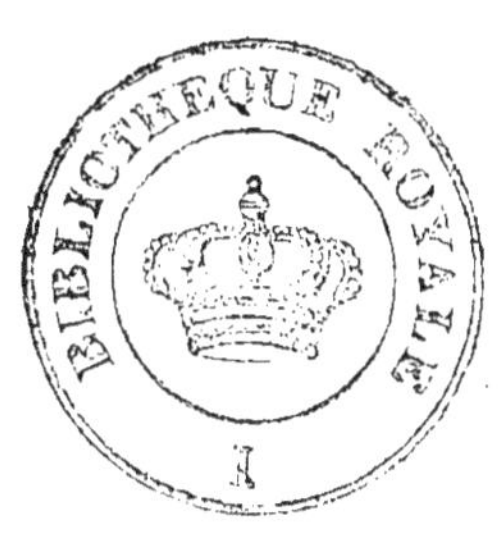

PARIS

CHAMEROT, LIBRAIRE, | FORTIN, MASSON ET Cⁱᵉ
33, quai des Augustins. | 1, place de l'Ecole-de-Médecine.

1841

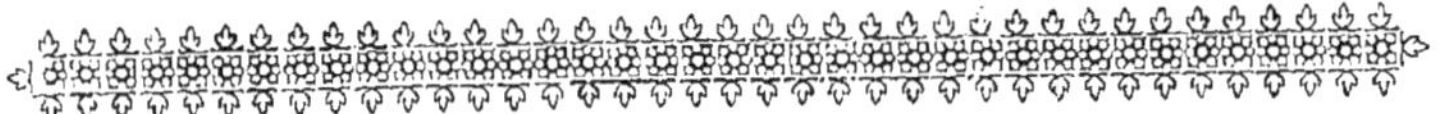

PRÉFACE.

Tout homme qui aspire à la prétention d'inscrire son nom en tête d'un ouvrage scientifique, doit la justifier en face d'un public éclairé en produisant les titres que ses veilles lui ont acquis pour le faire. Nous n'ignorons pas que les livres de ce genre diffèrent essentiellement des œuvres purement littéraires, en ce que, n'étant le fruit ni du caprice ni de l'imagination, il ne leur est pas donné de créer du neuf à plaisir. L'auteur, par la nature même de son sujet, étant contraint d'aller puiser dans les écrits de ses devanciers des matériaux auxquels il ne lui est pas toujours possible de rien changer, n'a souvent d'autre tâche à remplir que celle de faire, dans cette mine plus ou moins féconde, un choix intelligent et raisonné de ce qu'elle renferme de meilleur, et enfin de discerner, à travers les feuillets de mille brochures, ce qui est vrai et indispensable d'avec ce qui est inutile ou controuvé. Cependant, s'il n'avait d'autres titres à l'attention du monde savant, il aurait fort mauvaise grâce à venir réclamer une place, si modeste qu'elle soit, parmi ceux qui ont fait progresser la science; il doit donc, en outre, exposer nettement les vues nouvelles sous lesquelles il a envisagé son art, et énumérer les découvertes dont il l'a enrichi.

Nous allons tâcher de joindre l'exemple au précepte.

La première partie de ce livre, qui contient l'anatomie, la physiologie et l'hygiène, ne nous a pas toujours mis en position d'ajouter à ce qui avait été dit et fait avant nous, si ce n'est comme on le verra pour l'hygiène.

La seconde partie, composée de la pathologie et de la thérapeutique, nous a fourni l'occasion de consigner beaucoup plus souvent les résultats de notre expérience et de nos observations multipliées.

A propos de l'odontalgie, par exemple, et des diverses maladies qui peuvent affecter le tissu gengival, nous avons parlé des excellents effets curatifs de notre pâte alumineuse éthérée. C'est un remède éprouvé dont les succès se sont rarement démentis.

Malgré notre désir d'abréger cette préface, nous ne pouvons résister à l'envie de nous étendre un peu sur l'orthodontosie, qui, de notre part, a été l'objet d'une étude, nous pourrions dire de prédilection. Aussitôt que les cures surprenantes par nous obtenues se répandirent dans le public, les imitateurs ne nous man-

quèrent pas ; cependant nous pouvons, avec justice,
réclamer la priorité sur ce point, car avant que cette
opération, aussi simple qu'infaillible, ait été pratiquée
par qui que ce soit, c'est nous qui l'avons découverte,
et en avons fait profiter à la fois nos clients et nos
confrères.

La dernière partie, qui traite de l'odontotechnie,
est sans contredit celle où l'on trouvera en plus grande
profusion des moyens et des procédés qui nous appartiennent en propre, et qui sont le fruit d'une pratique
consciencieuse et raisonnée.

Nos débuts dans la carrière ayant été fort modestes,
il ne nous a point été donné de profiter beaucoup des
leçons du maître, ce qui nous mit dans la nécessité de
nous ingénier de mille manières à découvrir par nous-
mêmes les procédés de la mécanique dentaire. Ce fut
peut-être un bonheur, car cela nous mit sur la voie de
moyens inconnus jusqu'alors. Mais le plus grand avantage des tâtonnements sans nombre par lesquels il nous
a fallu passer, c'est qu'ayant été à même de sentir
combien aux yeux des débutants les plus minces ba-
gatelles s'élèvent en obstacles pour ainsi dire insurmontables, nous n'avons pas hésité à entrer dans les
détails les plus minutieux afin de leur épargner les
mêmes dégoûts.

Un ouvrage de la nature du nôtre nécessitait des
gravures en assez grand nombre. Nous les avons fait
intercaler dans le texte, pour la commodité du lecteur.
et nous espérons qu'elles devront le satisfaire sous le
double rapport du choix et de l'exécution.

Maintenant pour finir, rendons à César ce qui appartient à César. — Hunter, Bourdet, Fox, Laforgue, Delabarre, Serre, Blandin, Maury, Taveau, et tant d'autres auteurs non moins recommandables, recevez ici, vous tous, morts et vivants, le témoignage d'un loyal débiteur, qui ne saurait trop vous remercier des emprunts qu'il n'a pas craint de vous faire.

Paris, août 1841.

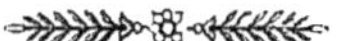

TRAITÉ PRATIQUE

SUR

L'ART DU DENTISTE

PREMIÈRE PARTIE.

ANATOMIE, PHYSIOLOGIE ET HYGIÈNE.

CHAPITRE I

§ I. — Description de la bouche.

La nature d'un ouvrage comme le nôtre ne comporte pas que nous entrions dans de trop longs détails sur la description de la bouche et des os qui la composent. Il existe sur cette matière des livres spéciaux, où le lecteur, désireux de s'instruire davantage sur ce point, trouvera tous les développements qu'il pourra souhaiter. Quant à nous, qui nous adressons moins aux savants qu'aux praticiens, dont nous ne voulons pas embarrasser l'esprit des minuties d'une anatomie microscopique, nous nous contenterons de leur décrire les organes principaux qui entrent dans la composition de l'appareil buccal, et qui ont un rapport direct avec l'état physiologique ou pathologique du système dentaire.

La bouche est une cavité irrégulièrement ovoïde, circonscrite en avant entre les deux mâchoires, en arrière entre le voile du palais et l'isthme du gosier, limitée en haut par la voûte palatine, en bas par la langue et les membranes buccales.

Cette cavité communique à l'extérieur par une ouverture comprise entre les deux lèvres, qui sont deux replis membraneux dont l'organisation, très-complexe, se compose de poils, de muscles, de glandes sébacées, de vaisseaux, de nerfs et de membranes muqueuses. Leurs artères viennent, pour la plupart, de la carotide externe; leurs veines se jettent dans les deux jugulaires, et leurs nerfs émanent des sous-orbitaires, des mentonniers et des faciaux; les vaisseaux lymphatiques, qui s'y trouvent en assez grand nombre, aboutissent aux ganglions sous-mentonniers.

Du côté opposé aux lèvres, on découvre le voile du palais, sorte de diaphragme mobile terminé en bas par deux prolongements nommés piliers, lesquels sont séparés par un amas de follicules sébacés, qui sont les tonsiles ou amygdales.

Les parois latérales sont formées par les deux joues, qui elles-mêmes sont formées par trois couches distinctes, savoir: la couche dermienne, la couche musculaire et la couche muqueuse. Cette dernière, qui nous intéresse par-dessus les deux autres, offre en arrière, entre les muscles buccinateur et masséter, une agglomération de follicules sous-muqueux qu'on désigne sous le nom de glandes molaires, glandes dont l'orifice excréteur s'ouvre vis-à-vis la dernière dent molaire ; leurs nerfs viennent du sous-orbitaire, du facial, du buccal, du massetérin et du plexus cervical.

Le palais est la paroi supérieure, ou, pour mieux dire, la voûte de la cavité buccale. Sa membrane muqueuse, qui offre des rugosités transversales, a moins d'épaisseur et de rougeur que dans les autres parties de la bouche. Parsemée d'une multitude de pertuis ou orifices excréteurs de follicules muqueux, elle se continue au-devant et sur les côtés avec les gencives.

Ces dernières sont composées de trois couches ou membranes distinctes superposées, et forment ce tissu rougeâtre, ferme et solide qu'elles présentent dans l'état sain. Ces trois couches sont : 1° la membrane muqueuse, 2° une espèce de membrane pulpeuse, 3° un tissu de nature fibreuse, qui se prolonge dans l'intérieur des alvéoles et y forme les sacs ou matrices des dents.

La paroi inférieure de la bouche, ou plancher, forme au-dessous de la langue un repli qu'on nomme le frein. La cavité buccale, quand les mâchoires se touchent, est remplie par la langue, organe symétrique, qui, doué de muscles puissants dans certains cas, tels que la prononciation souvent répétée de syllabes sifflantes, vient heurter contre les dents incisives, et finit par les luxer en dehors.

§ II. — Des os des mâchoires.

Maintenant disons un mot des os maxillaires; il est important d'y suivre les canaux par où passent les nerfs et les vaisseaux des dents.

Les os maxillaires supérieurs et inférieurs ont été décrits par un assez grand nombre d'anatomistes sans que nous venions recommencer cette tâche pour la cent millième fois peut-être. Nous ne parlerons, dans leur structure, que de ce qui nous intéresse : ce sont les canaux dentaires et les arcades alvéolaires.

Pour les maxillaires supérieurs, on voit vers leur partie moyenne et externe une gouttière qui se change bientôt en un canal; ce canal loge les vaisseaux et les nerfs sous-orbitaires, et se divise antérieurement en deux conduits, dont l'un, supérieur, est le trou sous-orbitaire proprement dit, et l'autre, inférieur, est creusé dans l'épaisseur de la paroi moyenne et antérieure du sinus maxillaire, où son trajet est indiqué par un sillon plus ou moins marqué; c'est ce conduit inférieur que les anatomistes ont nommé canal dentaire supérieur et inférieur; et c'est lui qui protége les vaisseaux et les nerfs qui se rendent aux racines des dents incisives et canines supérieures. Enfin, le canal sous-orbitaire, continuant sa direction primitive, vient se terminer par une large ouverture appelée trou orbitaire inférieur et par laquelle les vaisseaux et les nerfs qui y passent viennent s'épanouir sur une grande partie de la face.

A la partie inférieure de la face externe des os
maxillaires supérieurs, on voit le côté externe de
l'arcade alvéolaire supérieure : cette portion d'arcade

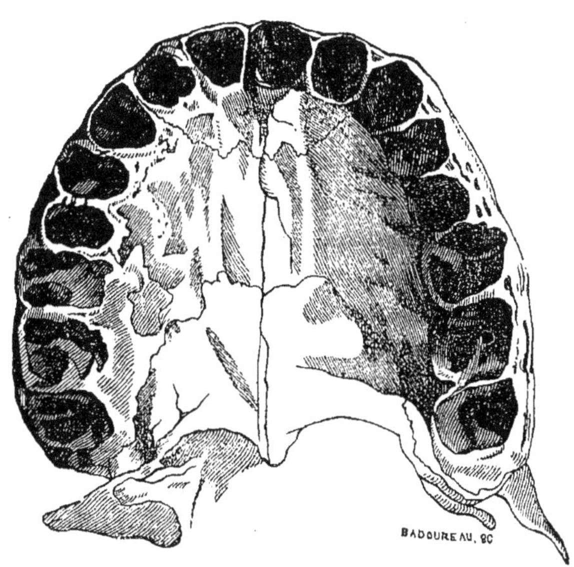

est mince en avant, épaisse en arrière, recourbée en
dedans. Son côté externe est convexe, offrant des saillies qui répondent aux alvéoles, et des enfoncements
qui répondent aux cloisons alvéolaires.

Il est bon aussi de mentionner en passant le sinus
maxillaire, sorte de pyramide à trois pans où la carie
des premières molaires détermine quelquefois des abcès qui nécessitent leur extraction.

L'os maxillaire inférieur, situé à la partie antérieure
et inférieure de la face, est symétrique, aplati d'avant
en arrière, et de forme parabolique, mais les extré-

mités de la courbe qu'il décrit sont relevées à angle
plus ou moins droit, sur le plan de leur épaisseur.

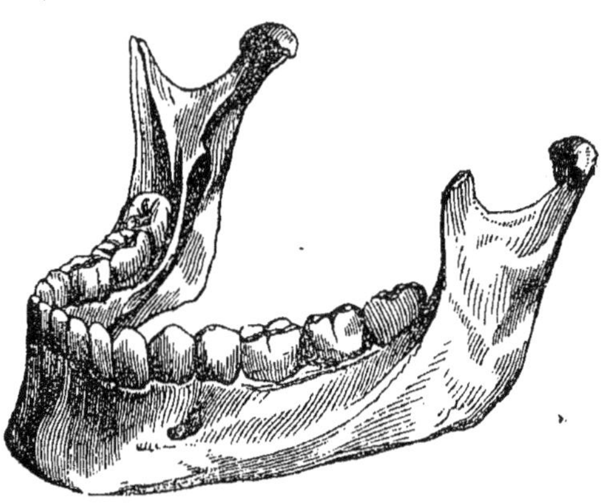

Sur la face externe de cet os, on remarque une ligne
qui porte le nom de ligne oblique ; à la partie moyenne
de cette ligne, au-dessus de la racine de la première
ou seconde petite molaire, on aperçoit l'orifice externe
du canal dentaire inférieur, ou trou mentonnier, qui
donne passage aux nerfs et aux vaisseaux du même
nom. A la face interne, on remarque l'entrée du canal
maxillaire ou dentaire inférieur, lequel protége les
vaisseaux et les nerfs dentaires inférieurs. Ceux-ci se
subdivisent en s'introduisant par de petits canaux
particuliers qui, du fond des cavités alvéolaires, se
rendent aux racines des dents qui se trouvent sur le
passage du canal. Enfin ce canal, avant de se terminer,
revient sur lui-même et se bifurque en deux conduits,
dont l'un plus large constitue le trou mentonnier, et
l'autre plus étroit se dirige vers la première petite
molaire ou la canine ; là il se subdivise pour aller en-

core, par de nouveaux conduits, se rendre aux racines des dents incisives, dont il enveloppe les vaisseaux et les nerfs.

Avant de terminer ce qui concerne les os maxillaires, je crois qu'il sera utile de parler un peu des changements qu'ils présentent dans les différents âges de la vie, ce point étant assez important pour le chirurgien-dentiste.

Chez le fœtus, les os maxillaires sont d'une petitesse extrême; à mesure que l'enfant croît, ils augmentent de volume en tous sens; cela par le développement des dents et l'accroissement des sinus.

A l'âge de deux ans, le volume des maxillaires augmente considérablement par l'apparition des dents de lait au nombre de dix. A quatre ans la forme triangulaire des sinus commence à se développer, les apophyses orbitaires sont très-aiguës et ne contractent aucune adhérence avec les pommettes. Après l'évolution complète de la première dentition, le bord inférieur des deux os maxillaires supérieurs ne présente que dix alvéoles, tandis que plus tard il en offrira

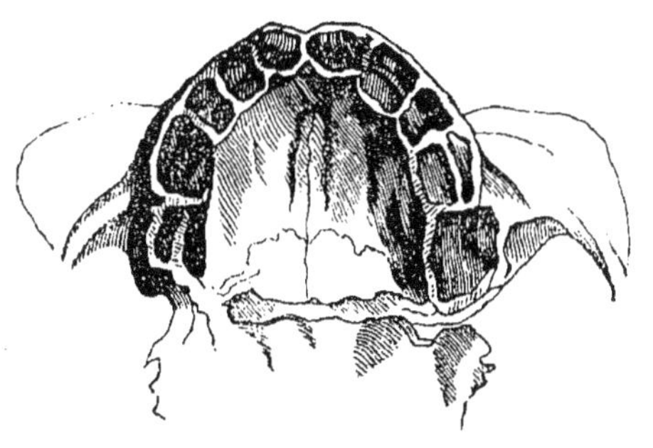

seize, pour loger un nombre égal de dents permanentes. Quand le travail de la seconde dentition est entièrement accompli, le développement des maxillaires su-

périeurs s'opère alors d'une manière remarquable,
mais celui des sinus marche toujours avec lenteur.
Aux approches de l'âge adulte, les tubérosités maxillaires se prononcent par l'effet de l'évolution des dents
de sagesse, et cela est si vrai, qu'après leur sortie,
ces tuberosités s'aplanissent et s'effacent entièrement
chez les vieillards. A cet âge avancé de la vie, les fosses canines et myrtiformes sont très-marquées, les
sinus s'agrandissent, les dents tombent, les alvéoles
disparaissent, le bord alvéolaire s'amincit, les gencives
se recouvrent et finissent par s'endurcir.

Pour ce qui est des maxillaires inférieurs, leurs
branches, loin d'avoir dans l'enfance une direction
perpendiculaire, se renversent en arrière et forment
un angle très-obtus avec le corps de cet os.

Plus l'enfant approche de l'adolescence, plus ces

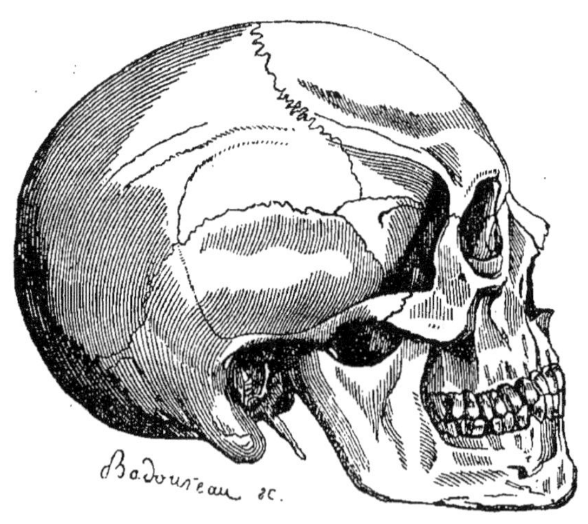

branches se redressent, elles décrivent une ligne

presque droite dans l'âge adulte. Chez les vieillards,
les choses se passent, pour les dents et les alvéoles,
comme aux maxillaires supérieurs. La symphise du
menton devient saillante, et forme le menton de galoche

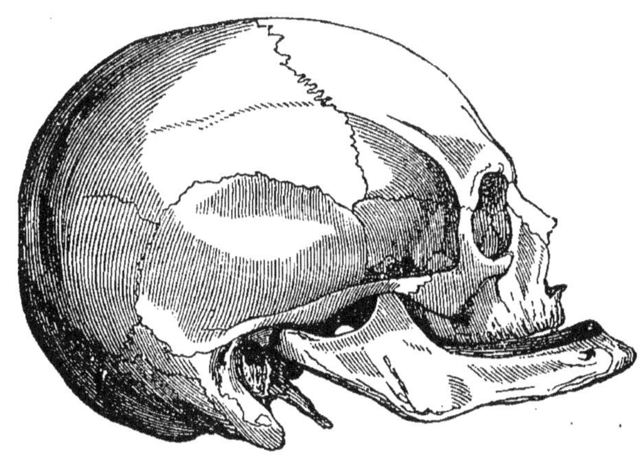

Quant aux branches, elles s'inclinent un peu en
arrière en se rapprochant de l'angle obtus, ainsi que
dans l'enfance; ses angles postérieurs offrent une
saillie remarquable sous la peau. Heureusement pour
l'homme arrivé à ce degré de décrépitude, les gencives s'endurcissent et deviennent calleuses, ce qui
facilite beaucoup la mastication.

§ III. — Vaisseaux dentaires.

Trois ordres de vaisseaux se distribuent aux mâchoires : ce sont des artères, des veines et des lymphatiques.

Parlons d'abord des artères : celles qui se rendent aux mâchoires et aux dents tirent leur origine de l'artère maxillaire interne. Les divisions de cette artère sont, pour la mâchoire supérieure, la sous-orbitaire et les alvéolaires supérieures ; pour la mâchoire inférieure, la maxillaire ou alvéolaire inférieure.

L'artère sous-orbitaire s'introduit dans le canal de même nom, mais avant d'y pénétrer elle fournit l'incisive supérieure qui se distribue au sinus maxillaire, s'introduit dans le canal dentaire supérieur et se divise aux racines des dents incisives et canines. Après avoir donné cette branche, l'artère sous-orbitaire sort de son conduit et se répand sur la partie antérieure de la face.

L'artère alvéolaire supérieure postérieure, née de la maxillaire interne, se divise dans les conduits dentaires supérieurs postérieurs creusés dans l'épaisseur de l'os, et, parvenue dans les alvéoles, elle se rend aux racines des dents molaires.

L'artère maxillaire ou dentaire inférieure tire son origine de la maxillaire interne ; après avoir jeté plusieurs rameaux assez importants, elle pénètre dans le canal dentaire et le parcourt jusqu'au trou mentonnier ; dans sa marche elle fournit des divisions aux dents molaires. Arrivée au trou mentonnier, elle donne une branche qui se distribue aux dents incisives et aux canines, et puis elle sort par le trou mentonnier pour se perdre dans la lèvre inférieure.

Les veines qui portent le même nom que les artères suivent exactement leur trajet.

La ténuité extrême des vaisseaux lymphatiques,
lorsqu'ils arrivent aux mâchoires, empêche de démon
trer leur existence ; cependant tout porte à croire à
leur présence, parce que l'on ne peut admettre de vitalité sans leur concours.

§ IV. — Nerfs dentaires.

Nous venons de parler des organes nourriciers des
dents, décrivons maintenant leurs organes sensitifs,
qui sont les nerfs.

Les nerfs qui se distribuent aux dents et aux mâchoires sont fournis par la cinquième paire ou nerf
trijumeau ; il y en a trois branches principales, savoir :

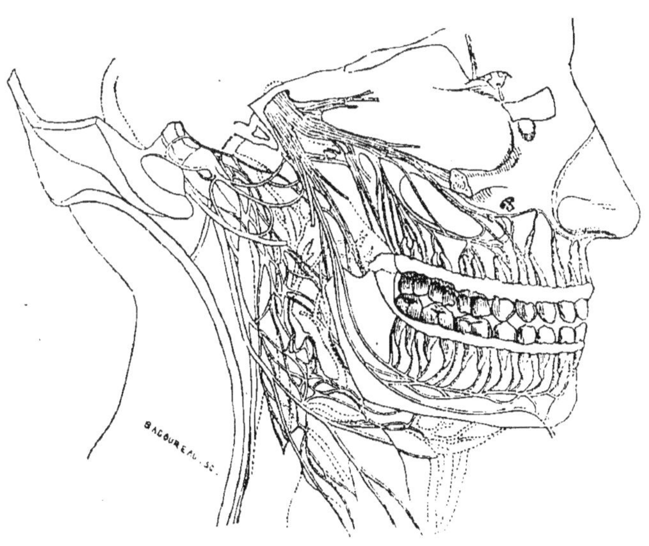

1° Le nerf dentaire supérieur antérieur ou incisif,

né du nerf sous-orbitaire ; il pénètre par un conduit dans l'épaisseur de la paroi antérieure du sinus maxillaire, gagne les alvéoles et se distribue dans les racines des incisives, des canines et des petites molaires.

2° Le nerf dentaire supérieur postérieur : division du maxillaire supérieur, il descend le long de la paroi postérieure du sinus maxillaire, pour pénétrer dans les conduits dentaires postérieurs et se rendre aux grosses molaires.

3° Le nerf dentaire inférieur : continuation du maxillaire inférieur, après avoir fourni plusieurs rameaux importants, entre autres à la glande maxillaire, il s'engage dans le canal dentaire qu'il parcourt jusqu'au trou mentonnier, où il donne une branche qui se continue dans le canal dentaire et distribue des filets aux incisives, aux canines, aux petites et grosses molaires. Enfin il sort par le trou mentonnier, et se répand sur la face en filets nombreux.

§ V. — Organes sécréteurs de la bouche.

Si les vaisseaux en charriant la nourriture des dents, les nerfs en leur conduisant le fluide qui les anime, importent au praticien-dentiste, les humeurs qui lubrifient la bouche, et par conséquent les organes qui les sécrètent, ne l'intéressent pas moins. Ces organes sont les cryptes muqueux et les glandes salivaires ; mais ils ne concourent pas seuls à la lubrifaction de la bouche, il y a de plus la transsudation artérielle, qui est une humeur toute formée dans le sang ; cette humeur exsude par les orifices béants des capillaires artériels.

L'humeur muqueuse est une sécrétion des follicules incrustés dans la membranes buccale. C'est un fluide animal entièrement soluble dans l'eau. Semblable à du blanc d'œuf, quand on le mêle à l'eau, il se montre visqueux, gluant, et, quand on l'agite, il devient mousseux. Desséché, il est transparent comme de la corne et se dissout difficilement. Du reste, il ne diffère du mucilage végétal que par l'ammoniaque qu'on en retire à la distillation.

La salive est une liqueur écumeuse, de couleur blanche ; elle contient un mucilage peu soluble dans l'eau, une petite quantité d'albumine, de l'hydrochlorate de soude et des phosphates de soude, d'ammoniaque et de chaux. Agitée à l'air libre, elle l'absorbe, devient écumeuse, et finit par répandre une odeur ammoniacale.

Cette liqueur est versée dans la bouche par les conduits excréteurs de trois glandes que nous allons décrire :

La plus considérable de toutes est la glande parotide, qui est située dans une excavation profonde, sur les côtés de la face, entre le bord postérieur de la mâchoire inférieure, le conduit auditif externe et l'apophyse mastoïde du temporal. Pareille à une pyramide très-irrégulière, dont la base serait tournée en dehors, elle est composée de granulations d'où naissent les radicules du canal de Sténon ; lequel s'ouvre dans la bouche, vis-à-vis l'intervalle de la seconde et de la troisième dent molaire supérieure.

Au côté interne de la branche et du corps de la mâchoire inférieure, entre les deux ventres du muscle digastrique, se trouve la glande maxillaire, dont le volume et la consistance sont moindres que chez celle dont nous venons de parler. Irrégulièrement ovoïde, elle est aplatie sur trois faces et bifurquée en avant; son conduit excréteur, qui est le canal de Warthon, s'ouvre sur les côtés du frein de la langue.

Enfin, après ces deux glandes vient la sublinguale : amygdaloïde, un peu allongée d'avant en arrière et légèrement aplatie transversalement, elle est logée dans l'épaisseur de la paroi inférieure de la bouche, au-dessous de la partie antérieure de la langue. Les conduits excréteurs, qui ne sont désignés sous aucun nom particulier, s'ouvrent en assez grand nombre près du frein de la langue, et quelqus-uns même se jettent dans le conduit de Warthon.

Outre ceux que je viens de décrire, M. Serre a découvert un quatrième ordre d'organes sécréteurs; ce sont des glandes qu'il appelle dentaires, et qui sont logées dans la substance cartilagineuse que forment les gencives chez le fœtus. Elles sont disposées en groupes et ont une grande analogie avec les glandes de Meïbomius. Ce sont autant de kystes qui laissent transsuder par leurs parois une matière blanchâtre, qui lubrifie le cartilage gengival chez les fœtus, et qui, après l'éruption des dents, forme ces concrétions calcaires connues sous le nom de tartre; du moins d'après l'opinion de l'auteur auquel nous empruntons cette description.

Si je me suis un peu appesanti sur les organes salivaires et les follicules qui servent à lubrifier la bouche d'abord, et, en second lieu, concourent à faciliter les fonctions masticatoires en se mêlant aux aliments, c'est que le liquide qu'ils sécrètent exerce la plus grande influence sur la santé des dents, surtout lorsqu'une altération dans sa nature vient à lui donner plus ou moins d'acidité.

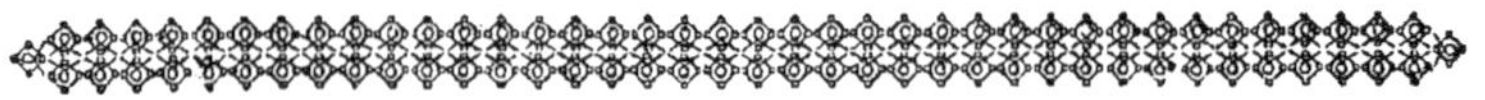

CHAPITRE II

§ I. — Des dents en général.

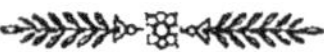

M. Blandin, dans son excellente anatomie du système dentaire, définit les dents : des parties résistantes, placées à l'entrée du canal digestif ou dans un lieu peu éloigné de cette entrée, destinées à saisir, à diviser les aliments, et quelquefois employées comme moyen d'attaque ou de défense.

Les dents implantées dans la double rangée d'alvéoles percées aux deux mâchoires, constituent l'appareil masticatoire. Elles sont plus dures et plus compactes que les os du squelette avec lesquels on les a longtemps confondues, et forment, par leur série non interrompue sur les arcades alvéolaires, deux lignes courbes paraboliques, que l'on appelle arcades dentaires ; celles-ci, inégales entre elles, représentent, la supérieure, la grosse extrémité d'un ovale, et l'inférieure la petite extrémité du même ovale ; de sorte que les deux arcades, en se rapprochant, se rencontrent exactement dans le fond de la bouche, tandis qu'en avant, l'arcade dentaire supérieure dépasse ou entoure l'inférieure. Le bord libre de l'une et de l'autre arcade dentaire est mince et simple en devant, épais et double sur les côtés, endroit où les dents sont plus grosses et garnies de deux rangées de tubercules. En général, les dents ont la forme d'un cône très-irrégulier, dont la base est tournée du côté de l'ouverture de la bouche et dont le sommet, simple ou multiple, et toujours percé, est enfoncé dans les alvéoles. —

Chaque dent offre une partie libre sur laquelle un vernis vitré, que l'on nomme l'émail, remplace le périoste. En dessous se trouve la couronne qui fait une saillie égale ou à peu près pour toutes les dents ; entre cette dernière et la racine, on aperçoit le point de jonction, sorte de rétrécissement moyen, qui porte le nom de collet et autour duquel la gencive vient se terminer.

Plus bas que le collet, s'offre la racine, qui est simple, double, triple, quadruple et même quelquefois, mais rarement, quintuple. Recouverte du feuillet interne d'un follicule, dont nous parlerons plus tard, et qui lui sert de périoste, c'est à l'aide de cette membrane qu'elle s'implante dans l'alvéole, par une espèce d'articulation connue sous le nom de gomphose, c'est-à-dire mode d'union qui ressemble à celui d'un coin ou d'un clou enfoncé dans une pièce de bois.

Déjà longtemps avant Bichat, d'habiles observateurs avaient émis des doutes sur l'identité de la nature des dents avec celle des os ; ces doutes ne tardèrent pas à se convertir en certitude, et je ne croirais même pas nécessaire d'insister sur ce sujet, si

M. Duval, dans un article qui a paru l'année dernière dans les colonnes de la *Gazette des Hôpitaux*, n'avait voulu réhabiliter l'opinion des premiers anatomistes. Selon lui, l'ivoire ne serait autre chose qu'un tissu osseux où la matière calcaire s'est déposée en plus grande quantité ; il invoque pour corroborer ce qu'il avance les exostoses éburnées, qui, dans certains cas pathologiques, se développent sur les os et ont la plus grande ressemblance avec la matière dont sont formées les défenses de l'éléphant.

Nous pensons que M. Duval s'en est laissé imposer par les apparences, et que quand bien même le grain de la substance dentaire, la manière dont son tissu est arrangé, offrirait quelques rapports avec la texture des os qui ont subi l'altération éburnée, cette analogie ne serait pas suffisante pour justifier son opinion. D'habiles expérimentateurs ont, ce me semble, jugé la question, en démontrant quelles différences les os et les dents présentent dans leurs propriétés.

Laissons parler M. Serres :

« 1° Les os sont précédés dans leur développement par un état cartilagineux ; les dents transsudent de la surface de la pulpe, et n'ont point d'état intermédiaire ; 2° les os sont enveloppés d'un périoste qui leur forme une espèce de gaîne, les dents n'en ont point, la couche émaillée semble le remplacer en dehors ; 3° les maladies qui affectent le système osseux en général, telles que le rachitis, qui le ramollissent et le détruisent, n'agissent point sur la dent ; ce tissu reste intact au milieu de la dissolution générale du système osseux ; 4° si on plonge le tissu propre de la dent et une partie du système osseux dans l'acide nitrique concentré, et qu'on ne l'y laisse que quelques heures, le premier n'est point attaqué, et le second est détruit ; 5° par la calcination, l'os donne un résidu blanc, dont le phosphate calcaire paraît être la base : la dent se transforme en un résidu bleuâtre, à un plus haut degré de chaleur, et sa base paraît contenir plus de carbonate de chaux ; 6° l'os est pénétré par une multitude de vaisseaux, les dents n'en ont point ; 7° enfin les maladies des os et des dents n'offrent pas d'analogie. »

On ne peut donc regarder comme analogues deux tissus jouissant de propriétés physiques et chimiques si différentes. Évidemment il existe entre eux des discordances bien plus concluantes pour les séparer que ne le sont pour les confondre quelques rapports superficiels dans leur aspect extérieur et leur texture moléculaire.

Nous croyons, comme tous les auteurs qui ont écrit sur les dents, devoir dire un mot de leur composition chimique.

D'après Berzélius, la substance osseuse des dents est composée, sur 100 parties, de

Phosphate de chaux.	61,95
Fluate de chaux.	2,10
Phosphate de magnésie.	1,05
Carbonate de magnésie.	5,30
Soude et chlorure de sodium.	1,40
Matière animale et eau.	28,00

D'après Pepys, les racines de dents sont formées,
sur 100 parties, de

Phosphate de chaux. 58,0
Carbonate de chaux. 4,0
Matière animale.. 28,0
Eau et perte.. 10,0

D'après Berzélius, l'émail des dents est composé,
sur 100 parties, de

Phosphate de chaux. 85,3
Carbonate de chaux. 8,0
Phosphate de magnésie. 1,5
Matière animale et eau. 20,0

Pepys l'a trouvé formé de

Phosphate de chaux. 78,0
Carbonate de chaux. 6,0
Eau et perte.. 16,0

L'émail diffère donc beaucoup de l'ivoire, il est
presque entièrement calcaire, tandis que celui-ci contient un peu de matière animale analogue à celle des os,
ainsi qu'on peut le voir sur plusieurs préparations de
cette espèce qui ont été déposées dans les collections
de la faculté par M. le professeur Cloquet.

Parmi la multitude d'auteurs qui ont écrit sur les
dents, celui que nous croyons les avoir envisagées de
la façon la plus philosophique est sans contredit
M. Blandin.

Il considère les dents comme une production du
système tégumentaire interne, comme de véritables
phanères de la membrane digestive, dans une dépres-

sion de laquelle elles sont logées par leur extrémité adhérente.

De plus, ce sont des organes essentiellement composés de deux éléments : la partie sécrétante et la partie sécrétée.

La partie sécrétante, matrice, follicule, bulbe, germe, est une dépendance immédiate du système tégumentaire. Petit sac assez semblable à celui des follicules sébacés, il en diffère par un seul point, c'est qu'il présente vers le fond une saillie qu'on nomme papille ou noyau pulpeux. Cette poche est unie aux parties voisines par un faisceau de vaisseaux et de nerfs, tandis qu'à son extrémité supérieure elle présente une sorte de canal étroit qui a reçu différents noms : c'est l'*iter dentis*, le *gubernaculum*, et enfin, selon M. Blandin, auquel nous empruntons la plupart de nos idées sur cette matière, c'est le *goulot* du follicule.

La partie sécrétée ou le produit, c'est la dent proprement dite ; sa forme très-variable se réduit cependant à trois parties fontamentales qui sont, comme il a été dit plus haut, la couronne, le collet et la racine.

La matrice des dents a l'organisation membraneuse des téguments en général, avec cette différence que le corps papillaire présente un accroissement considérable. La dent, au contraire, est un ostéide formé de couches calcaires emboîtées les unes dans les autres et auxquelles les vaisseaux et les nerfs sont complétement étrangers, selon les uns, et où, selon d'autres, ils

jouent un rôle important, surtout dans une certaine
ligne grisâtre, découverte par Cuvier, entre la partie
vitrée et la partie éburnée ; sorte de membrane que
ce célèbre naturaliste croyait formée par le prolongement de la lame interne du follicule, et dans laquelle
il resterait quelques-uns des nerfs que cette lame pos-
sédait avant d'avoir été prise entre les deux substances
de la dent, au moment de leur formation.

Dans son développement, le follicule précède nécessairement la dent qu'il est chargé de produire.
Celle-ci se développe sur la papille par couches
minces, exactement moulées sur elle et simplement
juxtaposées. A mesure que la dent s'accroît par une
véritable intussusception, la papille se resserre et finit
par beaucoup diminuer de volume ; cela se conçoit,
les couches calcaires formées les dernières s'ajoutent
toujours à la face interne de celles qui se sont déjà
concrétées.

Quand, à force de se développer, la dent cherche
une issue au dehors, elle dilate le goulot de son follicule, qu'on a pour cela nommé *iter dentis*. Mais, avant
d'aborder ce point important de l'histoire de la dentition, examinons un peu la texture intime des dents
en général.

§ II. — Anatomie des dents.

L'ostéide dentaire est composé de trois parties
distinctes ; l'émail qui revêt la couronne, la partie
ossiforme qui en revêt la base, et le follicule dont

nous avons déjà parlé, lequel dans l'intérieur de la dent jette un prolongement papillaire.

La couronne seule de la dent présente cette couche brillante, nacrée, que l'on nomme l'émail. C'est un vernis complétement étranger à la partie qui lui est subjacente, et qui se dissout avec la plus grande facilité dans l'acide nitrique, au bout de trois ou quatre heures seulement.

L'émail est moins épais chez l'enfant que chez l'adulte. Les incisives en ont une couche plus mince que les canines, et c'est la première grosse molaire qui, de ce côté, est mieux partagée que toutes les autres dents, du moins dans la pluralité des cas ; car c'est une règle qui est loin d'être sans exception.

Voici comment l'émail procède dans sa formation. Le chapiteau par où commence l'ossification de la dent, n'offre aucune trace de cette matière vitrée ; à mesure que l'organe se développe, la couche protectrice augmente d'épaisseur ; mais on ne lui voit son poli, sa dureté et son luisant qu'au contact de l'air ; tant qu'il est renfermé dans le follicule, il demeure d'un blanc mat.

Quel est l'organe sécréteur de l'émail ? Grande question qui n'a point encore été résolue. Hérissant pensait que cette substance, sécrétée par la lame externe du sac membraneux, se déposait goutte à goutte sur la dent, à mesure qu'elle se formait. Cuvier partage cette opinion : il pense que l'émail se dépose d'abord sur les premières lames de l'ivoire, ensuite sur les lames suivantes qui dépassent les premières, qu'il s'y dépose par gouttes, lesquelles, en durcissant et en se pressant mutuellement, donnent les filets perpendiculaires dont l'émail se compose. On comprend qu'à ce sujet, tout ce qu'on peut dire ressemble beaucoup à des hypothèses; contentons-nous de nous appesantir sur les propriétés physiques de l'émail; substance corticale qui cesse de recouvrir la dent à son collet, qui est d'un blanc laiteux, d'une dureté extrême, faisant feu avec le briquet, et dont les fibres montent perpendiculairement sur la couronne à l'instar du velours.

L'ivoire constitue à lui seul presque toute la dent; il forme exclusivement la racine et la partie centrale de la couronne, dans sa coupe on ne distingue ni fibres ni cellules, mais bien des lamelles emboîtées les unes dans les autres et parallèles à la surface extérieure de la dent.

Si l'on fait macérer la dent dans de l'acide nitrique, comme je l'ai déjà dit précédemment, la couche émailleuse disparaît entièrement et en peu d'heures. Si l'on a soin d'étendre l'acide, la dent se ramollit et permet qu'on enlève le tissu couche par couche, jusqu'aux parois de la cavité intérieure de l'organe dentaire, où se trouve une légère couche plus dure qui semble protéger la partie molle.

Nous avons dit à peu près tout ce qui concerne la *partie produite*, et, d'après notre description, on doit nécessairement conclure que, sous le rapport de la structure, il y a la plus grande analogie entre la substance des poils et l'ivoire des dents, qui est comme eux formée de lames emboîtées les unes dans les autres.

Il nous reste à décrire la *partie sécrétante*, le sac membraneux, et la partie pulpeuse adhérente à son fond, considérée comme une sorte de ganglion, selon les uns, et comme une papille, selon les autres.

Quelle que soit l'opinion que l'on adopte, et c'est pour la dernière que nous pencherions, on voit que les nerfs et les vaisseaux qui pénètrent par la racine des dents, parvenus au collet, se gonflent en formant un tubercule, quand la dent n'a qu'un seul mamelon, et deux,

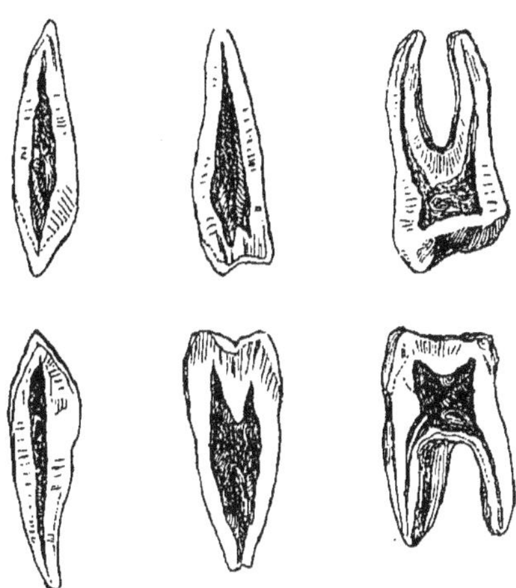

trois, même quatre, quand la dent en offre plusieurs, comme cela s'observe dans les grosses molaires. Quant à l'organisation de la pulpe elle-même, ce qu'il y a de plus certain à cet égard, c'est que les éléments nerveux et vasculaires y sont en proportion sensiblement égales.

Nous ne nous engagerons pas dans les interminables discussions qu'a soulevées la question de savoir si les vaisseaux et les nerfs vont au delà du follicule des dents, ou s'ils se répandent dans la partie ossiforme de ces organes. Hâtons-nous d'en finir avec ces spécula-tions purement scientifiques, qui n'intéressent le pra-ticien que d'une façon secondaire et auxquelles cependant il ne lui est pas permis de rester complétement étranger.

§ III. — Classification des dents.

Il eût été peut-être plus naturel, pour décrire les dents permanentes, d'attendre que nous en ayons fini avec les temporaires; mais, quand nous en serons là, nous aurons assez d'énumérer les différentes particularités de leur développement et de leur éruption, sans avoir à nous occuper de leur description; c'est pourquoi nous allons la faire de suite.

Les dents permanentes diffèrent en beaucoup de points des temporaires, soit pour la longueur, soit pour la forme, soit pour le nombre. Sous ce dernier rapport, elles peuvent être divisées en deux classes, 1° celles qui succèdent aux temporaires; 2° celles qui leur sont ajoutées. Les dents qui succèdent aux incisives et aux cuspides de l'enfant portent le même nom et affectent la même forme; mais elles sont plus grosses. Celles qui remplacent les molaires temporaires sont, au contraire, plus petites, et, comme à leur sommet elles sont divisées en deux racines, on les nomme bicuspides. Les molaires de l'adulte sont ajoutées aux temporaires, et elles paraissent l'une après l'autre à mesure que la mâchoire s'agrandit.

On distingue quatre classes dans les dents permanentes : les incisives, les cuspides, les bicuspides et
les molaires. Il y a dans leur figure, dans le nombre
et la forme de leurs racines, des différences caractéristiques. Et l'on observe dans leur configuration
presque les mêmes nuances que dans celle des ver-
tèbres, qui vont se transformant par une transition insensible. Ainsi, les cuspides tiennent le milieu entre
les incisives et les bicuspides, et ces dernières entre
les molaires et les cuspides.

Les incisives ou dents coupantes sont placées au
milieu et au-devant de la bouche. Chaque mâchoire en
compte quatre, disposées de telle manière que celles
du centre saillissent un peu plus que celles qui les
touchent. Elles sont convexes à leur face externe, et
concaves par derrière. Le
bord qui les termine est
tranchant et parallèle au
sommet de la racine. Enfin
elles augmentent en largeur
et diminuent en épaisseur,
depuis leur naissance jusqu'à leur sommet, ce qui
leur donne la forme d'un
coin, forme on ne peut plus
propice pour la division des
aliments.

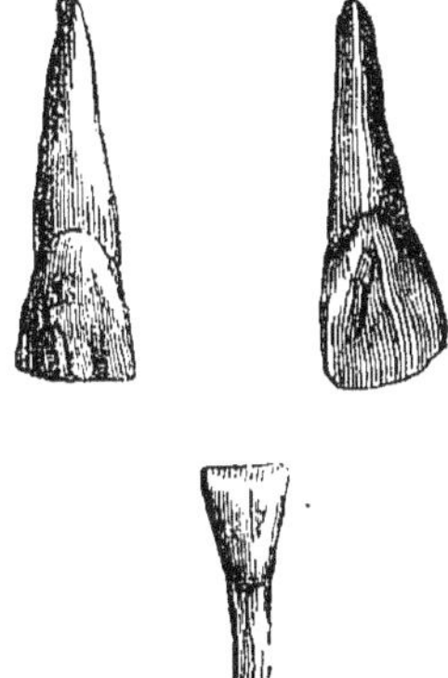

Leurs racines sont coniques et plus courtes que
celles des cuspides. A la mâchoire supérieure, les incisives centrales sont plus longues et plus larges que

les latérales ; plus petites à la mâchoire inférieure, elles sont à peu près égales entre elles.

On compte quatre cuspides qui portent aussi le nom de canines ou lanières. Il y en a deux à chaque mâchoire, placées à côtés des incisives sur un plan un peu postérieur, et cela se conçoit aisément : les arcades alvéolaires faisant un arc de cercle, plus on s'éloigne du milieu de cet arc, plus on se trouve reculé en arrière. La couronne des cuspides ressemble à celle des incisives, mais ses angles sont taillés en pointe au lieu d'offrir un bord large et tranchant. Les racines de ces dents sont les plus longues et pénètrent le plus profondément dans les mâchoires. Chez l'adulte, elles se terminent par une sorte de petit tubercule facile à sentir avec la langue, mais qui s'use insensiblement avec l'âge. Leur usage est, non pas de trancher les aliments, mais de les déchirer, *laniare*, comme font les carnivores. Argument sans réplique contre certains utopistes qui veulent que l'homme soit né pour se nourrir exclusivement de végétaux.

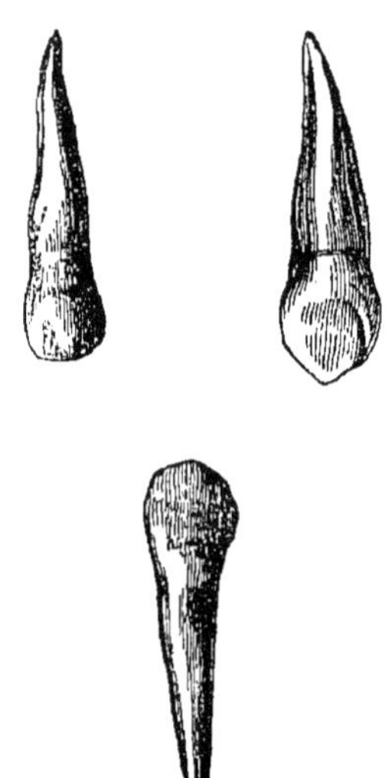

Les bicuspides sont placées immédiatement en arrière et sur le côté des cuspides. On les a tantôt nommées canines, tantôt petites molaires, mais elles n'ont la forme ni des unes ni des autres; elles font un ordre intermédiaire entre ces deux espèces, tout en se rapprochant, pour l'aspect, plus encore des cuspides que des molaires. Leur couronne offre à la mâchoire supérieure deux pointes, l'une interne, l'autre externe; leurs racines sont aplaties sur les côtés, et semblent deux branches dont la soudure a laissé une dépression intermédiaire; elles ont ordinairement deux racines; les deux premières cependant n'en offrent souvent qu'une seule.

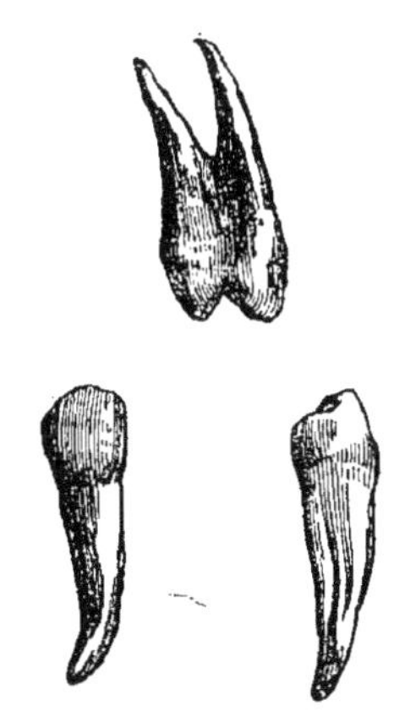

Les bicuspides de la mâchoire inférieure sont plus petites que les autres, les pointes qui les terminent moins saillantes; et, comme elles ne sont point suspendues de haut en bas, la nature, qui raisonne tout ce qu'elle fait, ne leur a donné qu'une seule racine.

Les molaires ou mâchelières sont au nombre de douze; il y en a trois de chaque côté des mâchoires, et, comme elles occupent les deux extrémités du fer à cheval que forment les maxillaires, ce sont les plus reculées de toutes vers le fond de la bouche. Les deux premières étant absolument semblables, il n'est besoin

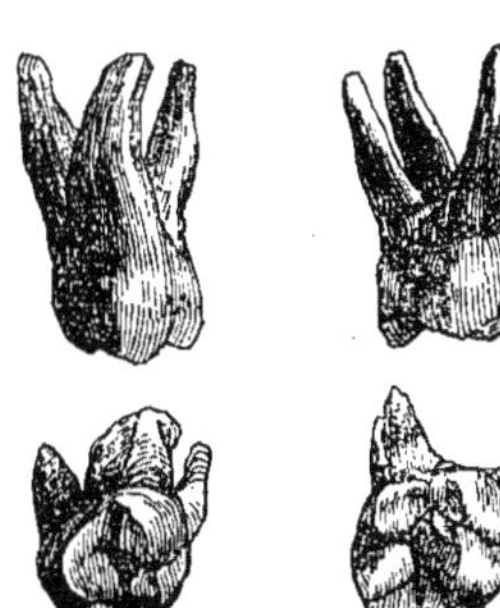

de décrire séparément que la troisième, appelée aussi vulgairement dent de sagesse, et mieux, dent adulte.

Ces dents sont généralement plus volumineuses que les autres, ce qui leur a valu le nom de grosses molaires. Elles sont larges, et munies à leur base de plusieurs tubercules auxquels répondent des dépressions du côté opposé de la mâchoire, ce qui les rend singulièrement aptes à broyer les aliments, et, par conséquent, à remplir leurs fonctions; elles ont toutes plusieurs racines. Les dents de la mâchoire inférieure sont inclinées en dedans, tandis que les supérieures sont presque perpendiculaires, relativement à la mâchoire. Pour le même motif que celui que nous avons allégué plus haut, à la mâchoire supérieure les molaires ont trois racines, l'une interne, les deux autres externes, comme pour mieux se cramponner, tandis qu'à la mâchoire inférieure on n'en compte, le plus souvent, que deux placées côte à côte.

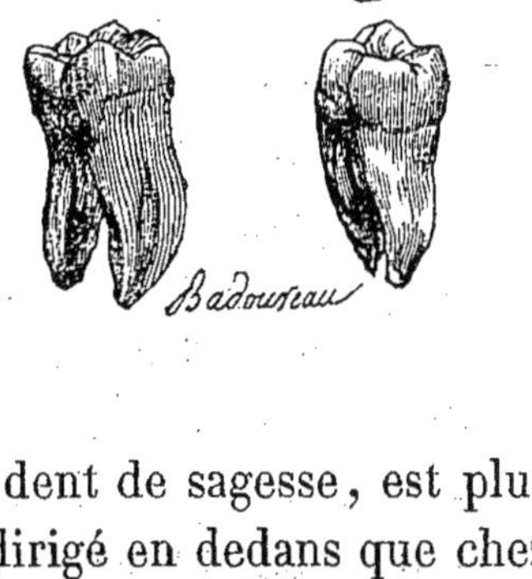

La troisième molaire, ou dent de sagesse, est plus petite, et son axe est plus dirigé en dedans que chez les deux autres; sa couronne, arrondie, est garnie de trois ou quatre tubercules; sa racine est le plus souvent simple, sillonnée longitudinalement, courte, conoïde; quelquefois elle présente deux, trois et même quatre grosses divisions confondues en partie ou en totalité. Leur forme est on ne peut plus disparate et irrégulière ; il suffit de jeter les yeux sur la figure que

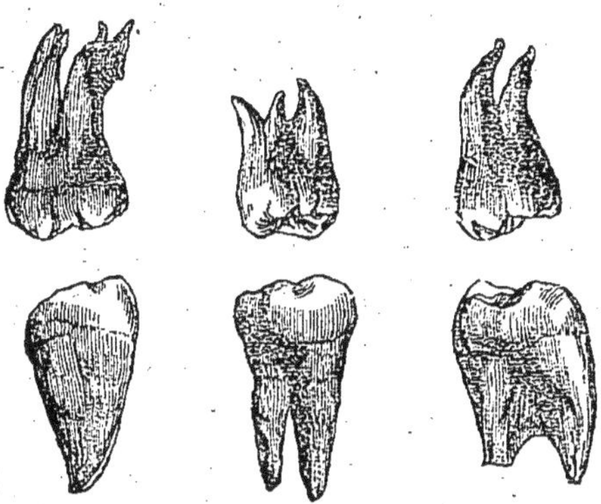

nous offrons pour s'en convaincre. On dirait que l'organisme, épuisé, ne soit plus capable de donner naissance qu'à un produit avorté et imparfait, car leur volume égale parfois à peine celui d'une petite molaire.

§ IV. — Développement des dents en général.

Un mois après la conception, les germes ne sont encore que membraneux : la pulpe, renfermée dans le follicule, n'est bien manifeste que vers le deuxième mois ; du troisième au quatrième, la partie pulpeuse se développe complétement ; elle offre une structure analogue à celle de certains ganglions ; la pulpe, dans le sein du follicule, flotte au milieu d'un liquide séro-mucilagineux, à peu près comme le fœtus dans les eaux de l'amnios.

C'est à la fin, et même au commencement du quatrième mois, que la papille dentaire se met à sécréter la matière éburnée, qui doit former la couronne de la dent. Celle-ci se présente d'abord sous l'aspect d'une petite calotte qui recouvre la papille ; en recevant des couches de plus en plus étendues, elle se trouve soulevée et augmentée de volume par des couches inférieures qui embrassent le corps papillaire dans toute la circonférence jusqu'à la base ; alors elle est formée tout entière, et l'ivoire s'y dépose, comme il a été dit précédemment. A partir de cette période de son évolution, la papille se soulève du fond de l'alvéole, des couches nouvelles de matière éburnée l'embrassent inférieurement, en formant des chapiteaux de moins en moins évasés, et descendues jusqu'à l'extrémité de la papille, achèvent de former la racine. Quand la dent est multicuspide, il y a quelques différences à noter. L'éburnification commence par quelques points séparés, et représente autant de petits chapiteaux que la dent doit avoir de tubercules et que la papille présente de prolongements. Bientôt, par les progrès de l'éburnification, les chapiteaux en question se réunissent et les racines se forment, comme nous venons de le décrire pour la dent unicuspide, à cette seule différence près, qu'au lieu d'une seule enceinte tubuleuse, il y en a deux, trois ou quatre qui se concrètent en même temps autour des pédicules de la papille. Arrive un moment où cette dernière, étroitement resserrée par la prison qu'elle s'est bâtie elle-même, se trouve neutralisée dans son travail de sécrétion, et c'est alors que la dent cesse de s'accroître.

Pour nous résumer en peu de mots, les dents

s'accroissent du sommet de la couronne vers la pointe
de la racine, et de l'extérieur à l'intérieur; elles s'é-
paississent et s'allongent à la fois en embrassant la
papille dans tous ses points, d'une manière de plus en
plus étroite.

§ V. — Mécanisme de l'éruption des dents en général.

La manière dont se fait l'éruption des dents a beaucoup occupé et embarrassé les anatomistes de tous les
temps. D'abord, ne voulant pas se donner la peine de
prendre la nature sur le fait, en préparant des mâchoires de jeunes sujets, ils trouvèrent plus commode
de se jeter dans les trompeuses régions des hypothèses : ils donnèrent pour la plupart des raisons très-
satisfaisantes en apparence, mais, dans la réalité, en
pleine contradiction avec les moyens adoptés par la
nature.

On a tour à tour invoqué l'action de la pesanteur,
les pulsations des troncs des artères dentaires, une
lutte qui s'établit entre la dent et la gencive et dans laquelle la première resterait victorieuse...

Un point qui a exercé encore la sagacité des odon-
tologues, c'est la mue des dents temporaires. Une
explication toute simple s'est présentée à leur esprit.
La dent permanente se développe, sa couronne vient
heurter, frotter, comprimer la dent infantile et déterminer son usure successive. D'autres n'en avaient pas
cherché aussi long : voyant les jeunes dents tomber
sans racines, ils avaient conclu qu'elles n'en avaient

point ; ceux-là, que la couronne se séparait de la racine
à la manière des cornes de certains herbivores, et que
la racine des premières dents servait à greffer la couronne des dents permanentes ; or, de toutes ces magnifiques hypothèses, pas un vestige n'est resté, aussitôt
que, le scalpel et la rugine à la main, on a voulu en
vérifier l'exactitude sur la nature elle-même. On a vu
que les dents temporaires avaient toutes des racines,
que les dents permanentes ne se greffaient nullement
sur elles ; et de plus, l'hypothèse qui paraissait la plus
vraisemblable, qui avait eu l'assentiment des plus
grands noms, s'est trouvée à son tour renversée sans
réplique, quand on a parfaitement constaté que la
couronne des dents permanentes avait toujours,
comme coussin intermédiaire entre elle et la racine de
son aînée, un tubercule rougeâtre, vasculaire, auquel
M. Delabarre a fait jouer un rôle très-important.

C'est ici le lieu d'exposer la théorie de cet habile
anatomiste : pendant le travail de la dentition, dit-il,
les alvéoles des dents de remplacement prennent la
forme de coques d'amendes dont l'extrémité qui regarde la gencive offre l'orifice d'un petit canal osseux,
se dirigeant obliquement d'arrière en avant, et allant
s'ouvrir par un trou ovale derrière les dents de la première dentition. (C'est le goulot du follicule de
M. Blandin, le *gubernaculum* de M. Serres, l'*iter dentis*
de M. Delabarre).

Pendant la progression lente de la dent vers son
orifice, l'*iter dentis* acquiert une capacité considérable
par le travail de l'absorption ; tandis, au contraire, que

les parois profondes de l'alvéole se rapprochent pour se mouler sur la racine.

Le savant dentiste que nous citons dans ce moment, a donné à l'éruption de la dent le nom d'odontocie ou *accouchement* de cet organe, et cela parce qu'il trouve la plus grande analogie entre la sortie de l'ostéide dentaire et celle du fœtus du sein maternel. Il prétend que le follicule dont la vascularité augmente à ce moment décisif, se rétractant sur le collet, le soulève avec un mécanisme pareil à celui qu'emploie un pêcheur, lorsqu'il veut saisir un poisson qu'il a pris dans son filet; il en rapproche les mailles de manière à les rassembler en paquet, et de même que par ce moyen sa proie se trouve élevée jusqu'à lui, la dent attirée par la contractilité des fibres de la matrice parvient au niveau des gencives.

Mais ce n'est point là ce que sa théorie a de plus ingénieux et de plus satisfaisant pour nous : c'est le bourgeon vasculaire dont nous avons déjà parlé, et que la nature, selon lui, emploierait à l'absorption des dents temporaires.

Nous avons déjà exposé quelques hypothèses sur le phénomène remarquable de la dissolution des dents temporaires; il y en a encore bien d'autres, mais je vous en ferai grâce pour venir de suite à celle qui paraît être la plus plausible, du moins dans l'état actuel de la science.

La matrice dentaire, après s'être dilatée pour servir d'enveloppe protectrice à la dent, se contracte pour former, non-seulement ce petit corps bourgeonneux qu'on trouve immédiatement au-dessus des dents de lait, à l'instant où elles tombent d'elles-mêmes, et dont le volume augmente nécessairement à mesure que l'odontocie s'opère; mais encore une masse charnue dont toute la couronne est environnée, et dont l'épaisseur est d'autant plus remarquable que l'organe qu'elle enveloppe est plus proche de son orifice.

C'est cet appareil qui est chargé de miner, de ronger, d'absorber la racine de la dent temporaire et souvent même l'intérieur de sa couronne, qui alors ressemble à une véritable capsule.

Je ne passerai pas en revue toutes les preuves que M. Delabarre apporte à l'appui de sa manière de voir, elles sont pour la plupart assez plausibles, et peuvent se résumer en ceci : la couronne permanente ne touche jamais la racine de la dent infantile; donc, il ne saurait y avoir usure; l'absorption de cette racine a quelquefois lieu, quoique la dent permanente soit encore éloignée. C'est là, ce me semble, un argument auquel il serait difficile de répondre.

Dans l'excellent chapitre où M. Delabarre développe ses idées sur son appareil absorbant, il explique de la façon la plus satisfaisante les phénomènes et même les anomalies de la dentition. Le tubercule bourgeonneux approche-t-il de la racine d'une dent permanente, elle est dévorée comme les autres. Enfin, une dent de remplacement déviée de sa route naturelle marche-t-elle perpendiculairement à l'axe des alvéoles, la table osseuse dont ils sont formés se trouve aussi térébrée par ce bourgeon destructeur, auquel la nature a prêté une telle puissance que, rongeant tout sur son passage, il ne connaît point d'obstacles.

§ VI. — Variétés de nombre, de forme, de position, de structure et de consistance.

Variétés suivant l'âge. — Les dents temporaires se distinguent par des caractères bien tranchés des dents qui doivent leur succéder. On en compte vingt; les quatre dents qui paraissent vers la cinquième année sont permanentes. Les incisives et les canines sont un peu plus petites; les molaires, au contraire, sont beaucoup plus grosses que celles de la seconde dentition, qui seront des dents bicuspides, tandis qu'elles sont des grosses molaires, ou du moins en ont tous les caractères.

Les racines des dents temporaires sont généralement plus courtes et plus grêles que celles des dents permanentes. La substance des premières est un peu moins dure que la substance des secondes, qui éclatent avec beaucoup de facilité sous l'influence de la dessiccation.

Variétés suivant les races. — Les races n'impriment aux dents que d'insignifiantes variétés : les nègres les ont seulement un peu plus larges, un peu plus longues et plus obliquement dirigées que nous.

Variétés suivant les individus. — On peut rapporter ces variétés à cinq chefs principaux : nombre, forme, direction, position et structure.

Variétés de nombre. — Il y a des individus qui ont

moins de dents que dans l'état normal, il y en a qui
en ont plus et d'autres qui n'en ont pas jamais eu ;
Baumes et Borelli en citent chacun un exemple. Dans
d'autres cas, quelques dents seulement ont paru. Enfin, il y a des familles où il manque constamment
tantôt une incisive, tantôt une canine ou une molaire.

On a vu des dents réunies ensemble, tantôt par une
fusion intime de deux dents, la substance éburnée
étant commune à l'une et à l'autre ; tantôt par un acco-
lement, le périoste alvéolo-dentaire servant d'intermédiaire. Dans le premier cas, la réunion appartient
à la couronne, dans le second elle appartient à la
racine.

L'excès en nombre dépend le plus souvent de la
persistance des dents de lait ; les dents surnuméraires,
pour cette raison, se montrent le plus souvent en arrière des autres. Parmi les cas de ce genre, voici les
plus remarquables : Bourdet a vu doubler les deux dernières molaires supérieures ; Planquet, Camper et Sœmmering ont observé cinq molaires bien rangées à la
mâchoire inférieure, le premier sur lui-même, le second sur un habitant de Java, le troisième sur un Eu-
ropéen.

Variétés de forme. — Celles qui ne sont point morbides s'observent très-rarement, et elles tiennent le
plus souvent à la persistance d'une ou plusieurs dents
temporaires qui ne sont point tombées ; j'ai un de mes
amis qui a conservé à la mâchoire supérieure les deux
incisives latérales de première dentition, ce qui est

d'autant plus facile à vérifier, que toutes ses dents permanentes sont marquées d'une rainure par érosion, qui les coupe transversalement; il n'y a que les deux incisives latérales supérieures qui soient parfaitement planes et intactes.

Variétés de direction.— Ces anomalies, que l'on n'observe pas communément, peuvent présenter tantôt une simple obliquité des dents; tantôt elles consistent en une position horizontale, ou bien encore en une inversion complète, ce qui est plus rare. Il peut y avoir une telle obliquité des dents, suivant Sœmmering, qu'elle simule l'existence d'une double série de dents. Dans le cas d'inversion complète, la dent ne sort pas de son alvéole, et sa couronne se fait quelquefois jour dans le sinus maxillaire ou dans la narine, la racine étant dirigée en bas.

Variétés de position.— Comme nous venons de le voir, les dents changent de direction, soit du côté du palais, soit vers le sinus maxillaire, soit vers tout autre point. On en a vu développer aux environs des arcades dentaires des tumeurs sur le diagnostic desquelles le chirurgien est quelquefois fort embarrassé.

Des dents ont été même quelquefois trouvées dans des parties du corps très-éloignées de la bouche; presque toujours elles ont été trouvées réunies dans des kystes fibreux avec des poils et de la matière graisseuse. D'autres fois on les a vues implantées sur des portions d'os dans de véritables alvéoles. Tel est l'exemple que cite M. Blandin, exemple trop bizarre pour que je n'en fasse pas mention. Il s'agit d'une Polonaise qui était affectée de flueurs blanches contre lesquelles tous remèdes locaux et généraux étaient restés sans effet. A son cinquième accouchement, l'enfant présenta une excoriation à la joue gauche, excoriation toute récente ; après un examen attentif, M. Jousinski sentit un corp dur situé entre le rectum et le vagin. Après des tentatives inutiles pour enlever ce corps étranger avec des pinces à polype ordinaires, il en prit d'autres plus fortes avec lesquelles il parvint à arracher une dent molaire bien formée, qui avait trois racines. Trois autres dents incisives et molaires furent encore extraites, sans beaucoup de douleur de la part de la patiente.

Ce cas pourrait paraître plus que fabuleux à des personnes étrangères à l'art médical, mais un médecin se l'expliquera plus aisément en considérant ces sortes de dents comme des détritus de fœtus extra-utérins. Seulement, dans ce dernier cas, il est étrange que les dents greffées sur la mère du fœtus aient continué à croître après l'atrophie et la mort de ce dernier.

Variétés de structure. — La plupart dépendent de causes morbides, cependant Hunter cite l'exemple suivant : un jeune sujet présentait deux incisives antérieures de la mâchoire supérieure qui ne traversaient point la gencive de part en part, et dont les racines n'avaient de longueur que tout juste ce qu'il fallait pour être soudées dans la gencive par leur extrémité supérieure. Elles n'étaient point de la nature de celles dont les racines tombent chez les enfants, car elles ne pénétraient pas au delà de la gencive ; sans doute qu'elles n'avaient jamais eu de racine. La place où celle-ci aurait dû exister n'était composée que de petites éminences rondes et unies, ayant chacune un petit canal de communication avec le corps de la dent qui était assez bien formée. Cet exemple n'est pas le seul, Miel en cite plusieurs du même genre.

§ VII.— Du mécanisme des organes masticateurs.

Ce mécanisme consiste dans les mouvements des mâchoires, et la division des corps placés entre les arcades dentaires, exécutée par la contraction des muscles.

Lorsqu'on ouvre la bouche, les mâchoires s'éloignent l'une de l'autre, en laissant entre elles un intervalle plus ou moins grand, selon que les branches du maxillaire inférieur se rapprochent plus ou moins de l'angle droit, disposition qui varie selon l'âge. A la naissance, comme nous l'avons déjà dit, les condyles de la mâchoire sont presque de niveau avec son corps, et décrivent un angle de cent quatre-vingts degrés environ; à mesure que le sujet avance dans la vie, les condyles se rapprochent de l'angle droit, qui n'est plus que de quatre-vingt-dix degrés. Plus les angles de la mâchoire sont obtus, moins l'ouverture de la bouche est grande; les enfants ne peuvent donner autant d'étendue à l'ouverture buccale que les adultes, ce qui est une heureuse prévoyance de la nature, les cris auxquels ils sont sujets les auraient exposés à chaque instant à se luxer la mâchoire inférieure. Le centre de mouvement de cette dernière est situé dans les articulations temporo-maxillaires, et voici comment le mouvement s'exécute. Les condyles tournant de haut en bas, et d'arrière en avant, sur l'apophyse transverse zygomatique, comme sur un axe, le corps de la mâchoire décrit un arc de cercle qui détermine l'ouverture de la bouche. Cette ouverture a quinze à seize lignes d'étendue à sa partie antérieure, tandis que postérieurement elle n'a que six à sept lignes. C'est par un mouvement d'élévation opposé à celui d'abaissement que la mâchoire est ramenée à sa position naturelle.

Vu son peu de solidité, la mâchoire supérieure peut être comparée, relativement à l'inférieure, à une enclume sur laquelle cette dernière vient frapper, pour broyer les aliments.

Les articulations temporo-maxillaires étant deux arthrodyes, permettent à la mâchoire de se mouvoir dans tous les sens, c'est-à-dire de s'abaisser, de s'élelever, de se porter horizontalement en avant, en arrière, et latéralement, en exécutant des mouvements diducteurs par lesquels l'os maxillaire inférieur va de gauche à droite.

Lorsque la mâchoire inférieure s'abaisse, les muscles élévateurs se relâchent peu à peu, et elle tend à s'éloigner de la mâchoire supérieure par son propre poids. Dans ce mouvement, elle se porte en bas et en arrière et décrit un arc de cercle; les condyles se portent en avant et en bas, et glissent au-dessous de l'apophyse transverse zigomatique, qu'ils abandonnent même quelquefois, ce qui entraîne la luxation temporo-maxillaire.

Lorsque la mâchoire inférieure s'élève, elle décrit nécessairement un arc de cercle opposé à celui qu'elle a parcouru pendant son abaissement; les condyles rentrent dans les fosses glénoïdales, en glissant d'avant en arrière sur l'apophyse transverse.

La mâchoire inférieure ne peut se porter en avant sans s'abaisser un peu et sans que les condyles abandonnent en partie les cavités glénoïdales. Elle ne se meut non plus en arrière qu'après avoir été portée en avant.

Les mouvements latéraux s'exécutent la mâchoire étant un peu abaissée, et, lorsque le menton regarde à gauche, le condyle du même côté s'enfonce dans la cavité glénoïde; quant au condyle droit, il glisse d'arrière en avant, de dehors en dedans, la mâchoire tournant sur le condyle gauche ainsi que sur son axe. Une action inverse a lieu lorsque le menton est dirigé à droite. Mais pour ce qui est de la mâchoire supérieure, comme nous l'avons déjà dit, elle ne concourt à la mastication qu'en qualité de support. Il n'est pas douteux qu'elle s'élève et qu'elle s'abaisse, mais en cela elle ne fait qu'obéir aux mouvements de la tête renversée en arrière par ses muscles extenseurs, lesquels deviennent un auxiliaire si puissant de la mastication chez les carnivores.

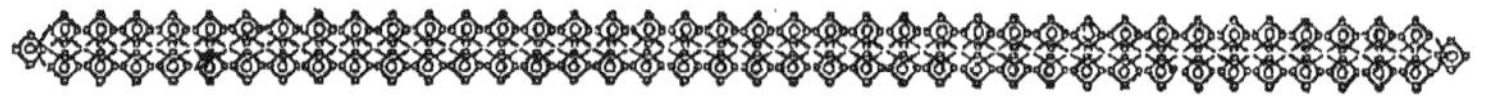

CHAPITRE III

PREMIÈRE DENTITION.

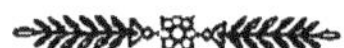

La dentition, appelée scientifiquement odontophie, est le développement des dents et leur éruption hors de leurs alvéoles sur le bord libre des mâchoires, opérés par le travail de la nature.

Il existe deux dentitions : la première comprend le développement et l'éruption des dents temporaires, qui sont au nombre de vingt, dix à chaque mâchoire ; la seconde, comprend la formation et la sortie des dents permanentes, dont le nombre est de trente-deux, seize à chaque mâchoire. La première dentition a lieu à partir de la formation des mâchoires, jusqu'à l'âge de six à sept ans ; la seconde, depuis cette époque jusqu'à l'âge adulte. C'est la première qui va nous occuper spécialement dans le cours de ce chapitre.

§ I. — Des premières dents, depuis la conception jusqu'à la naissance du fœtus.

Les dents, de même que les autres parties de l'économie, ne peuvent être perçues au moment de la conception : c'est vers le quatrième ou cinquième mois de la vie intra-utérine que les mâchoires commencent à prendre assez d'accroissement pour qu'on puisse distinguer le germe dentaire.

Quant aux follicules dentaires, ils sont apercevables dès le deuxième mois ; si l'on examine avec soin les arcades alvéolaires, on y trouve un grand nombre de follicules renfermés dans l'épaisseur des replis membraneux que forme la gencive. Ils sont très-petits, de forme globuleuse, placés dans la gouttière qui représente les alvéoles à cet âge, et recouverts par la lame la plus profonde du tissu gengival.

Quand on ouvre le follicule dentaire sur un jeune embryon, on le trouve rempli par un liquide jaunâtre et visqueux, qui va diminuant de quantité depuis le moment de la première apparition jusqu'à celle de l'éruption de la dent ; époque à laquelle il disparaît entièrement.

Au-dessus des germes dentaires, la gencive se montre plus résistante et comme cartilagineuse, ce qui lui a fait donner le nom de cartilage dentaire, lequel peut être parfaitement isolé par l'ébullition. Il se montre sous forme de crête tranchante et légèrement dentelée, ce qui l'a fait comparer avec assez de justesse au bec des oiseaux.

Il est à remarquer que l'ossification des dents de la première dentition procède dans le même ordre que leur éruption ultérieure. L'incisive centrale inférieure commence la première, puis vient l'incisive centrale supérieure, et successivement l'incisive latérale, la première molaire, la canine et la seconde molaire. Dans un fœtus de huit mois, chaque incisive moyenne supérieure a déjà trois lignes de largeur et deux lignes de hauteur.

§ II. — Après la naissance.

Après la naissance, les couronnes des dents de lait sont ossifiées, mais elles sont encore renfermées dans la mâchoire. Leur follicule les enveloppe de toutes parts. Jusqu'au quatrième mois, les mâchoires et le tissu cartilagineux qui les recouvre n'éprouvent aucun changement; mais, avec les progrès de l'organisation, les machoires deviennent plus apparentes, les cavités alvéolaires se prolongent, les rebords osseux dont elles sont formées s'étendent et s'élèvent en proportion, la dent se développe, et bientôt, ne pouvant plus être contenue dans son follicule, elle le soulève, le distend ainsi que la gencive qu'elle finit par percer. Mais ce n'est pas sans difficulté, à cause de la résistance que présentent ces différents tissus. Après la perforation, le col du follicule adhère au collet de la dent et forme ce bourrelet qui se remarque aux gencives et qui assure la solidité de l'organe de la mastication.

L'époque à laquelle paraissent les premières dents chez les enfants est très-variable. Leur sortie est tantôt précoce, tantôt tardive. Tous les chirurgiens dentistes ont été à même d'observer, ainsi que moi, des sujets qui, au moment de leur naissance, avaient une ou deux dents; Polydore Virgile en cite un qui en avait six, Louis XIV en avait quatre. Chez d'autres, c'est le contraire : nous avons vu une jeune fille de sept ans à qui les deux incisives inférieures n'étaient pas encore poussées; nous avons même observé des canines qui n'ont effectué leur éruption qu'à l'âge de quinze à dix-huit ans.

Quoi qu'il en soit, tous ces cas sont exceptionnels; le plus ordinairement l'éruption des dents temporaires est graduée et s'effectue comme il suit :

Entre le dixième et le quatorzième mois, on voit paraître les deux incisives inférieures. Deux mois après, les grandes incisives supérieures, les incisives latérales inférieures, et, à une égale distance de temps, les moyennes supérieures. Quelques mois plus tard, les canines d'en bas, puis celles d'en haut. Cependant il n'est pas rare de voir les canines ne sortir qu'après les premières molaires; d'autres fois elles sortent ensemble; mais toujours du quatorzième mois à deux ans, les dents que nous venons d'énumérer ont effectué leur sortie. De deux ans et demi à quatre ans, les premières molaires se présentent; viennent ensuite les secondes, qui achèvent la première dentition, composée, comme nous l'avons dit, de vingt dents.

Un fait digne de remarque et qui montre l'ordre constant avec lequel la nature procède dans ses actes, c'est que l'apparition des dents commence toujours par la mâchoire inférieure, les dents correspondantes se montrent ensuite à la supérieure, et ainsi de suite alternativement.

Pour nous résumer, nous dirons que la première dentition peut se diviser en deux époques bien marquées. La première s'étend depuis le sixième au septième mois après la naissance jusqu'a dix-huit mois, deux ans. La seconde, depuis l'âge de deux ans jusqu'à celui de quatre ans. Pendant la première de ces deux époques sortent les huit incisives, et les quatre canines pendant la deuxième; ce sont les huit molaires.

Tableau de la première dentition.

1re époque.	De six à huit mois,	les quatre incisives moyennes.
	De huit à dix mois,	les quatre incisives latérales.
	De dix à douze mois,	les quatre canines.
2me époque.	De quinze à vingt mois,	les quatre premières molaires.
	De vingt à trente-six mois,	les quatre deuxièmes molaires.

§ III. — Maladies que détermine la première dentition.

L'époque où la première dentition commence est pour les enfants une période dangereuse et quelquefois même funeste. A la vue des désordres alarmants qui accompagnent l'accomplissement de cette douloureuse éruption, des médecins ont considéré la dentition comme une maladie. Évidemment c'est à tort; combien de fonctions physiologiques qui entraînent la souffrance après elles, et qui pour cela n'en sont pas moins du domaine de la santé; l'accouchement, l'établissement des menstrues par exemple. Cependant, hâtons-nous de l'avouer, dans ces moments de crise, l'organisme est à deux doigts d'un état vraiment morbide, et c'est ce qui en a imposé aux médecins dont nous parlions tout à l'heure.

Les accidents auxquels peut donner lieu la sortie des premières dents sont en grand nombre, et demanderaient des développements qui outre-passent les limites d'un ouvrage tel que celui-ci. Et puis, à vrai dire, il est rare, excessivement rare, que les hommes de notre profession soient appelés à traiter les affections dentaires de cette première période de la vie; cela regarde plutôt les sages-femmes et les médecins-accoucheurs; aussi nous contenterons-nous d'un aperçu rapide, afin de nous ménager de l'espace pour nous donner du développement, quand nous traiterons les matières qui intéressent plus spécialement le chirurgien-dentiste.

Tous les médecins qui se sont consacrés à l'étude des maladies de l'enfance, ont posé les principes suivants : 1° les enfants robustes et vigoureux, nés de parents sains et bien portants, traversent sans danger et presque sans douleur l'époque de la dentition; 2° ceux qui sont faibles, languissants et valétudinaires, issus de parents malades et malsains, confiés à de mauvaises nourrices, sont presque tous condamnés à une dentition pénible et difficile.

Les maladies qui tourmentent l'enfance au moment de la dentition, se divisent en deux classes : dans la première se rangent les accidents qui appartiennent

au travail local de la dentition; dans la seconde se
rangent les affections sympathiques qui accompagnent
ce travail ou lui sont consécutives.

§ IV. — Accidents locaux.

Ptyalisme. — On entend par ptyalisme une augmen-
tation dans la sécrétion salivaire, qui, loin d'être un
accident redoutable, est, au contraire, un phénomène
très-salutaire, en ce qu'il favorise la souplesse et la
dilatation du tissu gengival, et de plus prévient sa sensibilité et son inflammation. Mais, quand la marche du
travail est enrayée par une cause quelconque, l'excitation qui accroît la vitalité des glandes salivaires et
augmente leur action, se change en une irritation trop
considérable et détermine leur inflammation. C'est
alors que la bouche devient chaude, sèche, aride; la
soif se déclare, la gorge se prend, l'encéphale aussi;
le facies se montre vultueux; en un mot, on observe
tous les symptômes de l'état fébrile le plus prononcé.
Un ou plusieurs jours après l'invasion de ces accidents,
la bouche est inondée d'une sécrétion salivaire d'autant plus abondante, que l'inflammation a sévi avec
plus d'intensité. Cette salivation anormale ordinairement s'arrête d'elle-même après quelques jours, ou
bien une semaine ou deux de durée; mais quelquefois
elle donne lieu à des engorgements salivaires lymphatiques, ou bien se prolonge indéfiniment. Le premier
cas n'est pas grave, mais le second doit vivement éveil-

ler l'attention du médecin, car il entraîne rapidement le marasme.

Traitement. Comme une légère salivation est très-favorable, il est utile de la provoquer quand elle tarde à se faire jour, et de l'exciter quand elle se supprime. Pour remplir ces indications, il suffira d'oindre les parties latérales des mâchoires et du cou, avec de l'huile d'amandes douces ou d'olives, chaude, et d'humecter fréquemment la bouche, soit avec le lait de la nourrice, soit avec des boissons émollientes ou adoucissantes.

Si le ptyalisme très-abondant reconnaît pour cause l'inflammation des gencives, on y mettra un terme en combattant celle-ci par les antiphlogistiques, deux sangsues à l'angle des mâchoires, par exemple; et de plus, si l'enfant est encore à la mamelle, en soumettant sa nourrice à un régime adoucissant.

Prurit. — La sortie des dents détermine chez les enfants une démangeaison plus ou moins vive aux gencives. Quant le prurit est peu intense, ce n'est point un accident; mais, quand la résistance des gencives à se laisser percer par les tubercules dentaires, augmente l'intensité de ce phénomène, jusqu'à faire redoubler la sensibilité des tissus à un point extrême, les enfants sont inquiets, tourmentés par l'insomnie et une salivation immodérée. On a même vu cet état d'éréthisme provoquer des convulsions, le tétanos, et troubler les fonctions digestives.

Traitement. On préviendra le prurit par les boissons adoucissantes et relâchantes, les pédiluves et les lotions émollientes sur les gencives. Lorsqu'il sera déclaré, on emploiera les mêmes moyens, on défendra l'usage des excitants, et on donnera à mâcher à l'enfant une racine de guimauve cuite ou une racine de réglisse.

Gonflement inflammatoire et douloureux des gencives. — Ce gonflement inflammatoire est un des accidents les plus fréquents de la dentition difficile. Les causes sont l'épaisseur naturelle des gencives, et leur endurcissement par l'usage inconsidéré de hochets d'ivoire ou de crystal, dont la dureté, loin d'aider la dent à percer la gencive, comme on le croit vulgairement, ne fait que les convertir en une sorte de calus qui devient un des plus grands obstacles à la dentition.

Voici quels sont les symptômes de cette affection : le tissu de la gencive est tendu, il est d'un rouge vif qui va quelquefois jusqu'au violet, et surtout il cause une vive douleur que l'enfant accuse par les cris les plus perçants. Toutes les parties environnantes se prennent avec intensité. La terminaison est la résolution, la suppuration ou la gangrène ; et, si on ne combat pas l'inflammation par des moyens convenables, elle peut donner lieu aux accidents sympathiques les plus graves, tels que les convulsions et la phlogose des organes digestifs ou respiratoires.

Traitement. Combattre les causes principales, ensuite administrer des boissons adoucissantes et relâchantes, employer les bains de bouche émollients et de simples lotions faites avec un pinceau trempé dans un liquide de nature émolliente. Il est bon aussi, pour s'opposer à la congestion cérébrale, de poser derrière les oreilles une ou deux sangsues, et de recourir aux pédiluves simples ou légèrement irritants. Si l'on voyait les gencives disposées à la gangrène, il faudrait se hâter de les toucher avec un pinceau trempé dans du miel rosat aiguisé avec de l'acide chlorhydrique.

Périodontite. — Dans la périodontite c'est la membrane alvéolo-dentaire et les petits vaisseaux sanguins qui s'y rendent qui sont enflammés. Les causes qui déterminent cette affection, sont le plus grand afflux de sang vers la tête, le défaut de rapport d'une dent et l'ouverture de son alvéole, l'impossibilité où est une dent de se loger entre deux autres sorties avant elle. Les signes qui la font reconnaître sont une douleur profonde, obscure, un sentiment de fourmillement, et, quand l'enfant est trop jeune pour accuser ses sensations, le gonflement et la rougeur de la gencive.

Traitement. Boissons émollientes, une ou deux sangsues aux apophyses mastoïdes, bains tièdes, pédiluves, et, enfin, de légers laxatifs. En cas d'opiniâtreté de la part de cette affection, vésicatoire volant derrière les oreilles, et, s'il y a quelque obstacle local à la sortie de la dent, il faut se résoudre à agrandir l'ouverture alvéolaire; si la cause est un trop grand rapprochement de deux dents, on doit en arracher une, mais seulement à la dernière extrémité.

Odontite. — C'est une affection dans laquelle il y a inflammation de la pulpe dentaire; elle est très-rare chez les enfants. Les auteurs qui ont écrit sur les maladies ou sur les accidents de la première dentition, n'en parlent pas, et c'est sans doute, parce qu'elle n'existe jamais isolément. Son diagnostic, il est vrai, est assez difficile à porter, mais ce n'est point une raison pour ne point nous en occuper. Elle présente deux degrés différents qui sont l'état de subinflammation et l'état aigu.

Dans le premier cas, le malade éprouve, par l'impression du froid, un sentiment de fourmillement, de légères pulsations, qui l'agite plus qu'il ne le fait souffrir. Dans le second, les douleurs sont tres-vives, la moindre cause les réveille et les augmente; toute la bouche se prend de phlogose, et quelquefois même le cou, la face, les oreilles et jusqu'au sommet de la tête. Les souffrances alors deviennent tellement atroces, que le malade est comme dans une espèce de folie.

Traitement. Quand l'odontite est légère, l'éloignement des causes, un régime adoucissant, quelques bains locaux suffiront presque toujours pour la faire cesser au bout de quelques jours ; mais, si elle est très-aiguë, il faudra la combattre par la méthode antiphlogistique et dérivative la plus énergique : sangsues aux angles de la mâchoire inférieure et sur les gencives, bains de bouche émollients, sinapismes sur les membres pelviens et pédiluves fréquemment répétés.

Vers le déclin de la maladie, et jamais à son début, on placera de petits vésicatoires derrière et sous les oreilles ; et on emploiera les laxatifs pour agir sur les intestins. Et si l'inflammation ne cède pas, on recourra aux narcotiques, en les appliquant dans la dent même avec du coton imbibé de laudanum.

Obstacles à l'entrée de l'alvéole. —L'orifice des alvéoles est-il simplement fermé par la gencive qui le recouvre, ou bien occupé par un opercule d'une nature différente de la gencive? C'est un point sur lequel les anatomistes ne sont point d'accord. Quoi qu'il en soit, si ce tissu endurci par l'usage des hochets ne permet point à la dent qu'il recouvre de sortir, la réaction que cette dernière exerce sur les parois de l'alvéole et sur le fond, donnera lieu à des accidents nerveux ou inflammatoires. Pour y mettre un terme, on incisera la gencive afin de donner issue à l'organe enclavé.

D'autres fois l'obstacle vient de ce que les lames de la gouttière se sont rapprochées à la suite d'un gonflement rachitique des os. Dans ce cas, pour seconder la marche de la dent, il faut pratiquer une opération plus sérieuse; il faut, après avoir suffisamment incisé le tissu gengival, emporter une partie du bord alvéolaire avec de forts ciseaux ou de petites tenailles incisives.

Obstacles apportés à la sortie d'une dent par le trop grand rapprochement de deux dents voisines. — Si le temps qui sépare l'apparition d'une des dents canines de celle des molaires est trop long, la place qu'elle devait occuper se trouve rétrécie, parce que les dents, en prenant de l'accroissement, se sont portées de préférence du côté où rien ne s'opposait à leur développement. Dans ce cas, ou bien le bord alvéolaire est assez peu résistant pour permettre à la dent gênée dans son éruption de se porter soit en avant, soit en arrière, mais le plus souvent dans le premier sens, et alors ce n'est qu'une difformité qui ne compromet en rien la santé. de l'enfant ; ou bien elle vient heurter contre le collet de ses deux voisines, et, alors, il survient des accidents inflammatoires et nerveux plus ou moins graves. Alors on n'a plus qu'une ressource, celle d'extraire la première molaire infantile, et cela, parce qu'elle nuira moins à l'arrangement des dents permanentes qu'une incisive latérale. Il ne faut pas oublier cependant qu'on doit être très-réservé sur ce moyen, et qu'on ne doit l'employer que très-rarement.

Les mêmes accidents se montrent quelquefois lorsque les deuxièmes molaires temporaires sortent après les premières multicuspides. On doit employer le moyen dont nous venons de parler à l'instant, en se souvenant toutefois que la multicuspide qui s'oppose à la sortie de la deuxième molaire, est une dent permanente, et qui, par conséquent, doit être respectée.

Nous avons passé en revue les maladies locales de la première dentition, nous allons traiter maintenant des accidents sympathiques qu'elle détermine.

§ V. — Accidents sympathiques.

Les accidents sympathiques de la première dentition peuvent être très-nombreux, mais je pense que les médecins ont attribué à cette cause plus de maladies qu'elle n'en produit en réalité. C'est un point de la pathologie où il règne encore bien des doutes et des incertitudes. Néanmoins les affections qui paraissent effectivement déterminées par le travail de la dentition d'une manière sympathique, et cela quand il n'existe pas d'autres causes auxquelles on puisse les attribuer, sont les suivantes : la congestion cérébrale, les convulsions, le tétanos, l'épilepsie, la névralgie dentaire, le vomissement nerveux ; des modifications de sécrétion, et l'inflammation des voies digestives ; l'inflammation des voies respiratoires ; des modifications de sécrétion, et l'inflammation des organes genito-urinaires, l'ophthalmie, l'otite, les éruptions cutanées, des engorgements lymphatiques.

Nous nous hâtons de prévenir le lecteur que, cette série de maladies rentrant de plein droit dans le domaine de la médecine ordinaire, nous passerons rapidement sur les détails, et qu'il y a même plusieurs affections dont nous ne parlerons pas du tout.

Congestion cérébrale. — On conçoit que chez les enfants pléthoriques, habituellement constipés, le travail de la dentition détermine un afflux de sang vers l'encéphale qui le congestionne ; cet état cesse avec la cause elle-même, et, quand celle-ci se prolonge, il faut recourir aux moyens antiphlogistiques et surtout aux saignées locales derrière les oreilles.

Convulsions. — Cette maladie est assurément digne de tout notre intérêt, et demande que nous nous appesantissions sur elle plus que sur toutes les autres. Les convulsions qui se manifestent chez les enfants à l'époque de l'évolution dentaire, n'ont point toute leur source dans les difficultés de la dentition ; c'est un

préjugé que l'ignorance n'a pas peu contribué à répandre et à enraciner dans l'esprit du vulgaire.
Cependant d'habiles observateurs ont soutenu que
beaucoup des accidents convulsifs observés chez les
enfants, sont symptômatiques d'altérations et surtout
d'inflammations gastro-intestinales. Mais, à l'instar
des auteurs, qui les premiers ont émis cette opinion,
il ne faut pas être exclusif, car il est évident que les
convulsions peuvent être produites par la congestion
du sang vers la tête, ou par l'état d'éréthisme qui est
la suite de la difficulté de l'éruption des dents.

Le tempérament nerveux, une forte constitution,
une grande irritabilité nerveuse, peuvent être regardées comme les causes prédisposantes de cette
affection. Les enfants qui y sont le plus exposés, sont
les enfants faibles, pâles, maigres, atteints de diarrhées fréquentes ; comme aussi les sujets gras, frais,
colorés, forts et pléthoriques ; ce qui revient à dire
que tous les enfants en sont à peu près menacés.

Les phénomènes précurseurs sont le plus souvent
les symptômes qui annoncent le travail de la dentition, l'agitation, les soubresauts, les rêves pénibles
dans la nuit.

Les mouvements convulsifs se déclarent dans une
partie plus ou moins circonscrite de l'organisme ;
quelquefois ils ne se font sentir que dans les muscles
des yeux, ceux des paupières, ou ceux de la bouche
et des ailes du nez ; d'autres fois ils agitent toute
la myologie de la face ; enfin, souvent ils occupent les
membres supérieurs, et même quelquefois, mais plus

rarement, les extrémités inférieures. Quant à leur durée, elle est excessivement variable.

Quoique très-grave par elles-mêmes, les convulsions ne compromettent pas autant la vie des enfants qu'on le croit encore de nos jours. Mais, tout en n'étant qu'un symptôme, elles n'en méritent pas moins la plus grande attention, car, souvent répétées, elles finissent par produire l'imbécillité, l'épilepsie et la paralysie.

Traitement prophylactique. — Traiter convenablement les accidents locaux de la dentition, employer tout ce qui peut s'opposer à l'excitation nerveuse et aux congestions cérébrales : conseiller les boissons adoucissantes et un peu laxatives, les pédiluves souvent répétés, l'application de cataplasmes chauds sur les extrémités inférieures. Si les enfants sont pléthoriques, on placera une ou deux sangsues derrière chaque oreille; s'ils sont d'une constitution nerveuse, on leur ce fera prendre des bains tièdes.

Traitement actuel. — Êtes-vous appelé près d'un enfant pris de convulsions, gardez-vous d'administrer, tout d'abord, les antispasmodiques, faits plutôt pour augmenter la congestion cérébrale que pour la calmer.

Pendant l'accès, mettez en usage tous les moyens qui peuvent produire une prompte dérivation, tels que les pédiluves et les manuluves chauds, les cataplasmes irritants sur les membres pelviens, les aspersions d'eau froide sur le visage, les fomentations froides sur le front, et les bains tièdes. Vous remarquerez, à l'égard de ce dernier moyen, qu'au moment de l'immersion de l'enfant, les convulsions augmentent parfois, mais qu'un moment après le bien-être ne tarde pas à se faire sentir. Si l'on avait affaire à un enfant faible, que l'on craindrait de soumettre aux évacuations sanguines, ce qu'on aurait de mieux à faire serait de lui administrer une potion antispasmodique ou bien encore des lavements camphrés.

Un excellent moyen aussi, quand les convulsions sont rebelles, c'est l'incision de la gencive qui, hâtons-nous de le dire, ne présente pas les inconvénients que des gens de l'art un peu trop timorés lui ont reprochés.

Quand l'incision des gencives a été jugée nécessaire, il y a des matrones et des nourrices qui la pratiquent avec l'ongle; cette coutume barbare doit être à jamais bannie d'une saine pratique. Il y a des médecins qui se contentent de faire une simple incision longitudinale sur la partie de la gencive qui semble résister sur la dent. Ce mode opératoire ne vaut rien, parce que la cicatrisation se fait avec une rapidité extrême d'une part, et que, de l'autre, le dégorgement sanguin n'est pas assez considérable. Frappés de cet inconvénient, des médecins ont pratiqué une incision cruciale, qui, bien que meilleure, offre encore à peu près les mêmes inconvénients. Boyer conseille de faire la même incision en croix, et de disséquer les quatre petits lambeaux afin de les soulever. Est-ce bien praticable sur un jeune enfant qui crie et se débat? Le meilleur procédé, selon moi, est celui qui consiste à se servir

d'une petite lame courbée, ou pour mieux dire cin-
trée sur son plat. On porte cet instrument sur la gencive gonflée, on le plonge horizontalement dans son
côté le plus rapproché de l'extrémité de l'arcade alvéolaire, et, en lui faisant décrire un demi-cercle, on
soulève tout le lambeau de la gencive qui s'opposait à
la sortie de la dent.

Après avoir combattu les accidents locaux, on fera
des saignées locales. On administrera des boissons relâchantes, des lavements laxatifs ; on aura recours aux
pédiluves fréquemment répétés, aux bains tièdes, aux
vésicatoires volants sur les extrémités inférieures. Si,
malgré ce traitement, les convulsions se reprodui-
saient, il faudrait mettre en usage les antispasmodiques, mais jamais les opiacés, qui pourraient irriter
vivement le cerveau et arrêter les évacuations alvines.
Un moyen héroïque, dans ce cas, est le camphre donné
en lavement à la dose de 0,7 à 0,9 décigrammes, dissous dans de l'alcool, et, mieux encore, délayé dans
un jaune d'œuf. On préconise aussi quelques gouttes
d'éther dans une potion sédative.

L'épilepsie, maladie caractérisée par une coïnci-
dence de mouvements convulsifs, soit partiels, soit
généraux, avec perte de connaissance, de sentiment ;
et les symptômes tétaniques, c'est-à-dire qui ont lieu
avec rigidité, tension d'un ou plus grand nombre de
muscles, et qui surviennent quand il existe des accidents locaux de la dentition très-intenses, ne sont que
des variétés de convulsions ; nous ne leur consacrerons
pas un paragraphe à part, le traitement, à peu de diffé-

rence près, étant le même que celui que nous avons exposé tout à l'heure.

Névralgie dentaire. — Quoique cette maladie soit rare chez tout les jeunes sujets, il n'est cependant pas sans exemple de l'y avoir observée. C'est une affection des dents et de leurs parties constituantes, qui a pour caractère une douleur vive, aiguë, arrivée tout à coup à son summum d'intensité, pouvant siéger sur une ou plusieurs dents sans aucune altération locale. Parmi les causes qui peuvent la déterminer, on invoque l'éréthisme dans lequel se trouvent les enfants au moment de la dentition; la compression qu'éprouve le nerf dentaire par une dent qui ne peut sortir de son alvéole.

Cette affection est difficilement reconnaissable chez les enfants, du moins de quatre à cinq ans, par le défaut d'indications positives qu'ils peuvent donner.

Traitement. Il s'agit de combattre les obstacles locaux à la dentition, et de calmer l'éréthisme nerveux par des bains, des antiphlogistiques et des dérivatifs. Si la névralgie ne cède pas, ne vous jetez point dans les antiphlogistiques et les antispasmodiques, ces moyens échouent constamment; appliquez de petits vésicatoires volants derrière les oreilles et sur les tempes; dans la majorité des cas, ils triomphent très-bien des accidents. Si elle présentait un type intermittent bien caractérisé, il faudrait recourir au sulfate de quinine, aux pédiluves et aux légers purgatifs.

Vomissement nerveux. — Cet accident n'est pas rare au moment de la dentition, et coïncide ordinairement avec le gonflement des gencives et leur prurit. Il a cela de particulier, que souvent les malades rejettent les liquides et conservent les solides. C'est une maladie qui n'est presque jamais fâcheuse, et qui ne demande, pour ainsi dire, que quelques soins d'hygiène. Il faut diminuer la quantité des aliments et éviter avec soin d'en donner d'excitants. Si cependant ces vomissements étaient accompagnés de céphalalgie et de rougeur au visage, il faudrait recourir aux sangsues derrière les apophyses mastoïdes, aux embrocations camphrées et opiacées sur l'épigastre. Beaumes conseille de faire cesser ces vomissements avec deux ou trois grains de musc dans un peu de sucre pris dans une demi-cuillerée d'eau de menthe.

Modification de sécrétion des voies digestives. — Il est assez fréquent de voir, au moment de la dentition, la salive et les mucosités humecter en plus grande abondance le tube digestif, et déterminer des déjections alvines, fluides et abondantes, ainsi que des vomissements. Quand ces phénomènes restent dans de justes bornes, ils ne peuvent qu'être propices en portant sur les intestins une dérivation salutaire ; mais, quand ils se prolongent trop, cette sécrétion augmente de jour en jour, et les malades finiraient par tomber dans le marasme.

Il faut bien faire attention qu'une foule de causes provenant de la mauvaise direction des soins hygiéniques donnés aux enfants, peuvent déterminer les mêmes changements dans les déjections que le travail de la dentition, ce qu'il importe de distinguer, le traitement n'étant pas le même dans les deux cas. S'il s'agit d'une diarrhée séreuse, réellement causée par une dentition pénible, c'est à favoriser cette dernière qu'il faut porter tous ses soins ; de plus on recommandera les boissons mucilagineuses, les lavements émollients, et un bon régime alimentaire, c'est-à-dire, adoucissant et de facile digestion ; si l'enfant n'est pas sevré, on lui donnera le sein plus rarement que d'habitude.

Si, après la sortie des dents, le dévoiement persiste et qu'il ne présente aucun symptôme inflammatoire, il faut chercher à l'arrêter à l'aide d'eau de riz gommée, d'un régime analeptique et de boissons légèrement toniques. Il y a des praticiens qui recommandent le colombo à la dose de 0,2 ou 0,3 décigrammes dans de la teinture de rhubarbe, ou en pilules avec de la conserve de roses.

Enfin, les autres accidents sympathiques de la dentition, sont l'inflammation des voies digestives. Les différentes stomatites, l'angine pharingée, les phlegmasies gastro-intestinales ; les inflammations des voies aériennes : le coryza, l'angine laringo-trachéale, le catarrhe pulmonaire ; les modifications de sécrétions, et inflammations des organes génito-urinaires ; l'ophthalmie, l'otite, les éruptions cutanées, les engorgements lymphatiques, etc.

Notre lecteur le comprendra sans peine, ce serait sortir de notre cadre que de décrire tout au long ces phlogoses, lesquelles sont tout à fait en dehors de notre spécialité. Pour ceux qui désireraient à cet égard de plus amples détails, nous les renvoyons d'abord à la *Thèse* de M. Charles Bouchard de Conliége, dont le travail remarquable nous a été d'un immense secours ; au *Traité* de Baumes, sur la première dentition, et, enfin, à l'excellent petit opuscule de M. Taveau, sur l'hygiène de la bouche.

Comme, dans nos généralités sur les dents, nous avons déroulé longuement la théorie de M. Delabarre sur la mue des premières dents, il est inutile de revenir ici sur ce sujet : nous passerons de suite au quatrième chapitre, qui doit contenir tout ce qui a rapport à la seconde dentition.

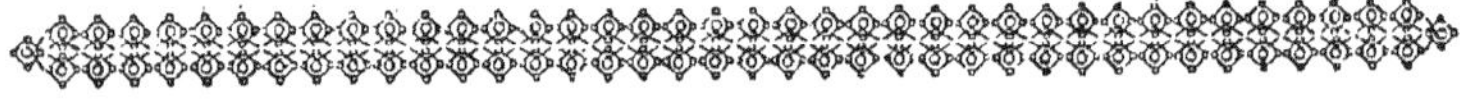

CHAPITRE IV

Nous arrivons à cette époque où les dents temporaires tombent successivement pour céder leur place aux dents dites permanentes, parce qu'elles doivent subsister jusqu'à une période plus ou moins avancée de la vieillesse. Cette seconde phase du travail dentaire a été nommée seconde dentition. Beaucoup moins sujette à entraîner des accidents graves que la première, elle n'est pas moins importante à étudier pour cela ; car c'est d'elle que dépend l'arrangement définitif de la denture. C'est ici surtout que les mères de famille doivent porter grande attention à ne point s'adresser à des praticiens inhabiles, qui, loin de favoriser la dentition, pourraient intervertir sa marche.

Ces considérations ne sont qu'un prélude aux observations nombreuses que nous avons faites dans notre propre clientèle, et nous nous proposons de traiter ce sujet avec toute l'extension qu'il mérite dans un paragraphe spécial de ce chapitre. Mais avant, il est bon de dire quelques mots du développement des follicules dentaires de la seconde dentition, de leurs rapports avec ceux de la première ; et, enfin, de l'ordre dans lequel se fait l'éruption des dents elles-mêmes, arrivées à leur éburnification parfaite.

§ I. — Follicules dentaires de la seconde dentition.

Dès l'âge de trois mois de la vie intra-utérine, M. Serres assure avoir rencontré les germes de la seconde dentition même de la dent dite de sagesse. Avant le terme naturel de l'accouchement, cet anatomiste distingué, suivant pas à pas l'odontogénie, constate ses progrès successifs ; nous n'entrerons pas dans d'aussi menus détails ; hâtons-nous d'arriver au moment où le fœtus est sorti du sein de sa mère.

A cette époque, les germes de la dentition sont plus rapprochés des gencives, puis ils s'éloignent beaucoup par les progrès de l'ossification, et finissent par se loger dans l'intérieur des mâchoires. Ces germes ou follicules sont les uns arrondis comme de très-petites têtes d'épingles, les autres ovalaires, tenant à la gencive par un pédicule plus ou moins allongé.

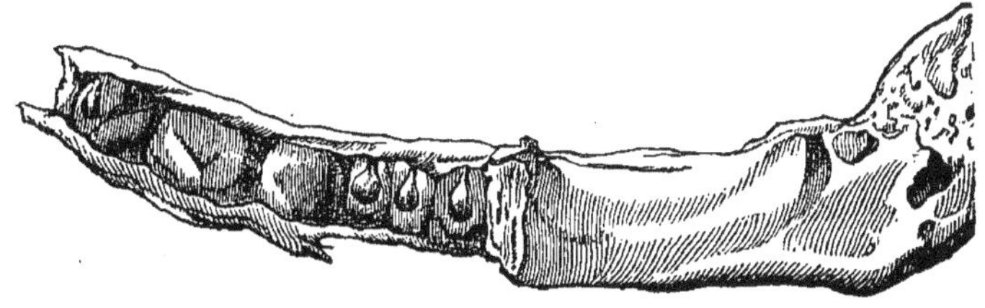

Ils demeurent en contact avec les follicules des temporaires, et, pendant le travail de la dentition, les al-

véoles des dents de remplacement prennent la forme
de coques d'amandes, dont l'extrémité, resserrée en
un petit canal osseux, sert de goulot au follicule dentaire que M. Delabarre nomme l'*iter dentis*, lequel acquiert une capacité considérable par le travail de
l'absorption.

§ II. — Développement des dents permanentes.

Les trente-deux dents permanentes se partagent en
deux séries : la première formée seulement par les dents
de remplacement, ce sont les vingt dents antérieures
qui remplacent les dents de lait ; la seconde formée par
les douze dents primitivement permanentes, qui sont
les grosses molaires de l'adulte.

Après la naissance, à la mâchoire inférieure, les incisives moyennes sont adossées à la face postérieure des

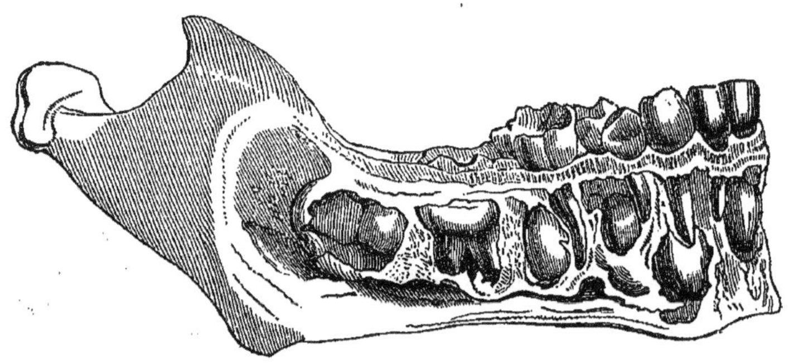

racines de celles qu'elles doivent remplacer, et, comme
elles sont plus larges qu'elles, elles anticipent un peu

sur leurs cloisons. Les incisives latérales étant plus fortes encore que les précédentes, sont placées juste en face de la cloison qui sépare l'incisive latérale de la canine de première dentition. La canine est plus enfoncée dans l'épaisseur de la mâchoire que les autres, et elle fait saillie sous la lame antérieure du processsus alvéolaire. La première petite molaire est située

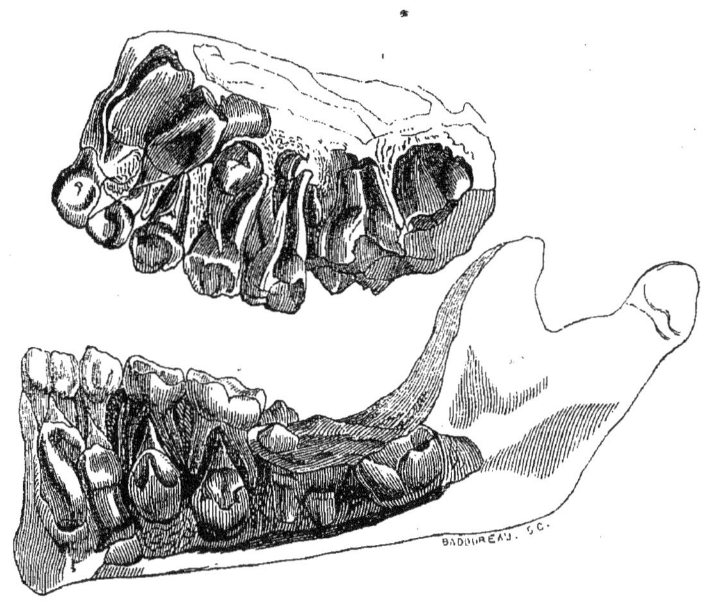

au-dessous et en arrière de la dent qu'elle doit remplacer, tandis que la seconde molaire est tout à fait sous-jacente à la seconde molaire de la première dentition.

Dans cette étude que nous venons faire de la situation relative des dents de seconde dentition avec celles de la première, il est facile de concevoir pourquoi la canine est hors rang; les incisives de remplacement, occupant à elles seules la place des six premières dents, et les molaires permanentes demeurant à peu près dans la même place que celle des temporaires, il fallait bien que la canine cherchât une position excentrique, qu'elle conserve du reste plus ou moins durant toute l'existence.

Environ un an après la naissance, les germes des dents de la seconde dentition sont séparés des dents de lait, et les unes des autres par des cloisons osseuses qui leur forment des loges spéciales, lesquelles sont percées d'un canal à chacune de leurs extrémités opposées, d'un côté pour les vaisseaux et les nerfs dont est composé le pédicule de la papille dentaire, de l'autre pour laisser passer le goulot ou *ductus* du follicule dentaire.

A mesure que la dent permanente se développe, la dent de lait, comme nous l'avons dit déjà, est usée, rongée par un appareil absorbant auquel rien ne résiste; et le septum qui séparait les deux ordres d'alvéoles finit bientôt par se détruire; quelquefois cependant la dent se fraie un passage vers le bord alvéolaire, sans altérer la paroi de l'alvéole de la dent qu'elle doit remplacer; mais ce n'est pas la vraie marche de la nature, bien que Hunter l'ait prétendu.

Voici l'ordre dans lequel les dents permanentes effectuent leur évolution : la première grosse molaire, l'incisive centrale, l'incisive latérale, la première petite molaire, la canine, la seconde petite molaire, et la seconde grosse molaire; la troisième grosse molaire est celle qui se montre en dernier lieu.

Maintenant nous allons indiquer l'âge où ces dents apparaissent : à cinq ou six ans, la première grosse molaire sort de son alvéole; à sept ans, lorsque la dent de lait correspondante est tombée, on aperçoit l'incisive latérale peu de temps après la précédente. Enfin la première petite molaire sort de son alvéole vers la neuvième année; la canine, de la dixième à la onzième; la seconde petite molaire, de la onzième à la treizième; la seconde grosse molaire, de la douzième à la quatorzième année; et la troisième grosse molaire ou *dent de sagesse*, entre la dix-huitième et la trentième.

Toutes les grosses molaires ont une direction oblique au moment de leur apparition; plus tard, elles se redressent, quand les bords alvéolaires refoulés par elles se modifient eux-mêmes dans leur direction.

Comme on peut le voir au paragraphe sixième du deuxième chapitre, les dents permanentes présentent parfois des anomalies; nous ne reviendrons pas sur ce sujet, seulement nous dirons que ces dents ne sortent pas toujours exactement aux époques énoncées tout à l'heure. La seconde molaire sort souvent avant la canine : quelquefois l'issue de celle-ci est retardée; quelquefois même elle ne paraît pas du tout.

Il existe chez les vieillards une ébauche de dentition avortée, acceptée par les uns sous le nom de troisième dentition; énergiquement repoussée par les autres, qui n'y voient que le développement tardif de follicules arrêtés dans leur évolution. Quoi qu'il en soit, ce qu'il y a de plus clair, c'est que dans un âge avancé on n'a jamais vu paraître de séries dentaires complètes, et que cette troisième dentition, comme le fait observer Hunter, au lieu d'être un bienfait de la nature, n'est qu'une grave incommodité. Chez le vieillard qui a perdu toutes ses autres dents, ces organes, le plus souvent très-imparfaitement développés, végètent isolément sur les arcades dentaires, et, ne trouvant aucun point d'appui, puisqu'il n'existe pas de dents opposées, ils irritent, ils enflamment, ulcèrent les gencives, et mettent la personne qui les porte dans la nécessité d'en faire pratiquer l'évulsion.

§ III. — Accidents qui accompagnent la seconde dentition.

Les accidents que l'on remarque à l'époque de la deuxième dentition ne sont pas à beaucoup près aussi graves que ceux qui accompagnent la première. Les maladies locales étant les mêmes, réclament les mêmes moyens thérapeutiques. Quant aux affections sympathiques auxquelles les enfants sont le plus sujets à l'époque de la deuxième dentition, ce sont les congestions sanguines, les hémorragies nasales, un ptyalisme muqueux et quelquefois sanguinolent, l'engorgement des glandes, les maladies des yeux, des oreilles; des éruptions croûteuses du cuir chevelu, des dartres farineuses de la face, qui disparaissent presque aussi vite qu'elles se montrent; mais les diarrhées inflammatoires et séreuses ne s'observent plus.

Si , dans l'enfance, la seconde dentition s'effectue d'une manière aussi bénigne, il n'en est pas toujours de même dans l'âge adulte. L'évolution des troisièmes grosses molaires, ou dents de sagesse, entraîne avec elle des accidents d'autant plus fâcheux, que les autres dents sont plus serrées et laissent moins d'espace entre l'apophyse coronoïde et la seconde grosse molaire. La trop grande épaisseur de la substance osseuse qu'elles doivent traverser en est aussi une cause fréquente.

Chez quelques individus, la douleur très-vive se renouvelle dans des intervalles assez rapprochés pendant plusieurs semaines, et quelquefois même les deux ou trois années que la dent met à sortir entièrement. Il survient des fluxions avec suppuration de la gencive. La contraction de cette région est telle, que le malade a souvent de la peine à décroiser les mâchoires. On observe même quelquefois des fièvres continues ou intermittentes, avec des symptômes nerveux vers la poitrine ou la tête. Ces fièvres, après avoir été rebelles à toute espèce de moyens, cèdent ordinairement, ainsi que la plupart des symptômes nerveux, avec l'éruption des dents, que l'on ne saurait trop faciliter, en enlevant la portion de la gencive qui les recouvre, et souvent même il suffit de l'inciser. Cette opération, pratiquée à temps, fait disparaître presque aussitôt les spasmes, les douleurs vives dont le malade était loin de soupçonner la cause.

Si le trismus était assez violent pour empêcher l'ouverture des mâchoires, on poserait quelques sangsues derrière les oreilles, et l'on prescrirait les bains de pieds irritants, et ensuite on aurait recours aux cataplasmes émollients et narcotiques.

Il arrive quelquefois que, bien que la dent soit suffisamment sortie, il ne faut pas moins en pratiquer l'extraction, parce que sa présence gêne les mouvements de la mâchoire opposée. Si cependant on ne pouvait l'extraire, et qu'il y eût urgence de recourir à ce moyen violent, on soulagerait le malade en enlevant la dent qui précède ; la dernière venue viendrait tout naturellement occuper la place vide.

§ IV. — Manière de diriger la seconde dentition.

La question que nous abordons est sans contredit une des plus controversées de la médecine dentaire. C'est ici que les doctrines les plus opposées ont été soutenues avec une égale chaleur, je dirai même avec un égal talent, et par les hommes les plus distingués dans leur art. Quant à nous, une longue expérience, corroborée par les faits les plus concluants, recueillis dans une nombreuse clientèle, nous a mis à même d'adopter, avec connaissance de cause, des idées que nous appuierons sur les preuves les plus solides. Mais avant, entrons dans quelques généralités.

Ce sont les enfants élevés dans les grandes villes chez lesquels la première dentition s'effectue d'une manière pénible et irrégulière. Ceux de la campagne, ceux qui dans les villes appartiennent aux classes inférieures de la société, jouissent d'une dentition remarquable, non-seulement par sa facilité et sa belle symétrie, mais encore par l'absence des douleurs qu'elle détermine chez les autres. La raison en est facile à donner; l'habitude d'affronter également toutes les intempéries de l'atmosphère et de s'ébattre au milieu d'un air plus fréquemment renouvelé, sinon toujours pur, fortifie singulièrement leur constitution. Mais pour les enfants des riches, ce sont des conditions tout opposées : dans un moment qui devrait être consacré exclusivement au développement de leurs forces physiques, leur cerveau est tenu dans un état d'excitation qui absorbe à lui seul toute l'énergie vitale, et vient enrayer l'accroissement des parties les plus essentielles de l'organisme d'une part et de l'autre, les prédispose à une foule d'indispositions, en entretenant chez eux une irritabilité nerveuse, qui quintuple l'intensité des moindres souffrances.

Nous pouvons donc affirmer qu'un des moyens de faire franchir aux enfants, sans accidents, le moment où s'opère chez eux la seconde dentition, c'est de leur procurer de bonne heure une constitution saine et vigoureuse.

Mais il ne suffit pas d'obvier aux désordres morbides que peut entraîner l'éruption des dents permanentes, il faut veiller encore à leur arrangement symétrique. Or, quels sont les moyens à employer pour atteindre ce but? Est-ce l'arrachement précoce des dents temporaires, ou la conservation des dents de lait jusqu'à leur chute naturelle? Et lorsque l'incurie des parents a gratifié leurs enfants d'une denture irrégu-

lière , faut-il pratiquer l'évulsion d'une dent permanente pour faciliter l'arrangement des autres?

Occupons-nous d'abord des deux premières questions ; faut-il ou non se hâter d'arracher les premières
dents? Quand elles ne tombent qu'avec difficulté,
quand leur présence devient un obstacle mécanique
qui empêche les dents de remplacement de se développer d'une manière convenable, et les oblige à
prendre une direction vicieuse ou un accroissement
irrégulier, il ne faut pas hésiter à les enlever. A-t-on
le malheur de différer leur extraction, on expose les
enfants à des difformités qu'il est souvent moins facile
de corriger que de prévenir.

Il y a des dentistes qui sont arrêtés par la crainte
d'enlever avec la dent de lait le germe de la dent de
remplacement; c'est une crainte tout à fait chimérique;
entre la quatrième et la cinquième année, ce germe est
entièrement ossifié et ne touche plus à la temporaire,
dont la racine est à moitié détruite par l'absorption.

Cependant il ne faut pas qu'une précipitation condamnable fasse ôter trop vite les premières dents, on
ne doit s'y décider qu'avec des raisons valables; car, si
on enlève plusieurs dents de suite sans qu'elles soient
ébranlées, les secondes trouvant plus de place qu'il ne
leur en faut, empiètent sur le terrain de celles qui
doivent se ranger à leur suite, ce qui entraîne une
irrégularité plus ou moins difforme. Si, au contraire,
on a soin de ne les enlever qu'à mesure qu'elles se renouvellent, ne prenant exactement que le terrain
qu'elles doivent occuper, elles s'alignent avec une sy-

métrie qui relève singulièrement la beauté et l'agrément de la bouche.

Il y a cependant des dentistes qui, poussés par le désir d'opérer, ne se font pas scrupule de pratiquer prématurément l'extraction des premières dents ; qu'arrive-t-il de là? Chez un enfant de sept ans, par exemple, vous ôtez les quatre incisives ; elles sont remplacées, mais celles qui viennent étant plus larges que celles qui sont tombées, forcent bientôt les canines de lait à se déjeter, et les disposent à s'ébranler plus vite. Dans ces entrefaites, vous enlevez ces mêmes canines, celles qui doivent les remplacer ne trouvent plus dans la canine la résistance qui devrait les contenir, et elles envahissent sa place ; de sorte que la canine de remplacement ne trouvant plus où se caser, déviera soit en dedans soit en dehors du cercle dentaire, et constituera ce que l'on nomme communément une surdent ; difformité causée par le système perturbateur d'un grand nombre de dentistes.

Il est un autre motif qui milite pour l'extraction tardive des dents temporaires, c'est que leur présence contribue efficacement à favoriser l'agrandissement de la mâchoire ou du cercle alvéolaire qui n'a pas encore atteint les dimensions qu'il offrira plus tard.

Et nous engageons d'autant plus nos confrères à suivre cette marche prudente, que l'expérience de tous les jours a dû leur faire voir que des dents qui ont subi une déviation légère, se rangent très-bien d'elles-mêmes à mesure que le cercle formé par le bord de la mâchoire s'agrandit. C'est ainsi que la nature s'empresse de rétablir elle-même une harmonie qui n'est troublée que momentanément.

Comme M. Miel l'a très-bien fait sentir dans une brochure, dont nous sommes loin d'accepter toutes les idées, deux choses peuvent contribuer puissamment à l'irrégularité de la denture. Premièrement, un fœtus constitué faiblement naît chétif et grêle ; tout étant en rapport dans cet être imparfait, les germes de ses dents auront de petites dimensions. Maintenant, après la naissance, quand, à l'époque déterminée par la nature, leur éruption se sera opérée, il est possible que, la constitution de l'enfant étant beaucoup améliorée, les pulpes et les dents secondaires soient relativement plus volumineuses que celles de la première dentition qui aura souffert. Voici, en second lieu, d'autres circonstances ; l'enfant était d'abord bien constitué dans le sein de sa mère, et les dents de lait ont acquis chez lui leur dimension ordinaire, mais une affection pathologique survient, les scrofules, par exemple, qui donnent aux dents secondaires un volume exagéré, celles-ci seront nécessairement disproportionnées relativement aux autres. Dans les deux cas, il est impossible que la seconde dentition s'effectue régulièrement. Les dents se serrent d'abord les unes contre les autres, et ne tardent pas à affecter une mauvaise direction. Ainsi serrées, les dents n'ont pas le seul inconvénient de se repousser mutuellement en différents sens et de frapper désagréablement la vue ; mais, ne pouvant se nettoyer facilement, elle s'altèrent avec la plus grande promptitude.

Frappés de la gravité de ces inconvénients, les dentistes n'ont pas manqué de proposer et même de mettre à exécution des moyens plus ou moins rationnels, plus ou moins en harmonie avec la manière dont procède la nature. Les uns, considérant l'arc antérieur du bord alvéolaire, qui comprend les vingt dents temporaires, comme étant entièrement inamovible, c'est-à-dire restant fixe et stationnaire au milieu de l'accroissement général, ne voient pas d'autre moyen que l'extraction d'une ou deux molaires, afin de donner aux autres dents de l'espace pour se ranger; les autres, et nous sommes de ce nombre, affirmant que l'arc antérieur est susceptible de s'étendre comme toutes les parties de notre organisme, de quelque nature qu'elles soient, se sont soulevés avec énergie contre une opération qu'ils considèrent comme une mutilation véritable; bien entendu que ce que nous disons là ne concerne que les dents permanentes sacrifiées pour le bel arrangement du reste de la denture.

Avant de développer nos idées sur ce sujet, nous sentons le besoin de prouver une chose, c'est que, contrairement à ce qu'avance M. Miel, la partie antérieure des os maxillaires est susceptible de développement; et ce développement, ne fût-il pas effectué par la nature, les ressources de l'art sont toutes-puissantes pour le produire. Ici nous nous voyons forcé d'anticiper sur des matières qui regardent la pathologie dentaire en général. Depuis longtemps déjà, dans notre pratique, quand il se présente dans notre cabinet de consultation des personnes atteintes de proéminence de l'arcade dentaire, par suite d'un rapprochement anormal de ses extrémités latérales, nous avons triomphé de cette difformité avec le plus grand succès, au moyen d'un ressort qui exerce une action excentrique sur les dents molaires de chaque côté ; mais nous n'avons recours à un moyen aussi compliqué que quand il s'agit d'une étroitesse extrême des maxillaires ; autrement, quand nous n'observons qu'un trop grand resserrement des dents, lequel gêne leur symétrie en les faisant dévier l'une sur l'autre, nous nous contentons d'introduire dans la bouche de l'enfant les deux pouces pour la mâchoire supérieure ; et, par des tractions ménagées, mais fréquentes, nous nous efforçons d'écarter les arcades

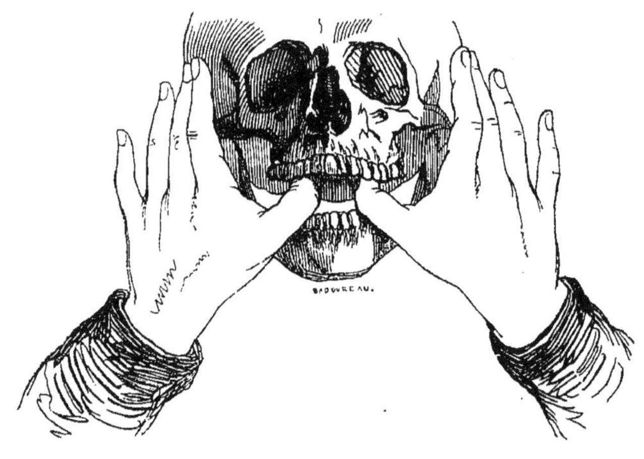

dentaires. Nous pratiquons cette petite opération sous les yeux des parents, et nous les engageons, eux ou le jeune enfant lui-même, à répéter tous les matins, et même plusieurs fois le jour, une manœuvre semblable.

Pour la mâchoire inférieure nous employons et faisons employer les deux doigts indicateurs qui doivent
opérer les mêmes tractions que les deux pouces. Nous

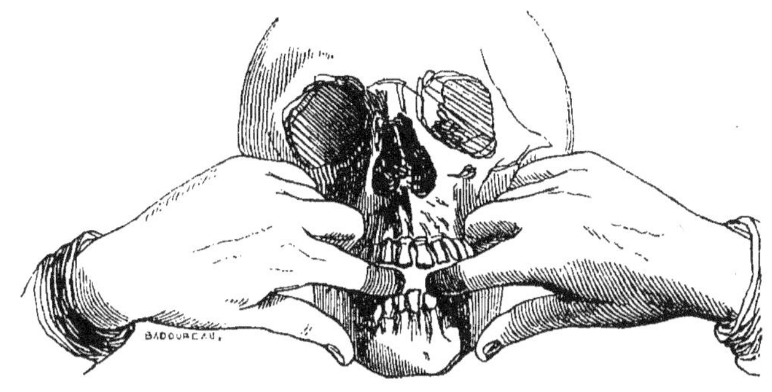

nous en sommes constamment bien trouvé ; constamment nous avons vu les dents qui avaient une propension à se déjeter l'une sur l'autre, se redresser et
se mettre chacune à leur place, sans aucune gêne ni
aucune difformité. Souvent même nous avons gagné
assez de place pour faire revenir la canine au même
rang que les autres, dans le cas où, comme nous l'a-
vons signalé tout à l'heure, une extraction prématurée
de ces canines les aurait converties en surdents.

Ce n'est donc que dans les cas exceptionnels, et excessivement rares, que nous approuvons l'extraction
d'une dent adulte et l'empiétement des autres sur sa
place vide, à l'aide d'un fil de soie. Nous dirons même
que nous mentionnons ce moyen seulement pour ne
pas nous montrer systématiquement exclusif.

Quand l'implantation vicieuse des dents existe depuis un certain temps déjà, il y a plusieurs moyens
d'y remédier, mais cela regarde la pathologie dentaire ;

nous n'en parlerons point maintenant, afin de rester fidèle au plan que nous nous sommes tracé.

Pour nous résumer, nous rappellerons que ce qu'il y a de plus essentiel dans la direction de la seconde dentition, c'est d'enlever à propos les dents de lait déjà ébranlées, de n'en pratiquer l'extraction que l'une après l'autre, et quand les dents permanentes voisines sont déjà à moitié chemin pour arriver au niveau des autres. Deux extrêmes à éviter : l'évulsion prématurée qui permet aux dents nouvelles d'empiéter sur le terrain que doivent occuper leurs voisines, et le séjour trop prolongé d'une dent plus d'à moitié détruite, et dont la présence fait souvent dévier celle qui lui succède.

CHAPITRE V

HYGIÈNE DENTAIRE.

Beaucoup d'auteurs recommandables, qui ont écrit sur l'art du chirurgien dentiste, ont placé l'hygiène après la pathologie dentaire; pour nous, qui avons dirigé surtout nos efforts dans le but de reculer autant que possible le moment où des organes aussi précieux que les dents venant à tomber, les agréments extérieurs et la santé se trouvent compromis, nous commencerons par l'hygiène. Nous croyons qu'il vaut mieux apprendre à conserver avant que d'apprendre à guérir.

Cette partie de notre art est plus étendue qu'on ne l'imaginerait au premier abord, et son importance exige que nous y apportions l'attention la plus sévère. Combien de personnes mutilées n'osent sourire, de peur de montrer le vide désagréable dont leur bouche est déparée, et se seraient évité une difformité qui les poursuit dans toutes les circonstances de leur vie, si elles se fussent astreintes à quelques petits soins dont l'exécution si facile leur fait regretter plus amèrement encore une perte qui, on a beau dire, n'est pas sans amertume.

L'hygiène renferme différentes divisions, savoir :

Les aliments qui sont nuisibles ;

L'influence des vêtements et des vicissitudes atmosphériques ;

Ce qui est nuisible aux dents et ce qui favorise leur durée ;

Propreté de la bouche, et tous les moyens que l'on emploie pour atteindre ce but.

Sans nous étendre davantage sur les généralités, nous allons traiter chacune de ces choses en particulier.

§ I. — Des aliments nuisibles.

Il est de notre devoir, bien que la majorité des malades soit constamment sourde à nos avis, il est de notre devoir, dis-je, de signaler quelles sont, parmi les substances alibiles, celles qui font naître ou entretiennent les maladies des dents, et celles qui n'ont aucune propriété délétère pour ces ostéides. Il peut arriver qu'une personne nerveuse, sujette à une de ces névralgies qui atteignent la denture tout entière, vienne vous consulter sur les précautions à prendre afin de se soustraire à des souffrances perpétuelles ; or, le régime est assurément un des moyens les plus efficaces contre ce genre d'affection.

En général, les substances animales sont moins favorables à la conservation des dents que les substances végétales ; la difficulté qu'on éprouve à extraire d'entre les dents le résidu fibreux des viandes rôties, ou à enlever l'enduit glutineux de celles que l'on fait bouillir, vient confirmer et justifier cette assertion.

Il ne faut pas moins redouter l'usage prolongé des viandes fumées ou salées, dont l'action, on ne peut plus nuisible , est cause de cette affection terrible à laquelle échappent rarement les personnes qui font sur mer des voyages de long cours, le scorbut, qui consiste dans le saignement continuel des gencives et le déchaussement ainsi que l'ébranlement de toute la denture.

On est habitué à considérer le sucre et toutes les substances qui en contiennent, comme très-contraires aux dents. C'est presque un problème à résoudre ; à ceux qui se prononcent pour l'affirmative , on est en droit d'objecter : les nègres qui , pendant un certain temps de l'année, ne mangent que du sucre , ce qui leur donne beaucoup d'embonpoint et n'altère d'aucune sorte la blancheur remarquable de leurs dents magnifiques ; on cite encore bon nombre d'individus qui ont conservé les leurs fort longtemps, tout en faisant un usage quelquefois immodéré des substances saccharines. Les personnes qui proscrivent sans miséricorde ce qui fait les délices de l'enfance et souvent même de l'âge mûr, vous répondent que , croqué à l'état de cristallisation. le sucre agit sur l'émail, comme tous les corps durs , en le corrodant à la longue ; et que, même pris en sirop ou à l'état de gélatine végétale, il s'agglutine sur les dents, les soustrait momentanément à l'action de l'air, et les force ainsi à devenir le centre habituel d'une fluxion inflammatoire qui souvent entraîne la carie.

Bien que l'analyse chimique ne décèle dans le sucre aucune qualité acide, il est certain que toute personne qui, aux environs du nouvel an, s'est livrée sans modération au plaisir de savourer ces mille bonbons qui sortent de l'officine des confiseurs, doit se souvenir d'avoir éprouvé au collet des dents une sensation sourde et douloureuse, un agacement qui ne dépose pas en faveur des sucreries; et l'on peut même ajouter, qu'entre chaque dent séjournent toujours des molécules, des débris qui, par la fermentation, ont la plus grande tendance à s'acidifier; c'est alors que leur présence est incontestablement nuisible.

Il est un argument auquel il serait difficile de répondre, c'est que les ouvriers occupés dans les raffineries présentent en général une denture atteinte du plus grand délabrement, et que parmi les demoiselles assises au comptoir des confiseurs, il en est beaucoup qui voient leurs dents ravagées par la carie, ce qui, soit dit en passant, se montre à tous les yeux comme un témoin peu discret qui révèle leur gourmandise.

Les jeunes filles, à cet âge, où elles sont si souvent tourmentées de la chlorose ou de l'hystérie, éprouvent souvent une propension invincible à dévorer toutes les substances acides, telles que les fruits verts, les cornichons, la salade, etc. On ne saurait leur répéter combien elles compromettent leur santé d'abord, et ensuite la conservation de leurs dents, ornement dont elles devraient connaître assez le prix, pour ne le point sacrifier à ces dépravations bizarres du goût.

L'usage des liqueurs alcooliques n'est pas moins funeste aux dents. En supposant même que leur action chimique fût nulle, elles ont toujours l'inconvénient de mettre les gencives et les diverses parties de la bouche dans un état constant d'irritation, dont les effets se font ressentir sur les dents.

Il est aussi un fait confirmé par l'observation, c'est que les eaux de puits contribuent promptement à altérer l'émail des dents. Deux choses viennent à l'appui de cette assertion, l'analyse chimique de ces eaux et le mauvais état de la bouche de ceux qui en font usage. Il est certain que dans les villes où il n'est pas possible de se procurer de l'eau de rivière, les habitants voient leurs mâchoires toutes dégarnies, avant leur quarantième année.

§ II. — Influence des vêtements et des vicissitudes atmosphériques.

Si la plupart des gens du monde écoutent peu nos conseils, quand il s'agit du choix des aliments, ils se montrent bien plus indociles encore, quand il s'agit des vêtements, surtout les femmes, qui, dans les rigueurs de l'hiver, ne craignent point de se décolleter et de se parer des étoffes les plus légères. Quoi qu'il advienne, nous n'en devons pas moins étudier ce point important, qui concerne les précautions à prendre pour se soustraire aux funestes conséquences des brusques changements de température. Après les poumons, ce sont les dents qui sont le plus exposées à pâtir des nombreuses imprudences que l'on commet journellement à cet égard, et cela de deux manières différentes ; tantôt directement, tantôt indirectement. Directement, par la vive stimulation, que le froid fait éprouver aux vaisseaux sanguins et aux nerfs que contient la membrane renfermée dans le canal dentaire. Indirectement, par la suppression brusque de la transpiration de quelque partie du corps, transpiration qui se porte sur la muqueuse de la bouche, et de là sur les dents elles-mêmes, lesquelles s'enflamment et provoquent ces gonflements des parois buccales, vulgairement nommés fluxions.

Les femmes, surtout, doivent à leur organisation nerveuse et délicate le triste privilége d'être plus sensibles aux moindres variations dans la température. Le meilleur moyen de s'en préserver serait de contracter de bonne heure l'habitude de ne se couvrir que modérément et de prendre en plein air un exercice qui, en favorisant le développement harmonique de toutes les parties du corps, donnât à chacune d'elles la force de réagir contre toutes les causes qui tendent à troubler leur action.

Dès qu'il s'opère un changement dans la température, les femmes doivent avoir soin de se couvrir convenablement. C'est surtout quand elles sortent d'une de ces grandes soirées, où l'enivrement du plaisir et une chaleur étouffante portent chez elles l'excitation à son comble, qu'elles doivent agir avec une prudence que le retentissement de la fête leur fait oublier souvent au grand préjudice de leur santé. Il en est même qui, pour l'appât d'un bal tombant à une malencontreuse époque, ne trouvent pas de meilleur expédient

que celui de plonger leurs pieds dans l'eau froide, pour
faire avorter un écoulement sanguin, dont la suppression
se répercute sur les dents et en précipite la chute,
quand il ne s'ensuit pas des accidents plus redoutables
encore, capables de les faire descendre elles-mêmes
dans la tombe.

Autrefois un usage trop fréquent des éventails, en
arrêtant à chaque instant la transpiration, développait
de la façon la plus active les maladies qui hâtent la
destruction des ostéides qui nous occupent.

Voilà tout ce que nous avions à dire sur les vêtements et les vicissitudes atmosphériques, maintenant
passons en revue tout ce qui, indépendamment de l'a-
limentation, peut nuire aux dents.

§ III. — Choses nuisibles aux dents.

Parmi les choses qui sont le plus nuisibles aux dents,
il faut ranger en première ligne l'habitude si mauvaise
de les faire servir à une foule d'usages auxquels elles
n'étaient nullement destinées. Les personnes qui avec
leurs dents cassent des noyaux, rompent le fil, tirent
le bouchon d'une bouteille, et même des clous, qui
soulèvent une table ou quelque pesant fardeau, ces personnes, dis-je, s'exposent à la perte prématurée d'un
organe aussi précieux qu'indispensable aux fonctions
de la nutrition. On doit ranger dans la même catégorie les fumeurs, dont l'incisive latérale et la canine
sont non-seulement corrodées par le tuyau de leur
pipe, mais encore dont toutes les gencives sont main-

tenues dans un état perpétuel d'irritation par l'huile empyreumatique et l'acide acétique qui se dégagent avec la fumée.

Frigidum inimicum dentibus, le froid est l'ennemi des dents, a dit Hippocrate. C'est donc une habitude nuisible que de boire la goutte doctorale après le potage, et cela ne fait pas tort qu'au médecin , mais aussi au malade, qui est forcé d'aller voir plus souvent le dentiste. Que dirons-nous des glaces et des sorbets au milieu de l'échauffement du bal? Les hommes ont une espèce d'instinct funeste qui les pousse à faire tout ce qui peut porter atteinte à leur santé.

Nous ne devons pas oublier non plus ceux qu'une négligence impardonnable empêche de se faire soigner une dent cariée; ou que la pusillanimité empêche d'en faire pratiquer l'extraction, quand elle est tellement cariée, que notre pâte albumineuse éthérée, dont nous parlerons plus tard , est impuissante à en suspendre la chute. Voici ce qui arrive : comme la mastication leur donne d'horribles élancements, quand les aliments compriment la dent malade, ils s'habituent à ne manger que d'un seul côté, et les dents inactives s'encroûtent de plusieurs couches de tartre, couches tellement épaisses quelquefois, qu'elles recouvrent toute leur couronne. On a vu le tartre, par l'irritation qu'il détermine sur les gencives, y attirer la goutte, une affection dartreuse ou rhumatismale , et être cause de la douleur, de l'ébranlement et de la perte des dents.

Malheur à ceux que la syphilis condamne à faire usage du mercure! Leur bouche s'échauffe, s'enflamme par la salivation, et leurs gencives deviennent fongueuses, et leurs dents vacillantes vont tombant l'une après l'autre au souffle d'une parole !

De nos jours, les femmes du monde n'emploient guère plus à leur toilette les fards, les eaux spiritueuses, et une foule de cosmétiques contenant des substances minérales, qui sont de véritables poisons. Pour leur ôter la fantaisie d'y revenir, il serait bon de les avertir que dans les fards il entre ordinairement de l'antimoine, du bismuth, de l'oxyde de plomb, que les eaux de Ninon, des sultanes, à la duchesse, à la maréchale, contiennent du chlorhydrate suroxygéné de mercure ou du chlorhydrate de plomb. Or, les unes de ces substances agissent directement sur les dents de la façon la plus délétère, les autres, à la manière des astringents, en forçant le sang d'une partie à refluer sur les organes voisins.

Mais une mauvaise habitude qui, chez les femmes, a survécu à toutes les autres, c'est celle de mettre entre les dents les épingles dont elles se servent pour ajuster leurs vêtements. Ce n'est point là un conseil banal, il est évident que le contact souvent répété de ces corps durs, serrés avec plus ou moins de force par l'extrémité des dents, finit par user l'émail et déterminer quelquefois la carie de l'organe tout entier.

Celui dont la santé est débile, a besoin plus que tout autre de veiller à la conservation de ses dents. Combien de fois n'a-t-on pas vu des jeunes gens qui, avec les apparences d'une bonne santé, pour avoir fait disparaître de leur visage des boutons, de petites dartres farineuses, n'en ont senti les inconvénients que lorsque la carie s'est montrée avec ses funestes influences? Et les personnes encore qui, incommodées par une sueur abondante des pieds, ont la malheureuse idée, pour la supprimer, de plonger ces parties dans l'eau froide; combien plus ne sont-elles pas exposées aux accidents que nous venons d'énumérer tout à l'heure !!

Enfin, il n'est pas indifférent pour les dents de soumettre la tête aux caprices de la mode, et bien que des douleurs de dents, au rapport des observateurs, aient été guéries par la coupe des cheveux, on n'en doit pas conclure qu'on puisse toujours, sans inconvénient, adopter la coiffure dite à la malcontent. Les cheveux sont un organe transpiratoire dont la surface étendue à l'infini exhale un liquide onctueux, qui se mêle avec celui qui s'échappe des pores du cuir chevelu. Il y a entre les dents et les cheveux une réciprocité telle, que l'une de ces parties ne peut manquer d'être utile à l'autre. Et voici comment cela s'explique; l'exhalaison onctueuse qui unit la masse des cheveux, en fait une sorte d'opercule isolant qui préserve le cerveau de l'impression fâcheuse des vicissitudes de l'atmosphère; on conçoit sans peine qu'en les coupant trop près, on détruit un organe utile non-seulement comme protecteur, mais encore comme émonctoire nécessaire; il ne faut pas alors s'étonner des céphalalgies, des faiblesses de vue, des engorgements de glandes, et surtout de la carie dentaire, enfin des accidents qui viennent tourmenter trop souvent les personnes qui se dépouillent inconsidérément du luxe de leur chevelure.

Un abus contre lequel la voix des dentistes ne saurait s'élever avec trop d'énergie, c'est la détestable habitude que l'on prend dans quelques pensionnats de mettre la tête des enfants sous le robinet d'une fontaine. C'est, il est vrai, un moyen très-expéditif de leur laver les cheveux y compris le cuir chevelu, mais à combien d'accidents cela ne les expose-t-il pas? Combien de jeunes enfants qui ne sont pas contraints pour d'autre cause de recourir prématurément à la fatale clef de Garengeot.

Nous avons, je crois, énuméré tout ce qui peut porter atteinte à la conservation et à la santé des dents, passons maintenant aux préceptes généraux qu'il faut observer pour favoriser leur bon entretien.

§ IV. — Propreté de la bouche.

Un des moyens les plus simples et les plus efficaces pour la conservation des dents, ce sont sans contredit certaines précautions locales, qui consistent dans ce qu'on nomme communément les soins de propreté de la bouche.

Ce point d'hygiène dentaire étant imprudemment négligé par les uns et fort mal compris par les autres, je crois utile de n'omettre aucun des détails qui le concernent, même les plus minutieux.

Au sortir du lit, la première chose à faire, c'est de se rincer la bouche avec de l'eau fraîche à une température de huit à dix degrés, et en voici la raison ;

c'est que si on se sert de suite d'une brosse ou de tout autre corps, on étale pour ainsi dire sur les dents et sur les gencives, les mucosités dont la bouche s'est enduite pendant la nuit, ce qui n'est pas le but qu'on se propose.

L'eau pure suffit ordinairement à cet effet, mais les personnes dont l'haleine serait forte, ou qui auraient les gencives blafardes et molles, feraient bien d'y ajouter quelques gouttes d'une très-bonne eau-de-vie de Cognac, ou mieux encore d'un élixir dentifrice dont nous donnerons la formule en temps et lieu.

Ensuite il est bon de faire usage d'une poudre dentifrice quelconque, dont on frotte dans tous les sens les dents ainsi que les gencives, avec une brosse dure. Toutes les fois qu'on se sert de cette brosse, qui, comme nous le prouverons bientôt, est sans contredit la meilleure, il faut la laver soigneusement, jusqu'à ce qu'elle ne donne plus aucune teinte à l'eau claire. Il n'est pas indifférent de renouveler cette brosse dès qu'elle commence à s'user; il est même des pays, l'Amérique, par exemple, où il est reconnu qu'il y a de graves inconvénients à se servir d'une brosse plus d'une fois; aussi on ne manque jamais de la briser dès qu'elle a rempli son office. C'est peut-être pousser le précepte un peu loin, cependant on conçoit sans peine qu'à force de macérer dans l'eau et dans la salive, les crins finissent par se corrompre.

Quelques personnes se bornent à frotter leurs gencives et leurs dents avec un linge sans se rincer la bouche : ce moyen, loin d'être favorable à la propreté des dents et à leur conservation, leur est très-nuisible, parce que la pression exercée sur ces organes avec le linge ne peut servir qu'à amasser ou à durcir le tartre dans les endroits où il est très-enclin à s'accumuler, c'est-à-dire entre les intervalles des dents et à leur collet.

Tant que les convives, après les repas, les festins même d'apparat, n'avaient pas pris la coutume anglaise de se rincer la bouche dans de l'eau tiède et aromatisée, il s'est trouvé des dentistes qui louaient hautement cette pratique de nos voisins d'outre-mer; maintenant que c'est une chose généralement adoptée en France, il én est d'autres qui déplorent avec non moins de véhémence l'inconvenance qu'il y a à se gargariser ainsi et à crachoter dans les bols que la maîtresse de maison prend le soin de vous faire servir après le dessert. Il y a des esprits chagrins qui ne trouvent bien que ce qui n'est pas ou qui n'est plus. Quant à nous, nous pensons qu'une fois cet usage unanimement adopté, on se familiarisera avec lui de plus en plus, et que, si ce n'est pas quelque chose de très-agréable à la vue qu'un tel couronnement au dessert, nous y gagnerons de voir la bouche des femmes ornée de dents beaucoup plus blanches et plus intactes, ce qui compense, et au delà, un si léger inconvénient. Il faut noter encore que cette sage précaution ne sert pas seulement à la netteté des dents, mais encore à la clarté du timbre de la voix, pour les personnes qui doivent chanter ou alimenter la conversation.

Nous allons maintenant entrer dans quelques détails à l'égard des instruments , poudres dentifrices , liqueurs et élixirs dont on se sert journellement pour nettoyer la denture.

§ V. — Instruments et substances dont on se sert pour nettoyer les dents.

Des brosses. — Elles sont d'un usage général , et les crins qui les composent, peuvent être considérés comme autant de petits cure-dents destinés à enlever le limon qui vient se déposer sur les dents ; elles servent à maintenir la bouche dans la plus grande propreté , et à préserver les dents ainsi que les gencives des maladies qui pourraient les atteindre.

Les brosses présentent des for- 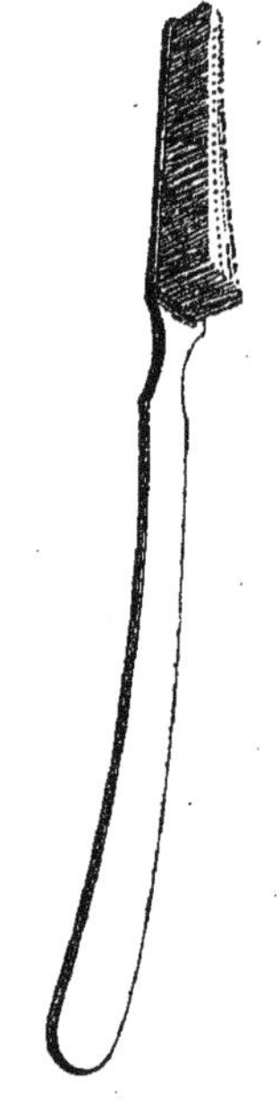
mes très-variées, et, quant à la
nature de leurs crins, il y en a de
plusieurs espèces : les unes sont
très-molles , ce sont celles qui
sont montées en crin de cheval
ou en blaireau ; les autres sont
très-dures, ce sont celles qui sont
montées avec des soies de porcs ;
enfin, il y en a qui tiennent le
milieu, ce sont celles qui sur quatre rangs ont les deux moyens en
soie de sanglier et les latéraux en
crin blanc. Parmi toutes ces variétés, celles que nous préférons
sont faites avec des pincées de soie

de jeune porc, assez écartées les unes des autres. Leur

manche est légèrement recourbé, elles ne sont montées
qu'à trois rangs, et ce qui est le point le plus important,
elles sont effilées par leur extrémité, de manière à
pénétrer aisément et sans blesser les parois des joues,
jusqu'aux dernières molaires. Pour s'en servir, nous
recommandons d'une manière expresse à nos clients
de les promener sur leurs dents, les crins un peu in-
clinés vers les gencives, et de n'avoir pas crainte de
frotter ces dernières; en les faisant saigner, on les
dégorge, on leur donne du ton, et elles ne s'en portent
que mieux. Ce que nous avançons est appuyé sur l'expérience acquise depuis nombre d'années dans l'exercice
de notre profession.

Pour bien brosser les dents à leur face antérieure,
il faut avoir soin de faire des demi-mouvements de rotation, de bas en haut pour les inférieures, et de haut
en bas pour les supérieures. Le limon s'enlève beaucoup plus facilement de la sorte, que par le frottement ordinaire de droite à gauche et de gauche à
droite.

Des éponges. — Fauchard vantait fort les avantages
de ce moyen; mais, outre que les éponges ont l'inconvénient de produire en passant sur les dents
une sensation fort désagréable, surtout pour les
personnes qui, à la suite de quelque accident ou de
quelque opération, ont des dents privées d'une partie de leur émail; étant fixées sur un corps résistant, elles ne frottent que sur le milieu des dents, et
n'agissent en aucune façon sur les points par lesquels
ces dernières se touchent, et qu'il est cependant bien

7

nécessaire de nettoyer. Elles peuvent, à la vérité, être employées libres, sans être fixées sur aucun corps qui leur serve de soutien, mais alors les doigts ne peuvent les introduire profondément dans la bouche, elles n'atteignent que les dents de devant, et ne remplissent par conséquent que la moitié de l'indication pour laquelle on les emploie.

Des différentes racines.—Pour en faire des espèces de brosses, on les taille en pinceau par l'une de leurs extrémités. Ce sont ordinairement des racines de réglisse, de luzerne ou de guimauve, qu'on fait bouillir à plusieurs eaux et dont on ne se sert qu'après les avoir teintes et aromatisées. Outre que ces racines ainsi préparées sont trop douces, elles ont encore l'inconvénient d'être difficiles à conserver ; placées dans un lieu sec, elles se durcissent trop et deviennent cassantes ; exposées à l'humidité, elles se moisissent. Nous n'en avons parlé, pour ainsi dire, que comme d'une chose historique et tombée en désuétude.

Nous rangerons dans la même catégorie les bâtons de corail, composés de différentes poudres calcaires colorées, et rendues en partie solubles par l'addition d'une suffisante quantité de gomme arabique. Ces bâtons étaient de la grosseur d'un tuyau de plume de canard, et on s'en servait comme d'un pinceau pour nettoyer les dents : mais on les a laissés dans un juste oubli, parce qu'il fallait une forte pression pour les faire agir sur les dents qu'ils nettoyaient mal, et que d'ailleurs ils écorchaient les gencives.

Des cure-dents. Ils sont ordinairement faits en plume,

en corne , en écaille, en fibres de bois très-flexible ,
en ivoire, en os , en or , en argent. Les meilleurs sont
ceux de plume non passée à l'ébullition, c'est-à-dire
dont on n'a pas lexivié la matière graisseuse qui lui
retire sa transparence. Encore ne faut-il s'en servir
que pour des parcelles d'aliments logées dans les interstices des dents, lieux inaccessibles à la pointe de la
langue , qui ne peut les en retirer.

Nous ne saurions trop nous prononcer contre la
mauvaise habitude de ces personnes qui, après leurs
repas , tout en causant, tourmentent leurs dents et
leurs gencives pendant des heures entières , et trop
souvent avec des cure-dents métalliques. Nous condamnons ces derniers sans exception , et à plus forte
raison la pointe d'un couteau , dont nous avons vu
quelques vieillards se servir comme d'un levier qui
achevait d'ébranler leurs dents et d'en précipiter la
chute.

§ VI.— Dentifrices en général.

L'eau seule n'ayant pas la propriété de rendre aux
dents ce brillant que le limon leur ôte, l'industrie
dut y suppléer, et la science chercha à perfectionner
les moyens de satisfaire l'amour-propre de quiconque
voulait avoir de belles dents. De là un nombre incal-
culable de recettes , qui sont loin d'avoir toutes la
même innocuité. Ce qui donna lieu surtout à leur
multiplication, c'est le désir dont fut tourmenté chaque dentiste d'avoir un dentifrice de sa composition.

Beaucoup de ces poudres renferment des substances, qui, mises à nu sur l'émail et les gencives, y exercent leur action avant même qu'on en ait distingué la saveur. Les unes ne blanchissent l'émail qu'après en avoir altéré le poli, les autres, comme le tan et l'alun, agissent sur les gencives en en resserrant le tissu. La crème de tartre aussi blanchit les dents, mais ces derniers organes en sont agacés et rendent la mastication douloureuse. Le charbon, dont l'usage est très-répandu, n'en est pas moins un dentifrice détestable; outre que ses particules noires séjournent entre le collet de la dent et le bourrelet gengival, il a la funeste propriété de rayer l'émail des dents; et cela se conçoit, puisque c'est avec la poudre de charbon que l'on polit l'acier. En général, tous les acides n'ont la propriété de donner de la blancheur aux dents qu'en détruisant leur solidité. Le vinaigre seul n'est pas dans ce cas; il faut mettre de même à l'*index* l'oseille, le citron, la crème de tartre et tous les acides minéraux, sous quelque forme qu'on les emploie et quelle que soit la dénomination plus ou moins grecque dont on les affuble; à la longue, ils corrodent toutes les dents, et finissent par leur donner une teinte jaune indélébile.

Parmi les dentifrices, il y en a qui sont sous forme solide et pulvérulente, d'autres qui sont mous, et enfin, les derniers qui sont liquides; on les nomme poudres dentifrices, opiats, élixirs ou liqueurs.

Poudres. — Au début de ce paragraphe, nous en avons condamné beaucoup à la proscription, peut-être aurions-nous dû nous montrer aussi sévère envers le quinquina, dont le principe tanant finit par jaunir l'émail. Ce qui nous a empêché de le faire, c'est que, dans le cas de mollesse des gencives, il est d'un usage très-salutaire : il les raffermit et leur donne du ton.

Quant à nous, le dentifrice que nous conseillons à nos clients est une poudre végétale, dont voici la formule :

> Cochléaria,
> Raifort,
> Gayac,
> Quinquina,
> Menthe,
> Pyrèthre,
> Calamus aromaticus,
> Rathania.

Nous faisons réduire ces substances en poudre impalpable et nous les faisons passer au tamis de soie le plus fin. Quand les personnes auxquelles nous donnons ce dentifrice sont atteintes de gastralgie, nous y ajoutons un peu de magnésie anglaise.

Outre que cette poudre ne contient aucun principe capable d'attaquer chimiquement l'émail, son extrême douceur et la ténuité des molécules qui la composent, l'empêchent de le rayer mécaniquement ; c'est pourquoi nous le proposons comme préférable aux autres.

Des auteurs recommandables, guidés par le seul désir de bien faire, et non par une spéculation con-

damnable, ont proposé différentes formules, dont nous
allons discuter la valeur.

Poudre de M. Alibert.

Magnésie.	192 grammes.
Coque rouge.	32 id.
Iris de Florence.	160 id.
Surtartrate acidule de potasse. . . .	64 id.

Nous trouvons dans cette formule peu de chose à
redire , cependant nous lui reprocherons de contenir
du surtartrate acidule de potasse, qui pourrait finir
par causer de l'agacement, surtout chez les personnes
dont l'émail des dents est amolli par une cause morbide
quelconque.

Poudre selon Maury.

Porphyrisez à l'eau :

Charbon de bois blanc.	256 grammes.
Quinquina.	128 id.
Sucre blanc.	256 id.
Huile essentielle de menthe. . . .	16 id.
Essence de cannelle.	8 id.
Esprit d'ambre musqué.	2 id.

Nous reprendrons dans cette formule deux ingrédients, le charbon et le quinquina, et cela pour les
raisons émises au commencement de ce paragraphe.
L'huile essentielle de menthe nous paraît aussi avoir
des propriétés très-excitantes ; nous ferons le même
reproche à l'essence de cannelle et à l'esprit d'ambre

musqué, ce qui fait de ce dentifrice un amalgame in-
cendiaire.

Poudre de Jamet.

Iris de Florence purgé à l'esprit-de-vin.	500	grammes.
Magnésie.	128	id.
Pierre ponce.	256	id.
Os de sèche.	256	id.
Sulfate de quinine.	128	id.
Cascarille.	32	id.
Sucre de lait.	500	id.

Réduire ces substances en poudre impalpable, les
passer au tamis de soie et les mélanger ensemble,
prendre la pierre ponce séparément, et mettre dedans :

Essence de menthe anglaise.	32	grammes.
Essence de cannelle.	8	id.
Essence de néroli.	4	id.
Esprit d'ambre musqué et rosé.	4	id.

Les mélanger avec, et, lorsqu'on aura fait secher la
pierre ponce, la mêler avec les autres poudres, et re-
passer encore une fois au tamis de soie le plus fin.

Nous ferons à cette longue formule, plus encore
qu'à la précédente, le reproche de contenir des substances capables d'entamer l'émail des dents (pierre
ponce, os de sèche), et ensuite celui de contenir des
essences les plus excitantes, ce qui, pour être indiqué
dans le cas où les gencives sont molles et blafardes,
est loin de l'être dans celui où elles sont plutôt portées aux congestions sanguines, comme chez les per-

sonnes dont la muqueuse buccale est toujours d'un rouge vif et presque inflammatoire.

On a encore proposé des poudres pour « donner aux gencives et aux lèvres une belle couleur rose, qui peut durer une partie de la journée. » Nous pensons que c'est ravaler notre art, que de le faire descendre à de pareils détails de coquetterie, bons tout au plus pour les parfumeurs.

Opiats et mixtures. — Ils ne diffèrent des poudres qu'en ce que, pour leur donner un peu de mollesse, on y fait entrer un peu de sirop ou de miel de première qualité. Or, cette addition leur donne nécessairement un goût sucré ou mielleux, qui est loin de plaire à tout le monde.

Liqueurs et élixirs. — Ces préparations sont pour la plupart émulsives, c'est-à-dire qu'elles ont la propriété de blanchir l'eau ; celles qui sont à base d'acide, rougissent le sirop de violette et la teinture de tournesol. Elles servent à remplacer les poudres, surtout lorsqu'il y a des dents cariées que la brosse ne peut atteindre, et que les gencives sont d'une extrême sensibilité. Comme ces préparations sont ordinairement très-concentrées, il suffit d'en mettre quelques gouttes dans une certaine quantité d'eau pour pouvoir, en s'en frottant les gencives et les dents, entretenir la propreté de la bouche.

Fidèle au principe qui nous fait rejeter toute espèce d'acide, nous ne parlerons pas des élixirs qui ont une base de cette nature. Quant à ceux qui sont à base d'huiles essentielles, vu la petite quantité que l'on en met dans un grand verre d'eau, nous n'y trouvons pas le même inconvénient que pour les poudres, parce qu'on est toujours à même de les étendre au degré voulu pour la plus ou moins grande susceptibilité de la muqueuse buccale.

Elixir à base d'huiles essentielles.

Teinture de vanille.	15	grammes.
Teinture de pyrèthre.	128	id.
Esprit de menthe.	32	id.
Esprit de romarin.	32	id.
Esprit de rose.	64	id.

Mêlez le tout ensemble.

De tous les élixirs le plus connu et celui qui a joui et jouit encore de la vogue la plus méritée, c'est l'eau de Bottot, dont voici la formule :

Esprit-de-vin à 33°.	2 litres.	
Girofle concassé.		
Cannelle de Ceylan.	ãã 32 grammes.	
Anis vert.		
Cochenille concassée.	ãã 16 id.	
Essence de menthe poivrée. . . .		

Il est encore d'autres élixirs plus ou moins anti-odontalgiques, antinévralgiques et antiscorbutiques dont nous épargnerons au lecteur la fastidieuse énumération.

Quant à nous, éclairé par les bons résultats que nous avions obtenus de notre poudre dentifrice végétale, et persuadé que les élixirs ne sont pour la plupart que des liqueurs aromatiques qui servent à

masquer la fétidité de l'haleine et tonifier modérément les gencives, nous avons été conduit à faire
entrer dans la composition de notre élixir les substances végétales que nous avions mises à contribution
pour notre poudre dentifrice. Afin de leur conserver
les mêmes propriétés sous forme liquide, nous les
faisons macérer pendant trois mois dans de très-bonne
eau-de-vie de Cognac, de façon à dissoudre les principes qu'elles renferment.

Cet élixir s'emploie comme tous les autres, en en
mettant quelques gouttes dans un verre d'eau.

§ VII. — Préceptes généraux pour la conservation des dents.

Nous ne saurions mieux clore notre hygiène dentaire qu'en donnant quelques préceptes généraux
pour la conservation de ces précieux organes, qui sont
à la fois l'orgueil de la beauté et les délices du gastro-
nome. Tout le secret est d'éviter ce qui peut leur être
nuisible, et, pour atteindre ce but, il faut se garder :

1° De faire usage de lotions froides pour se laver
la tête; d'employer aucun répercussif pour faire disparaître les taches du visage, ni aucune pommade pour
teindre les cheveux;

2° De casser des corps trop durs avec ses dents;
de faire un tire-bouchon ou un étau de ses machoires;

3° De briser du fil ou aucun autre lien avec les incisives, qui cependant peuvent être ébréchées par
leur frottement, sans être, pour cela, sujettes à la
carie;

4° De laisser séjourner aucune substance alimentaire dans les caries que ces organes pourraient présenter, et surtout de faire abus de substances improprement nommées dentifrices, savoir : le corail, la pierre ponce, les eaux, les élixirs et les teintures acides ;

5° Il faut avoir soin de ne pas prendre des aliments ou des boissons froides, après des aliments ou des boissons chaudes. De ne pas s'exposer au grand air après avoir fumé, car ce n'est pas la fumée de tabac seulement qui entraîne la carie des dents, mais aussi, et plus peut-être, l'air froid qui, en pénétrant dans la bouche, contraste avec la chaleur générale qu'y a déterminée la présence d'une fumée plus ou moins brûlante ; il s'ensuit des inflammations de la pulpe dentaire, capables d'entraîner la carie de ceux d'entre ces organes qui, par leur structure ou leur position, ont déjà une tendance à cette maladie ;

6° Il faut éviter le séjour des lieux bas et humides, ou voisins de quelque rivière, de quelque lac ou marais, et de toutes les localités qui sont sujettes à de fréquentes variations de température.

7° Il ne faut pas prendre en trop grande quantité les eaux minérales, quand une affection quelconque vous oblige d'en faire usage ; leur emploi journalier agace les dents, les rend douloureuses et les couvre d'un enduit noirâtre. Il faut s'abstenir de manger beaucoup de sucreries, et ne point choisir pour profession celle où l'on est forcé de manier souvent du mercure ou des substances métalliques, qui, réduites en vapeur, peuvent altérer les dents d'une manière très-notable, et très-funeste.

Il est certainement d'autres causes encore qui peuvent engendrer la carie ; mais, comme la plupart s'adressent à toute la constitution, qu'elles modifient d'une manière plus ou moins profonde, ce serait entrer dans le domaine de la pathologie générale que de les énumérer. Nous en resterons là.

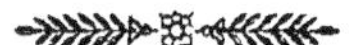

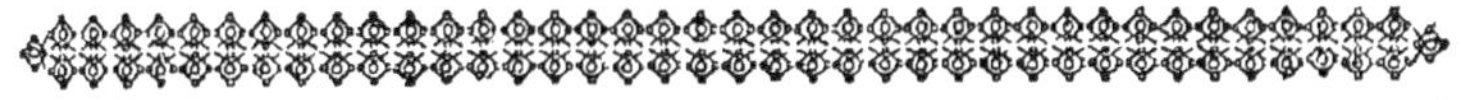

DEUXIÈME PARTIE.

PATHOLOGIE ET THÉRAPEUTIQUE.

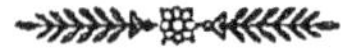

PATHOLOGIE.

Dans cette seconde partie de notre Traité, nous allons développer nos idées sur la pathologie et la thérapeutique dentaires. Jusqu'à présent nous avions été réduits à exposer les connaissances consignées dans les livres scientifiques par les auteurs recommandables qui se sont occupés de la physiologie dentaire. A peine dans l'hygiène avons-nous été à même de proclamer notre façon de voir sur quelques points controversés, touchant les dentifrices et autres soins journaliers pour entretenir le bon état des organes masticateurs. Maintenant la tâche va nous devenir beaucoup plus légère, beaucoup plus agréable. Quittant le rôle ingrat de compilateur, nous allons aborder une branche de l'art du dentiste qui a été l'objet de nos recherches assidues, et sur laquelle nous nous félicitons de pouvoir avancer quelques idées nouvelles.

Un point, entre autres, sur lequel nous nous proposons de nous appesantir, c'est l'orthodontosie, vulgairement orthopédie dentaire. Cette branche importante de l'art du dentiste a été l'objet de nos méditations toutes spéciales, et les résultats satisfaisants que maintes fois nous en avons obtenus dans notre pratique, nous permettront, je l'espère, d'enrichir le livre de la science de moyens entièrement neufs et dont l'expérience a sanctionné l'incontestable efficacité.

Cependant, qu'on n'aille pas nous croire la prétention d'avoir tout renouvelé dans la science; toutefois, il est beaucoup de moyens et de procédés depuis longtemps connus, que nous nous sommes pour ainsi dire appropriés par les modifications importantes que nous leur avons fait subir, au prix d'une longue pratique basée sur l'observation.

Avant d'entrer en matière, avant de dérouler tout au long les petites suggestions, les précautions sans nombre, les opérations, sinon toujours douloureuses, parfois un peu gênantes, auxquelles doivent se soumettre les personnes qui ont le malheur d'avoir leurs dents, soit menacées dans leur substance, soit interverties dans leur arrangement, soit ébranlées dans leurs connexions, il est bon de leur montrer toute l'importance de ces organes, non-seulement pour les agréments extérieurs, ce qui est bien quelque chose, mais plus encore pour la conservation de la santé. Nous croyons ces préliminaires utiles pour vaincre l'apathie, la négligence condamnables de tant de personnes, qui, s'aveuglant sur l'influence de la dentition, pensent qu'elle ne vaut pas la peine de s'en occuper.

On peut considérer l'influence des dents sur l'organisme de deux manières, sous le rapport des modifications que leur chute imprime à la partie inférieure de la face, et sous le rapport des actes fonctionnels auxquels elles concourent.

Le premier point de vue sous lequel nous pouvons envisager la question, est celui qui nous occupera le moins. En effet, est-il besoin de s'étendre longuement sur les difformités que la perte des dents amène dans la partie maxillaire du visage ? Dès que les alvéoles sont vides, leurs parois tendent à se rapprocher au point de se souder ensemble, le rebord alvéolaire s'affaisse, et, une double rangée de dents n'étant plus là pour soutenir les joues, il se produit vers la commissure des lèvres deux enfoncements de chaque côté de la face. Les pommettes immobiles au milieu des parties molles font saillie sous la peau. Mais non-seulement l'affaissement s'effectue latéralement, il se produit encore de haut en bas. L'intervalle laissé vide par les dents se rapprochant d'une part, et de l'autre, les orifices alvéolaires se raccornissant sur eux-mêmes, cette double cause raccourcit singulièrement la base de la face, et lui donne ce caractère si remarquable chez les vieillards ; le menton se projette en avant ; les lèvres, devenues trop longues, se plissent, se froncent, se replient en dedans, et le lobule du nez semble tomber vers la symphise du menton. De tous ces changements résulte la déformation évidente de la face.

Les dents, sous le rapport fonctionnel, ont la plus grande importance. Elles concourent à former une barrière qui retient la salive dans l'intérieur de la bouche ; elles agissent dans la préhension, dans la mastication ; dans la prononciation , elles jouent un rôle qui rend leur conservation non moins pré-- cieuse.

Les incisives sont de toutes les dents celles qui sont le plus aptes à la préhension des substances solides ; tranchantes à leur extrémité, elles fonctionnent comme deux branches de ciseaux. Ce n'est pas ici le lieu de nous étendre beaucoup sur l'usage physiologique des diverses espèces de dents , contentons-nous d'exposer leur influence sur la digestion stomacale. Organes essentiels de la mastication, lorsque les dents viennent à manquer en grand nombre, la chymification se fait difficilement, l'estomac irrité par des aliments trop refractaires, parce qu'ils ne sont pas assez divisés, souffre, s'enflamme au point de faire naître des acci- dents. De cet état inflammatoire des voies digestives, résulte une acidité des sucs gastriques, qui ne con- court pas peu à hâter la destruction des quelques dents qui avaient échappé à la carie.

Les dents, surtout les incisives, après elles les ca- nines, ont la plus grande influence sur l'articulation pure et nette de certains sons. Ce n'est point encore là leur seul usage : les dents antérieures empêchent en outre l'expulsion continuelle de la salive pendant la conversation , infirmité véritable qui ne peut être corrigée qu'au moyen de pièces artificielles. Mais, pour n'en pas être à la peine d'en venir à cette extrémité, le public devra se pénétrer de cette idée, savoir : que les dents sont de la plus haute importance pour l'ac-

complissement régulier de la nutrition et de la parole.
Dès l'instant qu'une cause organique ou locale quelconque menacera la dentition d'une destruction plus
ou moins prochaine, on ne saurait donc recourir trop
tôt aux conseils et aux soins d'un homme de l'art.
Combien de personnes, grâce aux précautions les
plus simples, les plus faciles, ont conservé l'intégrité
pleine et entière de ces organes si indispensables pour
remplir les deux fonctions capitales que nous venons
de nommer; celle qui répare les pertes de l'économie,
et celle qui contribue à la netteté de l'articulation des
mots, et par conséquent au libre exercice du commerce
intellectuel.

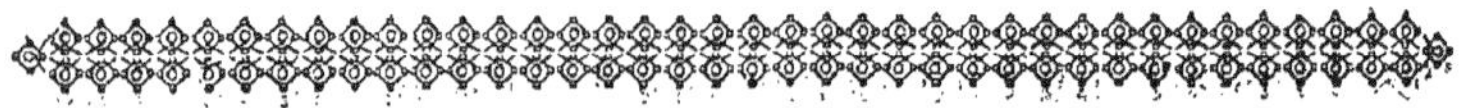

CHAPITRE VI

Les maladies qui peuvent atteindre l'organe dentaire se divisent en trois sections principales : 1° les affections propres à leur substance ; 2° celles qui sont relatives à leurs connexions ; 3° les anomalies que présentent leur arrangement, les vices de forme des arcades dentaires.

Chaque section fournira la matière d'un chapitre à part. Dans le troisième chapitre, nous nous proposons de traiter avec un soin tout particulier les anomalies que les dents présentent dans leur arrangement, autrement dit l'orthodontosie ; cette branche de l'art du dentiste ayant été pour nous l'objet de longues et fructueuses recherches.

Examinons d'abord les affections propres à la substance des dents. Elles sont beaucoup plus nombreuses qu'on ne l'imaginerait, et quand on a mesuré du regard leur longue nomenclature, on n'est plus étonné de la quantité de personnes qui perdent leurs dents d'une manière souvent si prématurée.

Les dents s'usent, se fracturent et s'entament, elles s'érodent, leur émail se décompose et se décolore, leur substance tout entière se carie , leurs racines sont ruinées par la consomption ; de plus elles sont sujettes à l'exostose, au spina ventosa, à la nécrose, à l'inflammation de la membrane alvéolo-dentaire et de la pulpe, qui dans certains cas s'ossifie.

D'après ce simple aperçu, il est facile de voir que parmi les nombreuses maladies qui affectent l'organe dentaire, les unes attaquent les parties dures des dents, les autres les parties molles. Ainsi dans une première série nous trouvons l'usure, l'entamure, la fracture, l'atrophie des dents ; la décomposition de l'émail, la décoloration, la carie des dents, la consomption des racines et même leur exostose. La seconde série nous présente l'inflammation de la pulpe dentaire, sa fongosité, son ossification, et les différentes névroses dentaires. La troisième renferme les maladies des dents relatives à leurs connexions, l'ébranlement, la luxation, la dénudation des racines, les concrétions qui se forment sur les dents.

§ I. — Usure des dents, entamure, fracture, érosion, atrophie.

Usure. — L'émail qui recouvre les dents a beau rendre leur structure plus forte et plus compacte que celle des os qui composent le corps humain, un grand nombre de causes peuvent déterminer leur usure ; nous allons les énumérer : ce sont, l'influence chimique qu'exercent sur elles certains aliments ; leur frottement pendant la mastication ; l'emploi des dentifrices qui ne sont pas suffisamment porphyrisés , surtout ceux qui renferment des acides; l'usage des pipes de terre; l'habitude de ne mâcher que d'un seul côté; l'action de briser avec les dents des corps durs ; le trismus qui détermine le frottement des mâchoires.

On a remarqué aussi que les incisives s'usaient beaucoup plus promptement quand les molaires manquaient ; ce qui arrive également pour les dernières.

Quant aux portions de dents qui ont été usées, elles ne se reproduisent jamais ; mais à mesure que leur couronne se rase, il s'opère dans la cavité de la dent une ossification de la pulpe qui sert pour ainsi dire à réparer la brèche à mesure que le frottement ou une autre cause en étend les ravages ; M. Rousseau a donné le nom d'osselet à cette partie de la pulpe qui s'est convertie en tissu osseux. C'est une substance plus jaune que les autres parties des dents, transparente et friable comme elles, n'affectant aucune structure régulière; elle se détache de la cavité dentaire, en s'isolant tout à fait de celle-ci, et les côtés qui répondent à cette cavité paraissent beaucoup plus sentis que sa surface interne.

Le mode de traitement à suivre pour remédier aux inconvénients qui résultent de l'usure des dents, est subordonné à la cause qui a déterminé cette affection. Suppose-t-on que les dentifrices acides ou mal porphyrisés aient amolli la substance de la dent, il faut se hâter d'en interdire l'emploi. Si l'usure a été produite par une dent déviée ou contournée selon son axe, on redresse cette dernière ; si les angles formés par l'usure de l'organe entamé blesse la langue ou les autres parties voisines, il faut recourir à la lime. Quand l'usure a porté sur la couronne au point de la rendre douloureuse, il faut achever de la mettre à jour, cautériser sa cavité pour frapper de mort le ganglion nerveux qu'elle renferme, et ensuite la plomber afin de s'opposer à l'introduction des parcelles alimentaires dans l'intérieur de la dent.

Entamure. — L'entamure des dents n'est à proprement parler qu'une petite fracture ; elle n'en diffère que parce qu'étant superficielle elle n'entraîne jamais l'altération morbifique de la dent. Les causes qui la déterminent sont absolument les mêmes que celles de l'usure, excepté, bien entendu, que leur action est prompte, instantanée ; c'est un éclat qui est emporté tout à coup par le choc d'un corps dur, ou les grincements de dents au milieu d'un accès de convulsion. Le seul remède à apporter consiste à limer les parties anguleuses et coupantes qui peuvent déchirer la langue ou les lèvres, et déterminer, chez les vieillards surtout, des ulcères qui deviennent promptement de nature cancéreuse. J'en ai vu deux exemples terribles ; on ne saurait donc trop éveiller l'attention des individus auxquels arrive un accident qui, minime en apparence, peut être suivi de conséquences aussi graves.

Fracture. — Cette affection diffère de l'entamure en ce que la lésion est plus considérable que dans cette dernière. Ces fractures peuvent affecter diverses parties de l'organe dentaire, soit la couronne, soit le collet, soit la racine ; leur direction est transversale ou oblique. La couronne peut être intéressée dans une seule portion ou dans sa totalité ; enfin la dent peut être fendue de haut en bas, ou seulement éclatée dans cette direction. Quand elle est soumise à la cause traumatique, elle est saine ou cariée sous son enveloppe d'émail ; on conçoit que dans ce dernier cas il suffit du moindre choc, quelquefois même du froissement déterminé par la mastication, pour la fracturer à son collet ou dans une partie de sa couronne. Le rachitis, le scorbut et la syphilis, en rendant sa substance beaucoup plus friable, la prédisposent à cet accident.

Quant aux causes traumatiques, elles sont on ne peut plus variées. C'est un coup violent, une chute sur le visage, ou le choc d'un projectile quelconque.

Une fois qu'une ou plusieurs dents sont fracturées, l'impression du froid et du chaud, celle des acides, le frottement des corps durs, font éprouver les souffrances les plus vives. Ces douleurs peuvent durer plusieurs mois et même plusieurs années, suivant que la fracture s'étend plus ou moins loin ; elles persistent ordinairement jusqu'à ce que, par un bienfait de la nature, une nouvelle ossification se fasse au côté interne de la cavité de la dent. Ces sortes de dents deviennent souvent jaunes ou noirâtres ; elles ne se carient qu'autant que leur fracture a intéressé leur substance assez profondément pour mettre leur cavité à découvert, ce qui est assez rare, aussi durent-elles autant que les autres.

Plusieurs inconvénients peuvent survenir de la fracture d'une dent. La pulpe dentaire peut être mise à nu, et son contact avec l'air cause des souffrances plus ou moins aiguës ; le meilleur remède est de cautériser la pulpe, ainsi que le nerf qui s'y épanouit, et d'orifier ensuite la cavité de la dent.

La fracture, comme nous l'avons dit, s'étend quelquefois jusqu'au collet de la dent ; dans ce cas, il faut poser une dent à pivot, si elle est située sur le devant, et se contenter de plomber la racine, si c'est une des grosses molaires.

D'autres fois la fracture est en long, et l'une des portions, ou bien toutes deux à la fois étant vacillantes, il en résulte une vive inflammation extrêmement douloureuse, inflammation qui attaque la pulpe et l'alvéole lui-même ; un kyste se forme à l'extrémité des racines, ou bien un abcès fistuleux, un écoulement de pus très-fétide, et enfin la carie. Le seul moyen de prévenir tous ces accidents consécutifs, c'est d'extraire les parties vacillantes de la dent ; il faut surtout ne point hésiter, si on a affaire à des sujets de dix à quinze ans, dont les dents voisines en se rapprochant, finissent, si elles ne sont pas naturellement écartées, par fermer le vide qu'a laissé la perte de la dent fracturée.

Érosion et atrophie des dents. — M. Delabarre distingue avec raison l'érosion de l'atrophie ; il prétend que chacune de ces affections présente des caractères particuliers qui ne permettent pas de les confondre.

L'atrophie congéniale s'observe fréquemment sur une seule dent, tandis que toutes les autres sont

saines. L'érosion congéniale, au contraire, se rencontre toujours sur une série de dents, et ce genre d'altération se remarque fréquemment. L'atrophie, plus
rare que l'érosion, serait le résultat d'une nutrition
ou d'un développement vicieux des petits tubes exhalants, qui, selon M. Delabarre, sécrètent la matière de
l'émail. Pour bien comprendre son idée, il faut savoir
qu'il considère l'émail commé faisant partie inté-
grante de la dent, comme émanant de l'embryon
dentaire, différant sur ce point avec plusieurs savants
qui le regardaient comme résultant d'une cristallisation superposée et contenue en suspens dans la liqueur
renfermée dans la matrice dentaire. Selon le même
auteur, il est une autre espèce d'atrophie qui consiste
dans la mort partielle et accidentelle de quelques cristaux de l'émail qui primitivement avaient été très-bien
organisés.

Quelle que soit l'explication du fait, tous les dentistes
observent tous les jours :

1º Des enfants dont l'émail d'une ou de plusieurs
dents, quoique très-lisse et poli, est de couleur brune
ou blafarde, parfaitement insensible à l'instrument
qui le froisse ; c'est l'atrophie congéniale ;

2º Des personnes qui, ayant reçu un coup sur une
dent saine, se sont aperçue qu'une partie de l'émail
a, par suite, changé de couleur et présenté une tache
blanche plus ou moins étendue, c'est l'atrophie accidentelle.

Si on compare la dureté relative de cet émail ainsi
altéré, elle est infiniment moindre dans l'endroit ma-

lade, réduit à l'état de carbonate de chaux par l'absorption intérieure du peu de gélatine qui entrait dans la composition de ses cristaux.

L'érosion qui, comme nous le disions plus haut, ne doit pas être confondue avec l'atrophie, résulte de la mort d'une plus ou moins grande quantité d'exhalants, fournissant l'émail, soit avant la naissance, soit pendant la vie. L'autre, au contraire, est une destruction de cet émail après qu'il s'est formé. Elle est le résultat de l'action corrodante du fluide muqueux, au milieu de laquelle la couronne de la dent se développe : les qualités de ce liquide varient suivant l'état de santé ou de maladie.

Ainsi M. Delabarre a ouvert un certain nombre de mâchoires d'enfants morts à la suite de maladies chroniques vermineuses, muqueuses, ou mésentériques; les dents de la plupart étaient affectées d'atrophie, non-seulement de l'émail, mais encore d'une partie de la substance osseuse.

L'érosion se borne à l'émail, et on la rencontre souvent sur ceux qui ont été attaqués durant le travail de l'émaillement, soit de la variole, soit d'une autre maladie aiguë où les membranes muqueuses ont été affectées.

Toutes les dents qui sont en ossification lorsque les causes de l'érosion se développent, sont ordinairement affectées, mais dans des endroits différents, suivant leur degré d'élévation dans la matrice dentaire. Ainsi, supposons un enfant attaqué d'une maladie muqueuse, à l'âge d'un à dix-huit mois, ce seront à chaque mâchoire, les quatre incisives, les deux canines, et les premières grosses molaires permanentes qui seront affectées à leurs bords ou surfaces triturantes, et même autour des couronnes, si elles sont avancées dans leur développement; et si, à cette époque, il reste encore quelques dents temporaires qui ne soient pas sorties, leurs couronnes pourront également en être affectées. Si la maladie a exercé ses ravages à quatre ou cinq ans, ce seront les bicuspides et les deuxièmes molaires permanentes, dont les faces triturantes seront offensées; tandis que les couronnes des six antérieures, qui sont entièrement émaillées, ne le seront pas ou ne le seront que très-légèrement près du collet, à moins que l'intensité de la maladie n'ait été telle, que la liqueur contenue dans les petites matrices, devenue trop acide, n'ait agi fortement; alors la couronne pourra être presque toute criblée d'érosions. On voit des dents qui ont jusqu'à trois et quatre lignes d'érosion, et l'on peut dire que l'enfant a été autant de fois malade qu'il y a de lignes.

Longtemps il fut très-difficile de faire disparaître ces sortes d'altérations; considérant le traitement local comme entièrement inutile, on ne s'attachait qu'à combattre leurs causes générales, soit pour les prévenir, soit pour en arrêter les progrès. Depuis longtemps déjà, nous sommes le seul qui les ayons combattues, et avec succès, à l'aide de notre pâte alumineuse éthérée, dont nous parlerons en temps et lieu. Bien entendu que son emploi n'empêche pas de chercher, par un traitement approprié, à faire cesser l'affection générale qui la détermine, mais nous pouvons affirmer que notre moyen en seconde les effets de la façon la plus efficace.

§ II. — Décomposition de l'émail, décoloration des dents, différentes espèces de caries.

Décomposition de l'émail. — Cette affection présente trois variétés. La première, qui est la plus fréquente, consiste dans des taches brunes ou noirâtres que l'on découvre à la face antérieure ou sur les côtés de la couronne ; d'abord elles peuvent s'étendre jusqu'à la face interne de l'émail qui reste lisse et poli, ou bien devient rugueux par l'effet d'une déperdition de substance. Ces taches sont produites, soit par une maladie de la pulpe dentaire, soit par le trop grand rapprochement des dents entre elles ou le contact d'une dent cariée.

La lime est le grand remède.

La seconde espèce de décomposition de l'émail se reconnaît à la perte de son poli, à la facilité avec laquelle on peut en enlever quelques parcelles, et à la blancheur extraordinaire que cette substance acquiert d'abord et perd ensuite. Limitée d'abord au bord antérieur des gencives, cette altération pénètre quelquefois jusqu'à la substance osseuse. C'est alors que les dents deviennent extrêmement sensibles aux variations de la température, elles jaunissent, et le tartre s'y dépose plus aisément et plus promptement que sur les autres qui sont restées saines. Au reste, c'est le commencement d'une carie dont les progrès sont assez difficilement arrêtés par l'emploi de notre pâte alumineuse éthérée; c'est un des cas les plus récalcitrants à son action, si salutaire pour tous les autres.

La troisième variété n'est rien autre chose que l'affection que M. Delabarre a désignée sous le nom d'atrophie. Voir plus haut.

Décoloration des dents. — Généralement les dents de première dentition sont d'un blanc de lait très-éclatant; mais, chez l'adulte, leur teinte varie selon sa constitution; elles sont loin de présenter la même couleur et le même poli. Chez les jeunes personnes affectées de phthisie, elles sont d'un blanc de lait transparent, et quant à leur forme, elle est longue et mince. Chez les individus qui jouissent d'une bonne santé, elles sont moins allongées que les précédentes, et leur émail est d'un blanc mat ou gris; enfin, l'indice de la meilleure santé, ce sont les dents les plus courtes surtout en proportion de la corpulence de l'individu.

Les différentes maladies auxquelles l'homme est sujet dans le courant de son existence, peuvent faire varier la couleur des dents, mais le retour à la santé leur fait reprendre leur teinte primitive; après trente-cinq ans, cependant, il est probable qu'elles ne la recouvreront plus.

La funeste habitude de se servir de dentifrices qui contiennent des acides, de la crème de tartre, du tabac ou du quinquina, etc., imprègnent pour toujours les dents d'une teinte plus ou moins jaunâtre.

Carie des dents. — L'altération la plus fréquente des

dents est la carie. Elle atteint à elle seule un plus grand nombre de sujets que toutes les autres lésions réunies de ces organes. Cette forme de destruction des dents est plus commune chez les sujets jeunes ou adultes que chez les vieillards , bien qu'il ne soit pas aussi rare de l'observer qu'on l'ait dit après la cinquantième année. Les femmes y sont plus disposées que les hommes. On l'observe très-souvent chez les sujets lymphatiques ou scrofuleux , dont les dents sont d'un blanc bleuâtre, comme transparent, et d'une texture peu solide. Dans les cas ordinaires, ce sont les molaires qui en sont le plus souvent le siége.

Dans les contrées basses, humides et marécageuses, où la constitution des hommes est en général détériorée, la carie des dents se présente sous forme endémique ; sa fréquence est plus grande dans les villes et dans les pays septentrionaux, qu'à la campagne et dans les climats brûlants du midi ; on doit s'en prendre, non pas exclusivement comme certains auteurs l'ont prétendu, à l'usage des boissons chaudes dont on abuse dans les pays froids, mais aussi à la variété et à l'excitation plus grande des aliments, aux excès commis avec les boissons alcooliques, et surtout aux contrastes souvent répétés des liquides et des aliments solides, dont la température, souvent extrême et opposée, ne peut qu'avoir une influence délétère sur les parties sensibles et nourricières de la dent.

La carie se manifeste le plus souvent à l'extérieur des dents. Les molaires , qui, comme nous l'avons dit plus haut, y sont le plus sujettes, en sont affectées par leur surface latérale, et presque jamais sur leur bord tranchant ou leur surface linguale. Ordinairement c'est le fond d'une des petites cavités de leur surface qui est le siége de la maladie, laquelle commence sur leurs surfaces triturantes ou leurs surfaces contiguës, tandis qu'elle ne se montre que sur les côtés, aux incisives et aux canines. Rarement la carie affecte la racine des dents ; presque toujours ses ravages s'arrêtent quand elle parvient au collet de l'organe dentaire : bien plus rarement encore, elle pénètre jusqu'à l'extrémité de la racine des dents ; cette partie demeure la plupart du temps dans toute son intégrité, tandis que le reste a été entièrement désorganisé. Mais après que la couronne s'est brisée en éclats ou détachée d'elle-même, la racine ne tarde pas à tenir lieu d'un corps étranger, qui, soumis à un travail perpétuel d'absorption, diminue de jour en jour, jusqu'au point de disparaître entièrement. Il semblerait que la présence d'une pièce artificielle eût le privilége d'enrayer la marche de cette décomposition, qui cependant doit s'effectuer tôt ou tard.

Les dents de lait sont loin d'être exemptes des atteintes de la carie ; elles y succombent au contraire assez souvent encore, soit par suite de maladie, soit par une disposition naturelle.

Pour ce qui est des causes de la carie dentaire, elles ont été savamment étudiées par un dentiste distingué, M. Regnart ; et bien avant d'avoir lu sa brochure, nous avions conçu les mêmes idées que lui sur le rôle immense que jouent les acides dans la destruction des dents.

La carie, selon cet auteur, est une destruction de la dent par décomposition. Il divise les causes qui donnent lieu à la carie, en causes immédiates, en causes médiates et causes prédisposantes.

Causes immédiates. Le sejour prolongé des substances alimentaires ou des humeurs buccales sur les dents ; la prédominance d'un acide dans les humeurs de la bouche ; l'action des acides sur les dents.

Les parties des dents sur lesquelles commence la carie, sont précisément celles où les aliments et les fluides de la bouche s'arrêtent de préférence, et peuvent séjourner pendant un temps assez long pour avoir le temps de s'y décomposer. C'est au collet des dents, dans les interstices de ces organes, dans les anfractuosités des grosses molaires, dans ces enfoncements pointillés qu'on observe quelquefois sur la face externe des premières et secondes grosses molaires inférieures ou sur les dents atrophiées. Je n'hésite pas à considérer les substances et les fluides alimentaires, si prompts à donner naissance à des produits acides, comme une des causes les plus fréquentes de la carie des dents.

La prédominance d'un acide dans les liqueurs de la bouche, est aussi une cause puissante de la même affection.

On réconnaît la prédominance des acides dans la salive à ces caractères. Elle est en général abondante, filante ; elle rougit le papier de tournesol.

Sous son influence, chez quelques personnes, les dents sont dans un état permanent d'agacement; chez d'autres, cet agacement n'existe véritablement que quand on touche les dents, notamment au collet; souvent même alors de petites dépressions existant sur ces points, indiquent que déjà la carie s'est emparée de ces organes. Enfin, lorsque cet acide prédomine à un haut degré, on voit la carie attaquer les dents sur un grand nombre de points à la fois, et souvent sans en épargner une seule.

L'inflammation de la membrane muqueuse buccale, la convalescence des maladies graves, la gastrite chronique, l'entérite chronique, et en général toutes les maladies chroniques, lorsqu'elles sont arrivées à ce haut degré où elles portent le trouble dans les fonctions de la digestion, sont les maladies sous l'influence desquelles se développe plus particulièrement le principe acide en question.

La grossesse, l'allaitement, l'usage habituel d'une nourriture qui passe rapidement à l'acidité, telle que le laitage, le chocolat, les pâtisseries et les substances sucrées, etc., sont autant de causes de développement de ce principe.

Une cause encore non moins active de la carie des dents, c'est l'usage interne des acides, soit qu'on les emploie comme boissons, comme assaisonnements, comme médicaments ou comme dentifrices.

Boissons. — Le cidre dont on fait usage en Normandie et en Picardie. Dans ces contrées il n'est pas rare de voir les habitants, jeunes encore, privés d'une grande partie de leurs dents qui ne résistent pas à l'action corrosive de l'acide malique.

Assaisonnements. — Aliments acides par eux-mêmes ou assaisonnés par des acides. La limonade, le potage à l'oseille, l'une par l'acide citrique, l'autre par l'acide oxalique qu'elles contiennent, produisent les plus funestes effets sur la santé des dents.

Médicaments. — Les tisanes acidulées, les acides appliqués sans précautions dans diverses affections de la bouche. Il serait cependant facile d'en prévenir la funeste influence en conseillant aux malades de se laver la bouche avec de l'eau simple ou une eau légèrement alcaline, chaque fois qu'ils font usage d'une boisson acidulée.

Dentifrices. — Nous signalons surtout à l'attention du public une poudre dite de Charlard ; cette poudre, qui jouit, à Paris, d'une grande réputation, est composée de crème de tartre, d'alun calciné et d'un excipient. C'est innombrable la quantité d'infortunées mâchoires sur lesquelles elle a exercé d'horribles ravages. Les caries provenant de cette cause se manifestent constamment sous la forme d'enfoncements pointillés, régnant au nombre de plusieurs sur la couronne de la dent, en décrivant un arc de cercle contigu à celui du bord de la gencive.

Causes prédisposantes. — Une enfance maladive, les affections générales, l'hérédité, et enfin la pression que les dents exercent les unes sur les autres ; cette dernière a été aussi considérée comme une cause immédiate de la carie des dents. Le fait n'est pas facile à expliquer, et, au reste, il est loin d'être constant: autrement les dents qui se montrent le plus souvent pressées, seraient celles qui se montreraient le plus souvent cariées; or, il est d'observation que les dents qui sont incontestablement les plus pressées, sont les incisives et les canines de la mâchoire inférieure, et cependant ce sont précisément celles que la carie attaque le plus rarement.

Néanmoins la pression est quelquefois nuisible aux dents, notamment quand les humeurs buccales ont une tendance à se vicier; et c'est d'une façon toute secondaire, c'est en permettant aux substances alimentaires et même aux fluides de la bouche de séjourner entre les dents, au-dessus du point pressé pour les dents supérieures, et au-dessous pour les dents inférieures.

La pression que les dents exercent les unes contre les autres, n'est donc qu'une cause purement accidentelle, quoique réelle au demeurant.

Causes médiates. — Les inflammations aiguës d'une certaine durée de la membrane muqueuse des voies digestives, les inflammations chroniques de cette même membrane, et, en général, toutes les maladies qui, par leur influence, entraînent une altération prolongée des fonctions de la digestion.

Nous mettons ces causes au nombre des causes médiates, parce que ce n'est pas en agissant directement sur la dent que ces maladies causent la carie, mais en disposant le mucus buccal et la salive elle-même à éprouver cette altération qui occasionne la carie des dents.

Les maladies chroniques ont une grande influence

sur la viciation des humeurs qui lubrifient la cavité buccale; l'altération que ces fluides éprouvent faisant prédominer un acide parmi leurs parties constituantes, les dents ne tardent pas à ressentir les atteintes de ce principe délétère; on les trouve généralement attaquées, et souvent sur plusieurs points à la fois.

Cet acide n'est pas disséminé également sur tous les points de la bouche. Il n'existe qu'en petite quantité inférieurement, surtout vers les incisives et les canines inférieures; parce que la salive qui, au sortir de ses couloirs, est alcaline et ne prend de qualité acide que dans la cavité buccale après un laps de temps plus ou moins court, selon l'état pathologique de ces parties; parce que la salive, dis-je, étant fréquemment renouvelée dans ce point, empêche l'acide de s'y accumuler en aussi grandes proportions. Pour les dents supérieures, c'est le contraire, et surtout pour celles qui sont déjà atteintes d'une carie d'une certaine profondeur, parce que l'acide y éprouve peu d'obstacle dans son développement et dans son séjour.

C'est ce qui explique pourquoi les dents supérieures sont plus souvent affectées de carie; pourquoi aussi les incisives et les canines inférieures, qui sont sans cesse baignées par une salive renouvelée, en sont rarement atteintes; pourquoi la carie s'étant creusé une cavité dans la dent, ses progrès ultérieurs sont proportionnellement beaucoup plus rapides.

La couleur se montre différente dans la carie, selon la rapidité avec laquelle elle marche. Ses progrès sont-ils rapides, elle est blanche; sont-ils plus lents, elle est jaune; marchent-ils avec une lenteur excessive, elle est brune ou noire. Les caries peuvent même passer d'une couleur à l'autre : ainsi la carie blanche deviendra jaune, si la marche de l'affection se ralentit ; elle deviendra noire, si elle tend à s'arrêter, et elle peut même finir par s'arrêter entièrement.

Tous ces faits sont pleinement confirmés par l'observation.

Autrefois on distinguait les différentes espèces de caries des dents, en carie externe et interne, en carie sèche, humide ou pourrissante. Il n'est pas besoin de faire ressortir toute l'insuffisance d'une pareille classification. C'était une lacune à combler, M. Duval s'est acquitté de cette tâche avec le talent qui le distingue.

Il a établi sept espèces ou variétés de caries, et il les désigne sous les noms de carie calcaire, écorçante, perforante, charbonnée, diruptive, stationnaire, et carie simulant l'usure.

Première espèce (carie calcaire).— Cette carie présente une légère dépression circulaire autour de la gencive, où l'on voit l'émail plus blanc que dans l'état naturel, friable, inégal comme de la chaux, et paraissant jouir d'une sensibilité extrême. Elle est très-fréquente dans la jeunesse, ou à la suite de maladies inflammatoires très-graves, elle s'arrête avec l'âge, et la partie altérée devient jaune et sensible. Cette carie peut être le résultat de l'atrophie congéniale ou d'une percussion sur les dents. Sa marche est lente, et l'art ne peut y porter remède qu'en évasant la cavité pour empêcher les humeurs visqueuses d'y séjourner.

Deuxième espèce (carie écorçante).—L'émail, dans cette deuxième espèce, qui se présente presque toujours avec des affections dartreuses, prend une teinte jaunâtre près de la gencive, devient très-friable et se détache par parcelles. La substance osseuse, d'abord jaune, ensuite brune, est molle et peut se couper par lames ; elle est très-sensible là où l'émail est encore adhérent.

Troisième espèce (carie perforante). — Cette carie, là plus fréquente de toutes, se montre indistinctement sur toutes les parties de la couronne des dents. La substance éburnée, tantôt jaune, tantôt brune, se ramollit ou devient humide et fétide; l'excavation s'agrandit plus ou moins rapidement, et communique à l'extérieur par une excavation étroite. Souvent aussi elle présente la forme d'un entonnoir ou bien celle d'un canal. Les parois malades sont sensibles à la moindre impression du froid ou des corps solides; et lorsque l'inflammation s'est propagée jusqu'au bulbe de la dent, quand la pulpe dentaire est à découvert, les douleurs deviennent insupportables. Peu à peu la partie éburnée est détruite; l'émail, resté presque seul, se casse par fragments; et, enfin, il ne reste plus que la racine, qui cesse ordinairement d'être douloureuse. En pareil cas, si le nerf n'est pas à nu, on plombe, on orifie la dent, après en avoir isolé la partie cariée, de tout contact; mais, lorsque le nerf est tout à fait à découvert, il n'y a d'autre remède pour les dents qui ont deux ou trois racines, que de les extraire ou d'en emporter la couronne avec de fortes pinces coupantes.

Quatrième espèce (carie charbonnée). On ne l'observe guère qu'à l'âge de quinze à trente ans, particulièrement chez les individus disposés au rachitis et à la phthisie pulmonaire. Elle s'annonce ordinairement par une tache noirâtre, dont la périphérie, de même que la couleur, se laisse apercevoir sur un des côtés de la dent à travers l'émail, qui, dans cet endroit, paraît bleuâtre, noircit et se détruit facilement. A cette tache succède une cavité dont les parois, formées par la substance osseuse, sont sèches, friables, noires, sans odeur ni sensibilité. La maladie fait des progrès rapides et s'arrête ordinairement à la racine.

Cinquième espèce (carie diruptive). —Elle affecte le plus ordinairement les dents incisives chez les personnes phthisiques, se manifeste par une tache jaunâtre avec déperdition de substance près du collet de la dent, et se propage ensuite obliquement et plus profondément du côté de la racine, en formant un sillon brunâtre demi-circulaire. La substance de la dent se ramollit, devient très-sensible aux impressions du froid, de la chaleur et au contact des acides et des corps solides.

Sixième espèce (carie stationnaire). — C'est moins une carie distincte qu'une manière d'être de toutes les autres quand leurs progrès viennent à s'arrêter. Les caries qu'on nomme stationnaires, sont celles qui n'attaquent que l'émail de la dent sans altérer les parties qu'il recouvre. Ces caries se développent tout à coup à la suite de maladies graves dont la convalescence a été très-courte ; dans d'autres circonstances elles sont déterminées par la pression des dents les unes contre les autres.

Septième espèce (carie simulant l'usure). — Cette dernière espèce, assez difficile à reconnaître dans son principe, parce qu'elle présente plutôt la trace d'une carie guérie spontanément que celle qui commence à se former, a son siége sur la surface triturante des dents molaires. Elle se manifeste par une dépression plus ou moins profonde, dont le fond est quelquefois de niveau avec le collet de la dent. Cette cavité est lisse et unie, le plus souvent très-jaune, quelquefois brunâtre, et le poli de son émail pourrait la faire confondre avec l'usure des dents, si l'inspection des dents opposées laissait aucun doute à cet égard.

Traitement préservatif. — Il consiste à éviter de porter sur les dents un acide assez concentré pour en opérer la décomposition, et à prévenir le développement spontané d'un acide dans la bouche.

Nous ne recommencerons pas à passer en revue les différents acides dont l'abus peut être si préjudiciable, soit dans les aliments, soit dans les dentifrices, etc.

Pour prévenir le développement spontané d'un acide dans la bouche, rappelons que cet acide se développe sous deux influences : 1° sous celle d'un état inflammatoire des voies digestives ; 2° sous celle de la décomposition de substances alimentaires, ou des fluides de la bouche en contact immédiat avec les dents. Il est donc urgent de maintenir le tube digestif dans son état normal, c'est le seul moyen d'arriver à ce qu'aucun acide ne prédomine dans les humeurs buccales.

Quant aux acides qui peuvent provenir de la décomposition des substances alimentaires ou des fluides de la bouche, on arrête leur formation en les enlevant avant que leur fermentation ne se soit établie. Le plus sûr moyen d'atteindre ce but est d'employer les soins de propreté de la bouche, dont nous avons déjà entretenu nos lecteurs tant de fois dans le cours de cet ouvrage.

Traitement curatif. — Nous allons dire d'abord ce qu'on a fait avant nous, et ensuite nous parlerons des heureux résultats que nous ne cessons d'obtenir avec notre pâte alumineuse éthérée.

Durant le cours des gastrites chroniques et de toutes les maladies qui attaquent les voies digestives, il faut conseiller l'emploi des collutoires d'eau tiède assez souvent répétés ; par ce moyen fort simple, on prévient à coup sûr la décomposition des organes dentaires.

Si le développement de l'acide se fait avec une grande rapidité, il faut recourir aux gargarismes alcalins, tels que la magnésie, l'eau de chaux, les pastilles de Vichy et le bicarbonate de soude ; toutes ces substances agissent en neutralisant l'action de l'acide qui prédomine dans les humeurs buccales.

Le succès de ces moyens est loin d'être constant, tandis que notre pâte, posée avec soin au collet des organes dentaires, à l'endroit où les gencives les recouvrent, ne nous a jamais failli. C'est surtout pour les préparer à l'opération du plombage que nous nous en sommes constamment bien trouvé.

Pour procéder au plombage, quelques dentistes n'ont pas la précaution d'enlever le cartilage qui tapisse la cavité de la dent cariée; il en résulte que cette dernière ne perd aucunement sa sensibilité et continue même quelquefois à se décomposer sous l'action de la maladie qui tend à la détruire. D'autres dentistes plus prévoyants enlèvent le cartilage morbide avec la rugine, ou le détruisent avec le cautère actif. Le premier moyen n'est pas sans être fort douloureux, le second effraie beaucoup les patients qui viennent demander nos conseils et nos soins; de plus, il a l'inconvénient de n'arrêter la carie qu'en frappant l'organe de mort, ce qui lui donne toujours une coloration terne et jaunâtre, peu agréable à la vue.

L'usage de notre topique réunit les avantages de ces deux moyens sans présenter leurs inconvénients. Par son application plusieurs fois répétée, nous modifions la vitalité de l'organe, nous faisons cesser entièrement son état inflammatoire; la douleur et la sensibilité disparaissent, le tissu éburné revient à son état physiologique, et nous pouvons infuser l'or ou tout autre métal dans la cavité d'un organe entièrement sain, et par conséquent, dans d'excellentes dispositions pour en éprouver les meilleurs effets.

Il est cependant une sorte de carie assez rebelle à l'action sédative de notre pâte, c'est celle qui se présente sous un aspect blafard et humide; nous avons vu de nos clients, atteints de ce genre d'affection, revenir bien souvent réclamer nos soins avant d'en obtenir des résultats réellement satisfaisants, ce dont, du reste, nous les prévenions d'avance, afin de n'être point taxé d'abus de confiance.

Nous parlerons plus amplement de notre pâte alumineuse éthérée à propos de l'odontalgie; c'est là surtout qu'il nous sera facile de prouver combien elle l'emporte sur une foule de moyens qui, portés aux nues par la vogue d'un jour, le lendemain sont entièrement oubliés.

§ III. Consomption des racines, exóstose des dents, spina ventosa, névrose des dents, inflammation de la membrane alvéolo-dentaire et de la pulpe dentaire, etc.

Consomption des racines. — Cette maladie, qui est lente dans ses progrès et ne produit de résultats fâcheux qu'après deux, trois ou quatre ans d'intervalle, cette maladie se manifeste dans différentes circonstances, soit chez les personnes de quarante à cinquante ans et d'un tempérament bilieux, soit chez les individus qui, vers l'âge mûr, éprouvent un changement bien marqué dans leur constitution, soit enfin chez certaines femmes plus jeunes encore, dont la santé se dérange après les couches.

Quelles sont les causes de la consomption des racines? L'inflammation du périoste ou plutôt du repli de la matrice dentaire qui s'est réfléchi sur la racine de la dent, et la suppuration de l'autre feuillet qui tapisse l'alvéole. Bientôt cette inflammation atteint le bord alvéolaire, et la racine devenant pour l'alvéole un corps étranger, elle se trouve chassée par lui, elle se consomme insensiblement, et la dessiccation du nerf dentaire en est la suite. Ces désordres sont loin d'être toujours limités à une seule dent, ils envahissent les autres de proche en proche, et vont même quelquefois jusqu'à se propager au bord alvéolaire des deux mâchoires.

Locale dans son principe, cette maladie, comme on le voit, fait de très-grands progrès, elle peut même attaquer toute l'arcade dentaire. Il faut donc se hâter, pour en prévenir les fâcheuses conséquences, d'extraire la dent sur laquelle on reconnaît le plus fort suintement de la gencive, en faisant observer au patient que moins la dent sera chancelante, plus la maladie sera locale, et par cela même plus facile à détruire. Mais, quand cette terrible maladie a envahi toute une mâchoire ou les deux à la fois, quels sont les moyens d'y remédier? Faut-il désespérer de sauver les dents de son malade? Non pas toutes, mais le plus grand nombre, et cela en en sacrifiant deux ou trois des plus attaquées au salut des autres. L'emploi des toniques sur les gencives ralentit la marche de la maladie ; mais le moyen, sans contredit, le plus efficace, consiste à transpercer la gencive avec le cautère actuel à l'endroit où correspondent les racines des dents chancelantes ; il en résulte une irritation franchement aiguë qui modifie la manière d'être des parois alvéolaires, et convertit l'affection chronique qui les désorganise en une affection aiguë qui marche rapidement vers la guérison.

Exostose des dents. — C'est une maladie dont le diagnostic est très-difficile à porter avant l'extraction de la dent. Le plus ordinairement elle n'affecte que la racine. Elle n'existe quelquefois que sur un côté de la dent ; elle présente une forme arrondie et anguleuse, et dans certaines circonstances elle occupe tout le pourtour et la hauteur de la racine. Il arrive assez souvent qu'elle se complique de la consomption enkystée. La cause qui détermine cette maladie est presque toujours l'engorgement et l'ossification du périoste dentaire. On l'observe particulièrement chez les sujets dont les dents sont devenues douloureuses, soit à la suite de leur carie et de leur usure, soit par l'action d'une diathèse goutteuse ou rhumatismale.

Les seules données que l'on ait pour reconnaître cette affection sont la douleur gravative et profonde qui l'accompagne, le gonflement de l'alvéole, la mobilité de la dent malade, symptôme qui ne se rencontre pas dans tous les cas, et enfin la perte du niveau de cette dent avec les dents voisines.

Il n'y a d'autre traitement à tenter contre cette affection, que de combattre la douleur par des topiques émollients et narcotiques, et mieux encore par l'emploi de notre pâte alumineuse éthérée dont l'action toute palliative devra être secondée par les saignées locales et par les révulsifs. Mais, si la douleur persévère et que la dent devienne mobile, il faut nécessairement en faire l'extraction. Fox parle d'une femme, jeune encore, qui fut obligée de se faire extraire toutes les dents, parce que leurs racines étaient exostosées.

Spina ventosa. — C'est une maladie très-rare, qui, comme la précédente, n'attaque que la racine des dents.

Du reste, elle a beaucoup d'analogie avec cette même affection, dont elle présente les mêmes signes et les mêmes indications. Quant à ses caractères, les voici : la racine est plus grosse qu'à l'ordinaire, elle est creuse, son ouverture est très-large et ses parois sont très-minces.

Nécrose des dents. — Peu différente de la consomption des racines, cette affection survient ordinairement à la suite de la suppuration, de la destruction, ou de la désorganisation de la membrane alvéolo-dentaire. Elle se montre quelquefois à la suite de violences extérieures, mais plus souvent encore elle est le résultat d'une inflammation chronique ou gangréneuse des parties molles qui sont en rapport avec la racine des dents. Les dents affectées de nécrose se reconnaissent aux signes suivants : elles perdent leur couleur naturelle, elles s'ébranlent, quelquefois même elles tombent spontanément; d'autres fois elles restent dans les alvéoles, où elles entretiennent un écoulement purulent et fétide qui suinte entre leur collet et la gencive ; et quand on fait l'extraction de ces dents, on trouve leur racine rugueuse, jaunâtre ou noirâtre.

Inflammation de la membrane alvéolo-dentaire (périodontite). — Cette affection peut être aiguë ou chronique, et, dans ce dernier cas, elle produit la consomption des racines. C'est à l'état aigu que nous allons l'étudier.

Cette inflammation est caractérisée par une douleur d'abord sourde, puis aiguë et pulsative, bien que d'ailleurs la dent paraisse saine; la gencive ne tarde pas à se gonfler et à devenir rouge et douloureuse; quelquefois le gonflement se propage à la joue. Cette maladie peut se terminer par résolution ou par la formation d'un abcès. Les moyens que l'on peut proposer pour la combattre, sont les gargarismes émollients et narcotiques, l'application de sangsues au-dessous des angles des mâchoires, et enfin les pédiluves dérivatifs et les boissons tièdes et émollientes.

Inflammation de la pulpe dentaire (odontite). — Cette inflammation se développe plus souvent dans les dents cariées que dans les dents saines, et elle est plus fréquente chez les adultes que chez les enfants ; et ce qu'il y a de remarquable, ce n'est pas quand la carie a pratiqué une large ouverture dans la cavité dentaire qu'elle sévit avec le plus de violence, mais bien lorsque la carie approche de cette cavité. On observe le même phénomène pour l'usure des dents ; c'est quand elle est le plus considérable que la douleur perd de son intensité.

Ce qui caractérise particulièrement cette inflammation, c'est une douleur aiguë qui augmente quand on percute les côtés de la dent ; cette douleur ne se propage pas d'abord aux gencives ni à la mâchoire, ce n'est que vers le troisième jour, quand du moins elle ne diminue pas progressivement ; c'est alors que tous les nerfs de la face y participent, et qu'elle devient pulsative et intolérable. Quelquefois cependant, avant d'arriver à ce degré, elle disparaît subitement, et il ne reste plus que l'engourdissement de la dent. Si les crises se renouvellent souvent, le malade vient vous prier de le délivrer de la cause qui le jette dans de telles angoisses; et si le dentiste obtempère à sa demande, il reconnaît dans la dent extraite toutes les traces d'une inflammation violente. Quant à nous, dût-on nous accuser d'être sous l'empire d'une idée fixe, la vérité, cependant, nous oblige à dire que l'emploi de notre pâte alumineuse éthérée nous a permis de faire espérer et d'obtenir la conservation des dents de nos clients et clientes, même quand ces organes précieux étaient attaqués de l'inflammation la plus intense; car son action sédative, antispasmodique par excellence, ne tarde pas à triompher de l'éréthisme inflammatoire du système nerveux dentaire et de ses dépendances, à tel point que toute douleur et toute irritation cessent au bout de quelques jours, quelquefois même le lendemain. Que les incrédules nous mettent à l'épreuve, et ils s'assureront par eux-mêmes de la véracité de nos paroles.

La foi que nous avons dans ce remède, qui ne nous a presque jamais fait défaut, nous dispense d'énumérer une foule d'autres moyens plus ou moins inefficaces, plus ou moins funestes à l'intégrité des dents voisines, tels que les narcotiques, l'encens, la myrrhe ou toute autre gomme-résine; le nitrate d'argent, le sulfate de potasse caustique, les acides concentrés, les éthers, les huiles essentielles et la créosote.

Nous n'envelopperons pas dans la même proscription les saignées locales, les gargarismes émollients, et voire même une mouche d'extrait gommeux d'opium derrière l'oreille. Quand l'inflammation dépasse certaines bornes, ce sont assurément d'excellents auxiliaires.

Fongosité de la pulpe dentaire. — Cette affection ne peut survenir que quand l'orifice du canal de la dent est dilaté par une maladie, ou bien qu'il se trouve accidentellement ouvert. Dans le premier cas, la pulpe tuméfiée devient plus consistante et plus rouge ; elle forme un cordon plus volumineux que dans l'état naturel, lequel se continue avec la membrane alvéolo-dentaire ; dans le second cas, la pulpe tuméfiée paraît extérieurement sous la forme d'une petite tumeur rouge, circonscrite par les bords de l'ouverture de la dent : cette tumeur est ordinairement très-sensible au contact des corps étrangers ; chez quelques sujets, elle durcit et disparaît. Les seuls moyens de remédier à cette maladie, sont l'excision de la fongosité ou sa cautérisation. Quant à l'extraction, le cas n'est vraiment pas assez grave pour en venir à cette extrémité, le plus ordinairement du moins.

Destruction du bulbe dentaire. — Sans cause appréciable, sans douleurs vives préalables, une ou plusieurs dents se colorent quelquefois et deviennent jaunâtres, brunes ou même entièrement noires. Leur substance perd alors assez souvent de sa solidité et se rompt facilement durant la mastication des corps durs. Si l'on extrait les dents malades et qu'on les divise longitudinalement, on trouve leur cavité centrale à peu près vide et ne contenant plus que les débris altérés de la substance nerveuse et vasculaire du bulbe. Le diagnostic de cette affection est toujours fort obscur ; on ne saurait manifestement la guérir, et l'art manque même de moyen préservatif pour prévenir son développement.

Chez les vieillards les dents jaunissent presque toujours ; l'ictère prolongée produit quelquefois le même
phénomène, ce qui indique que, si la substance osseuse, et même la dent, ne communique pas avec l'appareil vasculaire général, ces substances se laissent au
moins imbiber par les liquides diversement colorés ou
altérés avec lesquels elles sont en contact.

Ossification de la pulpe dentaire. — Cette affection présente deux variétés. Dans une dent usée, la pulpe
s'ossifie dans le voisinage de la table qui ferme encore
le canal de la dent ; et, loin d'être considérée comme une
maladie nuisible, cette ossification doit être regardée
comme un bienfait de la nature, parce qu'elle devient
adhérente à la table ancienne, et qu'en lui servant de
renfort, elle recule le moment où la cavité de la dent
sera exposée au contact de l'air et des particules alimentaires, ce qui entraîne infailliblement sa destruction. En
traitant de l'usure des dents, nous avons déjà parlé d'un
petit osselet qui reste suspendu dans la pulpe dentaire
et qui s'use en même temps que tout l'organe.

Nous avons passé en revue toutes les maladies susceptibles d'affecter les substances dentaires en général.
Si nous n'avons pas parlé ici de quelques névroses et
de l'odontalgie proprement dite, c'est que ces affections, et la dernière particulièrement, étant le résultat des différentes maladies des dents, nous croyons
devoir en parler séparément, après avoir toutefois
fait connaître les diverses maladies qui sont relatives
à leurs connexions.

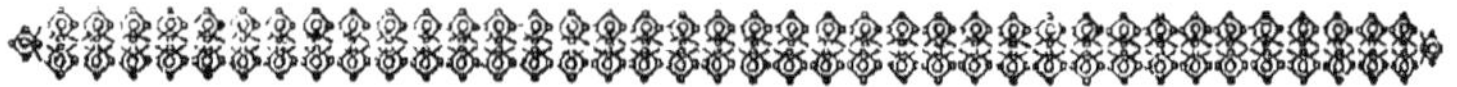

CHAPITRE VII

§ I. — Ébranlement des dents.

L'ébranlement des dents peut être considéré comme une affection qui tient à l'état de leur tissu, ainsi qu'à celui des parties avec lesquelles elles se trouvent en rapport. Les causes de cet ébranlement sont très-nombreuses : les unes sont traumatiques, les coups et les chocs résultant d'une chute ; les autres sont pathologiques, l'inflammation des gencives et du périoste alvéolaire, les excroissances charnues qui prennent naissance aux gencives près le collet des dents et qui les chassent de l'alvéole, l'amollissement du périoste alvéolaire causé par l'usage des mercuriaux. Les dents s'ébranlent encore par l'absence de leurs correspondantes de la mâchoire opposée, qui ne sont plus là pour les contenir et les affermir en même temps dans leur alvéole; par les attaches des dents artificielles qui les tiraillent, surtout quand le point d'appui est pris maladroitement. Une affection rhumatismale ou goutteuse peut aussi faire perdre à la denture sa solidité habituelle; il en est de même de l'âge critique ; il est des femmes qui, à cette époque, voient non-seulement plusieurs dents vaciller, mais encore se détacher de l'alvéole comme une feuille dont le pétiole desséché n'est plus apte à lui fournir la nourriture nécessaire.

Le traitement à employer pour raffermir les dents branlantes, varie selon les causes qui ont déterminé cette affection. Si c'est une cause purement traumatique, il faut conseiller d'éviter de la faire servir à la mastication ; de ne pas la tourmenter avec la langue ni avec les doigts ; de se servir plusieurs fois dans la journée d'une liqueur tonique étendue dans un verre d'eau pour se rincer la bouche. Certains dentistes recommandent d'employer une brosse douce trempée dans la même eau, pour frotter légèrement les dents et les gencives et pour enlever le limon qui pourrait s'y amasser ; nous pensons que ce moyen est superflu et même nuisible, en ce que la secousse, si légère qu'elle soit, empêcherait l'entier raffermissement de l'organe ébranlé. Quant à la mastication, le plus sûr moyen de la rendre moins pénible que possible, c'est d'ordonner au patient de ne manger que des aliments liquides, tels que des potages, de la bouillie, etc.

Si ce sont les ligatures et les ressorts des pièces artificielles qui ont déterminé l'affection qui nous occupe, il n'y a qu'une ressource, celle de les enlever d'abord, et quand l'organe aura repris sa consistance accoutumée, de rectifier ce qu'il y avait de défectueux dans leur forme, ou de chercher un point d'appui sur une dent plus éloignée, et dont la grosseur offre plus de garantie à de nouvelles tentatives.

Pour la sortie des dents, qui n'en rencontrent pas vis-à-vis d'elles à la mâchoire opposée, et dans l'alvéole desquelles l'ossification remplit les parties que la dent abandonne, il n'y a rien à faire, sinon de raccourcir, si on le peut, un peu ces dents, quand elles heurtent la gencive de la mâchoire opposée, ou mieux encore de les arracher. Nous avons remarqué des vieillards dont la bouche était entièrement déviée par le chevauchement du maxillaire inférieur, chevauchement qui n'a d'autre cause souvent que la présence d'une dent unique, et qu'il serait cependant si facile d'extraire. Nous avons à peine nous rendre compte qu'on supporte une pareille difformité plutôt que de se soumettre à une opération d'autant plus légère, que chez les vieillards il ne faut qu'un souffle pour faire tomber une dent de son alvéole.

Lorsque les dents sont chancelantes par l'agglomération du tartre à leur collet, il faut se hâter de l'en détacher avec soin ; s'il n'a pas détruit les gencives et qu'elles soient encore saines, celles-ci, en se resserrant sur les dents, les rendront plus solides dans leurs alvéoles ; dès que le tartre est détaché des racines, il permet aux gencives d'adhérer de nouveau sur les dents et de les raffermir. Il arrive encore que les incisives et les canines, beaucoup plus hautes que les molaires, se trouvent ébranlées par celles qui leur correspondent ; en pareil cas on remédie à cet inconvénient en limant ces dents, ce qui leur rend toute la régularité désirable.

Mais, quand l'ébranlement a pour cause un principe morbide répandu dans toute la constitution, la tâche se montre plus difficile. Les moyens locaux, les gargarismes toniques deviennent insuffisants, c'est le mal qui tourmente tout l'organisme qu'il faut attaquer; or ceci rentre dans le domaine de la pathologie générale, et ce serait sortir de nos attributions que de nous étendre à ce sujet.

Il ne faut pas oublier que, lorsqu'une maladie inflammatoire a ébranlé une ou plusieurs dents, le raffermissement se fait de lui-même chez les personnes bien constituées et au-dessous de l'âge de quarante ans; passé cet âge, et chez les sujets scorbutiques, le raffermissement parfait devient impossible; c'est une règle qui souffre peu d'exceptions.

§ II. — Luxation accidentelle des dents.

Cette affection consiste dans le déplacement d'une dent qui est renversée en dehors ou en dedans, et sort plus ou moins de son alvéole. Cet accident peut être simple ou compliqué de contusions, de plaies aux gencives, de fracture des bords alvéolaires et du corps même de la mâchoire. Les suites en sont plus ou moins graves, selon l'état des gencives qui sont plus ou moins saines, dans un état plus ou moins physiologique. Les causes de la luxation accidentelle des dents sont les mêmes que celles de leur ébranlement, excepté qu'elles agissent avec une intensité plus grande, ou dans une direction plus favorable à déterminer la demi-évulsion de l'organe dentaire.

On concevra sans peine que les incisives et les canines y sont plus souvent exposées que les molaires, non-seulement parce qu'elles n'ont qu'une racine, mais encore parce qu'en raison de leur situation elles se trouvent moins garanties que les autres dents. Les luxations peuvent être complètes ou incomplètes. Le traitement qu'on emploie pour y remédier est fort simple; il suffit, pour rétablir les choses dans leur premier état, de redresser et enfoncer au besoin la dent dans son alvéole, et de la maintenir dans cette position à l'aide d'une ligature qui la fixe à la dent voisine. Il peut arriver que, dans les mouvements de la mâchoire, la dent ainsi placée soit heurtée et ébranlée de nouveau par les dents qui lui correspondent ; pour obvier à cet inconvénient, il n'y a qu'une chose à faire, c'est d'appliquer sur une des bicuspides une petite plaque de platine ou de tout autre métal, afin d'empêcher l'entre-croisement des mâchoires. Alors la dent parfaitement isolée ne tarde pas à devenir aussi ferme que par le passé. Cependant il faut bien encore dix à quinze jours avant que le patient puisse faire usage d'aliments solides ; jusque-là il doit se résigner à ne vivre que de potages.

Nous nous réservons dans un huitième chapitre consacré à l'orthodontosie, de faire sentir tous les inconvénients de la luxation artificielle, et de montrer combien nos ressorts extenseurs l'emportent sur une méthode aussi défectueuse, et je dirai presque aussi cruelle.

§ III. — Du replacement des dents dans leurs alvéoles.

Quand, par une cause traumatique quelconque, une chute, un coup, ou le choc d'un projectile, ou même par la maladresse d'un dentiste inattentif et inexpérimenté, qui extrait une bonne dent pour une mauvaise, cet organe parfaitement sain se trouve expulsé de son alvéole, on n'a rien de mieux à faire que de l'y replacer incontinent. Mais cette opération présente des chances de succès plus ou moins favorables, suivant que le sujet est jeune et bien portant. Quoique simple et très-facile en apparence, elle exige certaines précautions dont on ne doit pas s'écarter, si on ne veut pas s'exposer à de graves inconvénients. Il faut aussi considérer si la personne à laquelle on a affaire n'est pas d'un tempérament très-nerveux, d'une irritabilité très-grande ; car j'ai lu dans un journal de médecine l'observation d'un cas de tétanos nerveux survenu après le replacement d'une dent molaire, dont la racine, en irritant l'extrémité du nerf dentaire, avait donné lieu aux accidents les plus violents, accidents qui, n'ayant pas cessé après l'extraction de la dent, cause de tous ces désordres, ont fait périr le malade.

Maury, dans son *Traité de l'Art du Dentiste*, cite l'observation d'un jeune homme de quinze ans, qui, en tombant de cheval, reçut de ce quadrupède un coup de pied si violent, que trois incisives et une canine de la racine supérieure, deux incisives et deux petites molaires de l'inférieure furent enfoncées dans la bouche. Tombé à la renverse par suite de ce coup, le malheureux cavalier resta près de deux heures sans connaissance, perdit beaucoup de sang, et cracha ses dents sur le lieu même où il avait été renversé. Revenu à lui, il se dirigea vers sa demeure, et le lendemain un dentiste fut appelé concurremment avec un docteur pour lui donner ses soins. Le premier envoya chercher les dents à l'endroit où elles étaient restées, se contenta de les nettoyer, d'en détacher les portions d'alvéoles qui tenaient encore à leurs racines, et les replaça dans la bouche suivant leur ordre respectif. On conçoit qu'une semblable fracture devait avoir laissé des esquilles dans les alvéoles ; elles ne furent pas enlevées, et il en résulta une violente inflammation, une suppuration très-abondante, avant qu'elles fussent expulsées ; et l'oblitération des alvéoles succéda à cette perte considérable de substance. Le malade, après une opération aussi mal faite, fut obligé de suivre un régime sévère ; pendant près de huit mois, il ne put prendre autre chose que des potages et de la semoule ; mais, voyant au bout de deux ans de son accident, que les dents remplacées ne reprenaient pas leur solidité primitive, il les fit extraire, et dès lors sa bouche fut dans un état de santé parfaite.

Dans un cas aussi grave, il faut avoir égard à l'âge du sujet, et ne replacer les dents qu'après les avoir raccourcies par leur couronne. Si, par exemple, six ou huit dents étaient tombées, on n'en remplacerait que quatre ou cinq, en choisissant de préférence celles qui

sont le plus susceptibles de reprendre de la solidité ;
puis on laisserait s'oblitérer les alvéoles qui n'auraient
pas été utilisées, pour donner plus de force aux dents
replacées. Enfin, si avant l'opération on découvrait
quelques esquilles, il faudrait s'empresser de les extraire, et si elles étaient assez volumineuses pour dé-
nuder une partie du bord externe ou interne de l'alvéole, il faudrait bien se garder d'y replacer une dent,
parce qu'elle ne pourrait jamais acquérir assez de solidité pour demeurer en place.

§ IV. — Concrétions anormales des dents.

La salive, les liquides muqueux qui affluent inces-
samment dans la bouche, et une sécrétion spéciale dont
les rebords des gencives semblent être le siége, fournissent à la surface des dents une matière limoneuse,
blanchâtre ou jaunâtre, qui s'y attache avec assez de
force. Cette matière, qui se durcit par gradation, s'applique d'abord au collet des dents, puis entre elles, et
s'élève successivement, chez beaucoup de sujets, au
quart, à la moitié et souvent même à la totalité de la
hauteur de la couronne. Il n'est pas rare de trouver
une grande partie d'une ou des deux rangées dentaires
recouverte d'une masse concrète brunâtre ou noirâtre,
de plusieurs lignes d'épaisseur, qui repousse les joues
en dehors, et occupe en dedans une grande partie de
l'espace réservé à la langue.

Cette matière porte différents noms ; on l'appelle
tartre ou tuf, ou odontolithe, calcul buccal.

Les éléments qui la composent sont les mêmes que ceux des concrétions salivaires et de la salive. D'après une analyse assez récente de MM. Vauquelin et Laugier, il entre dans sa composition :

Phosphate de chaux.	0,66
Carbonate de chaux.	0,09
Matière animale	0,14
Oxyde de fer et phosphate de magnésie. .	0,03

Analysée avec le plus grand soin par d'autres chimistes français et étrangers, cette substance n'a jamais fourni les mêmes résultats ; cela tient à ce qu'elle avait été prise sur des sujets différents ; et elle est loin d'être de même nature et de renfermer les mêmes principes chez tous les individus. Ainsi, le tartre noir et sec qui se trouve en petite quantité autour du collet des dents de ceux qui ont une bonne constitution, se dissout difficilement dans l'acide hydrochlorique. Le tartre jaune et sec de ceux qui sont d'un tempérament bilieux, s'y dissout beaucoup plus aisément ; le tartre blanc et mou des personnes chez lesquelles l'élément muqueux domine, est très-peu soluble dans les acides, et beaucoup, au contraire, dans les alkalis. Celui-ci renferme une grande proportion de fibrine, et les autres beaucoup plus de bases terreuses.

Nous nous demanderons, avec M. Delabarre et tous les autres dentistes, d'où provient le calcul buccal. Est-ce une sécrétion, ainsi que quelques personnes l'ont écrit ? Est-ce un dépôt de la salive, ainsi qu'on le répète depuis des siècles dans tous les ouvrages de médecine ? Ou bien ne serait-ce pas une exhalation terreuse et maladive de la membrane muqueuse des gencives?

Nous avons déjà parlé, dans la première partie de cet ouvrage, des glandes dentaires découvertes par M. Serre, et auxquelles il attribue la sécrétion du tartre, en les comparant aux glandes de meïbomius. Mais, comme ces glandes vont en décroissant avec l'âge, et que c'est précisément chez les enfants où l'on observe le moins de ces concrétions buccales, et chez les vieillards où l'on en observe le plus, il est contraire aux lois de la saine physiologie de dire qu'un organe sécrète d'autant plus qu'il est moins développé; la production du tartre par ces glandes nouvelles est très-probablement une supposition gratuite.

L'hypothèse la plus accréditée sur la formation du tartre, c'est que les sels terreux contenus dans la salive s'en trouvant précipités par un agent chimique, se déposent à mesure sur les dents, où ils s'agglutinent par le moyen du mucus de la bouche. Quand on observe que les dents inférieures qui sont le plus baignées par la salive, sont celles où le tartre se concrète presque exclusivement, et qu'il est excessivement rare de le rencontrer aux dents supérieures, où dans tous les cas il ne serait qu'en beaucoup moindre quantité, on ne peut nier que l'on soit porté à admettre cette opinion; car, si c'est en bas que ces concrétions s'observent constamment, cela s'explique très-bien par la stagnation de la salive au plancher de la bouche, où les sels terreux qu'elle contient se précipitent et se cristallisent sur les dents du maxillaire inférieur.

M. Delabarre s'élève contre cette explication, et il

invoque, pour soutenir sa nouvelle théorie, ce fait consigné dans tous les ouvrages de pathologie, savoir : qu'on trouve des calculs non-seulement dans les cavités destinées à recevoir certains fluides, mais qu'il s'en rencontre encore dans l'estomac de certains animaux, dans leurs intestins, dans les articulations des goutteux, dans les conduits de quelques glandes, etc. Il est néanmoins digne de remarque, que les membranes muqueuses, ainsi que les synoviales et les glandes qui fournissent un mucus, sont plus particulièrement sujettes à fournir des concrétions, bien qu'on en trouve dans l'épaisseur des muscles eux-mêmes. Ainsi on en rencontre assez fréquemment dans les amygdales, dans le nez, dans le sinus maxillaire, dans le conduit auditif externe, etc., etc., d'où il semble plus naturel à l'auteur dont nous venons de citer le nom, de penser qu'elles sont le produit d'une exhalation accidentelle des capillaires sanguins, à laquelle sont plus disposés les systèmes muqueux et synovial.

Selon lui, ce seraient les exhalants des gencives qui fourniraient le tartre. Ils en charieraient plus ou moins suivant qu'elles sont saines ou phlogosées, et que le sang qui pénètre dans leurs capillaires, contient davantage de terre calcaire.

Le même auteur assure que là où les gencives sont malades, elles se couvrent d'une couche blanchâtre, molle d'abord, et qui peu à peu s'amasse sur les dents où elle se durcit; que là où elles ne sont pas phlogosées, elles n'en fournissent jamais. Le tartre serait donc un produit de la muqueuse buccale.

Quant à nous, jusqu'à ce que cette proposition nous soit bien évidemment démontrée, nous nous en tiendrons à la croyance du plus grand nombre, qui nous paraît encore la plus simple et la plus rationnelle. Que la phlogose des gencives ait quelque influence sur la formation des concrétions dentaires, nous sommes loin d'en douter, mais cela ne prouve pas à nos yeux l'infaillibilité de la théorie de M. Delabarre, et l'on serait aussi bien autorisé à dire que, si cette inflammation favorise la sécrétion du tartre, c'est en donnant une plus grande acidité aux humeurs buccales, qui alors précipitent nécessairement, dans de plus grandes proportions, les bases salifiables en se combinant avec elles. Je donne cette théorie pour ce qu'elle vaut, et n'y attache pas autrement d'importance.

Ce qui, selon nous, intéresse beaucoup plus le praticien dentiste, c'est d'énumérer les désordres déterminés par le calcul buccal et les moyens d'y remédier.

La présence du tartre irrite les gencives ; à mesure qu'il s'accroît, il refoule ces organes, détermine le déchaussement du collet des dents, et, en s'accumulant de plus en plus à la base de celles-ci, les tire peu à peu de leurs alvéoles. De là résulte l'aspect sale et hideux de la bouche, une odeur désagréable et quelquefois fétide exhalée par cette cavité, l'ulcération des gencives, des joues ou de la langue, et enfin l'ébranlement et la chute des dents.

Des soins de propreté, l'action même des aliments solides, ne suffisent pas pour prévenir la formation des concrétions salivaires sur les dents. On sait combien elles sont rares dans nos campagnes, chez les sujets qui vivent sobrement et qui divisent avec leurs dents un pain résistant et savoureux. En retour, chez les personnes qui font leur nourriture habituelle d'aliments faciles à mâcher, on a vu le tartre recouvrir toute la denture, comme une espèce de ciment continu et très-épais. Cette substance a une extrême tendance à se déposer sur les dents qu'on laisse dans l'inaction, ou du moins sur leurs parties, qui, comme le collet, n'éprouvent aucun frottement. Il n'y a qu'un moyen de s'opposer à cette accumulation, c'est de faire journellement usage de la brosse. Au reste, la plus ou moins grande quantité de tartre qui s'amasse sur les dents, dépend presque toujours du tempérament, de l'état de santé des individus, ou d'une idiosyncrasie particulière de la bouche. Il est des individus chez lesquels il s'accumule avec une telle abondance que leurs dents, encroûtées jusqu'au sommet de la couronne, semblent n'être plus formées que d'une seule pièce.

Après la carie, le tartre est une des causes qui contribuent le plus à la chute des dents. Ces concrétions, à force d'augmenter de volume et de se durcir, irritent quelquefois les joues, les lèvres et même la langue; quant aux gencives, nous avons déjà exposé les désordres qu'elles y produisent, elles y déterminent des fluxions et des engorgements d'où résulte un écoulement d'apparence purulente, qui donne à l'haleine une odeur infecte. On a vu même les gencives s'ulcérer, passer à un état de mortification gangréneuse, qui avait fini par nécroser les maxillaires sous-jacents. Quels désordres effrayants pour une affection qu'il est si facile de prévenir par quelques soins de propreté!..

Pour débarrasser les dents d'une substance qui leur est si funeste, il y a deux manières d'y procéder, les dentifrices acides et les instruments d'acier.

Les liqueurs acides, les poudres et les opiats qui en contiennent, attaquent les dents dans leurs parties non émaillées et les carient ; le tartre ne fond qu'imparfaitement et ne se détache point à la face interne ni aux parties latérales. Nous proscrivons donc cette manière d'enlever le tartre comme nuisible et ne remplissant nullement son but ; et quand bien même elle nettoierait les dents avec toute l'exactitude désirable, nous ne nous en prononcerions pas moins contre son emploi ; car les acides sont les plus grands ennemis des dents, et je n'hésite pas à les condamner sans appel, toutes les fois que j'ai à ma disposition un moyen qui les remplace et au delà.

C'est à l'aide de grattoirs, de rugines et autres instruments appropriés , qu'on emporte le tartre de la façon la plus expéditive et la plus sûre pour la santé des dents. Portés dans leurs interstices ou promenés à leur surface, ces instruments font éclater et soulèvent par fragments la substance étrangère qui s'est concrétée sur elles.

Cette opération, toujours assez longue lorsque la totalité de la bouche est envahie, est quelquefois délicate; et le dentiste doit surtout s'attacher, par la légèreté de la main et l'assurance de ses mouvements , à la rendre le moins désagréable possible aux patients.

Quand les dents sont déjà fortement ébranlées, elle exige même beaucoup de précautions. Il faut alors les soutenir avec un ou plusieurs doigts de la main gauche placés sur le sommet de leur couronne, et faire agir les instruments avec assez de prudence pour ne pas s'exposer à accrocher leur collet et à les extraire sans le vouloir. En même temps que l'enlèvement des concrétions dentaires rend aux gencives la liberté de s'étendre de nouveau et de raffermir les dents, il résulte presque toujours de l'opération une saignée locale on ne peut plus salutaire ; elle apaise l'irritation de toutes les parties voisines, et c'est pour cette raison que l'on doit la favoriser à l'aide de lotions d'eau tiède.

Quant aux moyens de prévenir la formation du tartre, ils sont fort simples ; il suffit, comme nous l'avons déjà dit, de quelques soins de propreté, et de faire attention à manger des deux côtés. Si une dent trop douloureuse s'y oppose, il ne faut pas hésiter à la faire extraire, et, mieux encore, si on est à même de suivre un traitement, il faut s'empresser de la faire guérir à l'aide de notre pâte alumineuse éthérée. Pour enlever l'enduit terreux qui chaque jour recouvre les dents, il est bon, avant qu'il n'ait pris trop de consistance, d'employer une brosse dure mouillée dans une liqueur légèrement tonique et alcoolique, ou bien saupoudrée d'un dentrifice végétal ou alcalin.

§ V. — Odontalgie.

La maladie dont nous allons tracer l'histoire est sans contredit une de celles qui sont le plus insupportables par les angoisses où elles vous jettent, et une de celles qui ont le plus exercé la sagacité de tous les médecins de tous les temps et de tous les pays. Comme elle est le résultat de plusieurs affections tantôt nerveuses, tantôt inflammatoires, nous avons pris le parti de la placer en dernier lieu ; car, autrement, il nous eût été assez difficile de la classer.

Dans l'odontalgie, on distingue deux choses, le mal lui-même et les accidents qui en sont la suite et comme le retentissement, savoir : les névralgies frontales et l'inflammation phlegmoneuse des parois buccales, vulgairement fluxion.

Occupons-nous d'abord des accidents locaux. C'est une grave erreur que nous ne saurions trop combattre, de croire avec Maury, « que des os aussi durs que les dents et d'une structure aussi bien organisée, ne soient pas à l'abri de la douleur ; » car dans l'odontalgie ils ne sont pas plus sensibles que les gaînes des tendons dans le panaris ; la pulpe dentaire étant contenue dans une sorte de capsule inextensible, son inflammation s'accompagne d'une compression ou d'une sorte d'étranglement qui causent l'atroce douleur éprouvée par le patient, douleur qui n'est comparable qu'à celle que fait ressentir le phlegmon des doigts, avant qu'une incision profonde, en divisant la gaîne tendineuse, n'ait fait cesser cette horrible étreinte.

Toutes les fois que la pulpe dentaire est mise à nu, ou que seulement la substance éburnée a perdu une partie de la couche émaillée qui la recouvre, l'odontalgie se déclare par des douleurs vives, lancinantes, dont les angoisses intolérables s'expliquent par le voisinage de l'encéphale. Moitié vasculaire, moitié nerveuse, la pulpe dentaire renferme les éléments les plus favorables au développement de l'inflammation ; aussi est-elle extrêmement sensible aux impressions de l'air extérieur, ainsi qu'à celles du chaud et du froid des substances alimentaires ; la moindre cause suffit pour y déterminer les irritations les plus vives. Quand le bulbe dentaire a été phlogosé, on trouve son tissu vasculo-nerveux désorganisé et converti en une matière molle, fongueuse, comme pultacée et insensible. Quand les désordres ont été portés à ce point, la dent malade finit par devenir inerte, assez semblable à un corps étranger dépourvu de toute action vitale. Mais, avant que cette sorte de gangrène n'ait détruit l'organe nourricier de la dent, cette dernière a été le siége d'un assez grand nombre de phlogoses successives, et souvent les douleurs qui les accompagnent sont tellement vives, que les malades recourent à l'extraction avant de lui laisser atteindre la période d'insensibilité.

Comme nous le disions en commençant, il y a des inflammations qui n'ont pas leur siége dans la pulpe dentaire, et que l'on confond cependant la plupart du temps avec l'odontalgie ; telles sont les phlogoses qui attaquent les cordons dentaires en dehors de la dent, à l'extrémité de sa racine et le périoste alvéolaire ; elles font étendre la maladie plus ou moins loin, et sont connues sous le nom de fluxion.

Dans ce cas, à la douleur se joignent bientôt la tuméfaction des gencives, l'exaltation de leur sensibilité et le gonflement de la joue. Il se forme une tumeur qui s'étend sur l'un des côtés de la mâchoire, sans changement de couleur à la peau, sans signes extérieurs d'inflammation, si ce n'est l'élévation de la température et le gonflement de la partie ; ou bien la tumeur s'élève, rougit, et est accompagnée de battements douloureux qui retentissent dans la tête ; la fièvre s'allume, le délire se prononce, des sympathies morbides se déclarent, et l'organisme tout entier se ressent du trouble dont les régions maxillaires sont le siége.

La plupart du temps, ces tuméfactions qui se développent avec une promptitude subordonnée à la sensibilité variable des sujets, au degré de développement de leur système sanguin ; ces tuméfactions, dis-je, se résolvent d'elles-mêmes après le premier septenaire écoulé. Mais comme elles ont quelquefois une tendance à abcéder, pour éviter, aux dames surtout, une cicatrice bleuâtre, toujours fort désagréable au visage, il est bon de recourir à un traitement, qui consiste en quelques saignées locales aux gencives ou à la base de la mâchoire inférieure, du côté affecté ; il est bon aussi d'employer des cataplasmes émollients, ou des sachets remplis de fleurs de sureau, modérément échauffés, et sur lesquels de l'eau bouillante a été jetée ; de plus, des boissons délayantes, des lavements émollients, des pédiluves sinapisés plusieurs fois répétés par jour. En même temps le malade se gargarisera fréquemment avec une décoction de racine de guimauve miellée, en y ajoutant de faibles quantités d'extrait gommeux d'opium.

Si, malgré ces moyens, ou plutôt faute de ces moyens, la suppuration s'établit, l'abcès marche rapidement à la cicatrisation, quand il a son siége sur des parties où la matière purulente puisse se faire jour aisément. Mais, si la maladie attaque les parties molles qui sont près des cellules spongieuses des os maxillaires de l'une ou de l'autre mâchoire, et que par leur mollesse elles y facilitent l'envahissement des parties enflammées, la suppuration est longue à se faire, la matière manque d'issue, et l'on observe des crevasses plus ou moins éloignées du foyer ; il peut s'ensuivre des ulcères et des fistules dans la bouche, même sur les téguments du visage.

Mais revenons à l'odontalgie proprement dite. Dans le dictionnaire de Nysten on trouve une excellente division des différentes espèces d'odontalgie : 1° l'odontalgie rhumatismale ou goutteuse, appelée aussi odontagre. Elle attaque les dents saines ou cariées, particulièrement pendant les temps humides ; les gencives ne sont alors ni rouges ni gonflées. On la combat par les sudorifiques, les frictions chaudes et aromatiques, les vêtements de laine sur la peau, et tous les moyens propres à rappeler l'affection primitive à son siége habituel. 2° L'odontalgie sanguine ou inflammatoire qui tient ordinairement à la suppression d'une hémorragie, les hémorroïdes ou le flux menstruel, par exemple, ou à l'usage d'aliments irritants. Les gencives sont rouges, chaudes, un peu gonflées ; on y ressent une douleur pulsative. On conseille alors les sangsues au-dessous de la branche de la mâchoire ou sur les gencives mêmes, les collutoires rafraîchissants, les boissons émollientes, les lavements et les bains. 3° L'odontalgie catarrhale ou séreuse caractérisée par le gonflement des gencives, la sécrétion d'une grande quantité de salive et de mucosités buccales, avec tuméfaction pâteuse de la joue. On l'observe surtout dans les temps froids. On la combat d'abord par les antiphlogistiques, locaux et généraux ; mais, pour peu qu'elle se prolonge, on a recours aux collutoires aromatiques, aux fumigations de même nature ; on met en usage en même temps les sudorifiques et les purgatifs. 4° L'odontalgie nerveuse, ou névralgie dentaire, qui paraît avoir son siége dans les nerfs dentaires euxmêmes. Souvent elle existe sans qu'il y ait aucune maladie des gencives, des dents ni des alvéoles. La douleur consiste le plus ordinairement dans des élancements déchirants qui reviennent quelquefois par accès périodiques. On lui oppose la saignée ou les sangsues s'il y a pléthore ; les lotions émollientes et narcotiques, les cataplasmes de même nature, les bains tièdes, les purgatifs. Lorsque l'odontalgie est intermittente ou rémittente et périodique, on lui oppose avec succès les toniques, les amers et surtout le sulfate de quinine, l'anti-périodique par excellence.

Cette dernière espèce d'odontalgie présente des

phénomènes assez bizarres. La cause qui produit cette névralgie n'est pas toujours là où est le mal ; c'est ainsi que bien souvent on croit éprouver de la douleur à une dent, tandis que c'est sa voisine qui est malade, ce qui a fait quelquefois extraire une dent pour une autre ; on a vu même des personnes, en pareil cas, indiquer une mâchoire pour une autre, le côté droit quand c'est le côté gauche ; d'autres éprouvent de violentes douleurs sans avoir de dents cariées, ce qui doit faire soupçonner certaines maladies des alvéoles et du périoste alvéolaire.

Comme il n'est pas de dentiste qui, dans sa pratique, ne soit exposé à traiter des cas aussi embarrassants, nous allons exposer quels sont les signes à l'aide desquels il pourra diagnostiquer sûrement le siége de la douleur.

Quand c'est une racine ou une dent cariée, la cause est évidente. Les nerfs qui sont à portée d'être touchés avec les stylets, indiquent promptement le siége de la douleur. Lorsqu'en ébranlant la dent avec l'ongle on produit de la douleur, c'est un signe que le périoste alvéolaire est malade ; mais il peut y avoir complication du siége de la douleur ; c'est à la sagacité du praticien à porter son jugement d'après l'ensemble des signes. Le frappement sur les dents, les secousses qu'on leur donne et les bains d'eau froide ou d'eau chaude, d'où résulte une douleur plus ou moins vive, ne doivent pas suffire pour faire extraire une dent ; il faut, de plus, que le stylet vous démontre l'existence de la carie, ou bien qu'une maladie du périoste alvéolaire vous désigne parfaitement telle ou telle dent comme étant le siége de la douleur.

Traitement. — Nous touchons à une partie de l'art du dentiste sur laquelle ont spéculé bien des gens plus ou moins scrupuleux, plus ou moins confiants eux-mêmes dans l'efficacité des remèdes qu'ils ont fait proclamer par les cent bouches de la renommée. Le lecteur compte bien sans doute que nous n'entreprendrons pas d'énumérer toutes les substances, toutes les formules plus ou moins thériacales qui ont paru et disparu tour à tour, après avoir vainement tenté de combattre ce terrible mal, le mal de dents ! Afin de procéder méthodiquement, voici comment nous nous proposons de diviser le traitement de l'odontalgie : moyens et remèdes généraux, moyens et remèdes locaux, et, dans ces derniers moyens chirurgicaux, médicaments.

Nous croyons nous être assez étendu sur la médication générale pour n'avoir plus besoin d'y revenir ; nous aborderons donc de suite les moyens locaux, sur lesquels l'esprit inventif des dentistes s'est le plus ingénié.

Moyens chirurgicaux. — Ces moyens consistent dans la cautérisation, l'inoculation, le plombage et l'extraction.

Cautérisation. — Il fut un temps où, pour ne pas effrayer le malade par l'aspect d'un fer rouge introduit dans la cavité de la dent, on se contentait de détruire le nerf dentaire en le triturant avec une tige métallique assez aiguë pour atteindre jusqu'à l'extrémité de la racine; mais on voyait rarement cette opération réussir, la destruction entière du nerf n'ayant presque jamais lieu; aussi la douleur subsistait-elle toujours et même plus vive encore, après une opération déjà fort douloureuse par elle-même. Cependant, de nos jours, il y a encore des dentistes qui préfèrent ce procédé au cautère actuel.

Quant à nous, notre pâte alumineuse éthérée nous dispense la plupart du temps d'avoir recours à tous ces moyens; cependant, comme un traité de ce genre doit être complet, nous serions coupable de passer la cautérisation sous silence.

Cette opération, conseillée déjà par Ambroise Paré, agit d'une manière très-efficace, soit pour borner les progrès de la carie, soit pour détruire la pulpe des dents et les réduire à l'état d'inertie, ce qui, nous le ferons observer en passant, n'est pas guérir, mais frapper un organe de mort.

Inoculation. — Dans le cas où l'odontalgie est entièrement névralgique, voici le moyen que conseille M. Bureaud-Rioffrey, médecin anglais. Appelé près d'une jeune dame de vingt-deux ans, qui souffrait d'une douleur très-aiguë dans la mâchoire, douleur attribuée par elle à l'arrivée d'une dent de sagesse, et qui n'était autre chose qu'une névralgie du rameau dentaire. Il proposa l'inoculation de la morphine; la malade y consentit. Aussitôt la petite opération pratiquée, elle ne tarda pas à se trouver étourdie et comme à demi ivre. La douleur, suspendue pendant plusieurs heures, reparut dans le cours de la journée; on renouvela les piqûres, et, depuis lors, la guérison fut complète.

Je ne vois pas ce qui, en pareille occurrence, empêcherait de recourir au même moyen.

Quant au plombage et à l'extraction, nous en parlerons en temps et lieu.

La partie thérapeutique devant être uniquement consacrée aux procédés opératoires, nous pouvons entrer dans de plus grands détails au sujet des divers remèdes et formules préconisés contre l'odontalgie. Il en existe un grand nombre, et nous ne parlerons que des plus connus.

En tête, nous pouvons placer la célèbre créosote, dont chacun a pu voir le nom écrit en grosses lettres à la devanture de presque toutes les pharmacies du royaume. Après avoir été vantée dans une foule de maladies, cette substance était rejetée définitivement par tous les médecins; cependant M. Regnard, médecin-dentiste, crut découvrir qu'elle jouissait d'une propriété merveilleuse pour calmer certaines douleurs qui accompagnent ordinairement la carie dentaire. Le grand Broussais lui-même fut expérimenté par le dentiste dont nous venons de citer le nom; venu chez ce dernier pour se faire extraire une dent, on lui conseilla l'application de la créosote, et il s'en retourna guéri. Au bout de vingt-quatre heures, la douleur revint; on eut recours au même moyen, et la guérison fut, dit-on, définitive. De pareils succès ne manquèrent pas de donner une grande vogue au nouveau spécifique, mais des mécomptes ne tardèrent pas à la lui retirer aussi vite qu'il l'avait acquise. De l'aveu de M. Regnard lui-même, son propagateur, « pour que son action soit réelle, il faut que la douleur ait son siége dans la pulpe dentaire elle-même ; *dans toute autre circonstance, elle est plus nuisible qu'utile.* » Ce n'est point encore là le plus grave reproche qu'on ait à lui faire : un des plus dangereux inconvénients attachés à l'emploi de cette substance, est de carier les dents voisines sur lesquelles ses propriétés corrosives déterminent les plus fâcheux résultats ; de sorte qu'on peut dire en toute conscience que la créosote est un remède aveugle dont il est impossible de limiter l'action sur l'organe malade, ce qui explique ses ravages sur les autres.

Le fameux Paraguay-Roux n'a pas fait moins de bruit dans son temps ; M. Foy, le spirituel pharmacien en chef de l'hôpital Saint-Louis, en donne la recette dans son savant formulaire, et s'exprime ainsi à son égard : « Remède odontalgique qui a été exploité pendant quelques années, et cela avec beaucoup de succès... pour les inventeurs. »

Du reste, voici la formule :

Prenez : Feuilles et fleurs d'Inula bifrons. . . 1 partie.
Fleurs de cresson de Para.. . . . . . 4 id.
Racine de pyrèthre. . . . . 1 id.

Coupez, incisez toutes ces substances, faites-les macérer pendant quinze jours dans :

Alcool à 33°. . . . . 8 parties.
Exprimez et filtrez

Après le Paraguay-Roux, vint l'Odontine du docteur Oudet, plus connue par certaine discussion passablement orageuse de la Faculté de médecine de Paris, que par les guérisons qu'elle a pu opérer dans cette ville ou ailleurs.

C'est un axiome reçu en médecine, que, plus les hommes de l'art ont fait d'efforts infructueux pour combattre une maladie, plus la nomenclature des moyens employés contre elle augmente de longueur ; aussi, pour l'affection qui est maintenant l'objet de nos recherches, ouvrez le premier formulaire venu, vous y trouverez en foule les collutoires antiodontalgiques, les emplâtres, les essences, les mastics, les mélanges, les mixtures, les pâtes, les pilules, les solutés et les topiques, tout cela plus ou moins spécifique.

On a tout employé : les sangsues, les acides cyanhydrique, nitrique, pyroligneux, l'alun, le carbonate de soude, l'huile animale de Dippel, et enfin, la morphine. Les ventouses, les vésicatoires, l'acupuncture, n'ont pas été non plus oubliés ; mais vous trouvez toujours, pour clore la liste, ce qu'on appelle plaisamment en langage vulgaire, le baume d'acier, l'évulsion de la dent.

Quant à nous, avec la bonhomie d'un expérimentateur patient, nous avons employé tour à tour tous ces moyens, et, désespéré de leur infidélité, nous avons été conduit à en chercher un autre qui pût remplir l'indication d'une façon plus certaine our les malades, et plus satisfaisante pour le dentiste.

Après une longue suite d'essais répétés avec tout le soin dont nous sommes capable, nous avons enfin trouvé ce moyen simple et certain, moyen dont nous avons déjà entretenu le lecteur dans le cours de cet ouvrage, et qui consiste en une pâte alumineuse éthérée, dont les propriétés éprouvées et sanctionnées par une longue expérience, sont d'arrêter la carie des dents et de dissiper en peu de temps et sans retour la douleur qui l'accompagne. Notre pâte présente l'immense avantage de guérir l'organe malade, et de pouvoir toucher les dents voisines sans exercer sur elles aucune action délétère, à tel point qu'il nous arrive assez souvent de l'employer quand les gencives seules sont blafardes ou fongueuses. Jamais, depuis dix ans, aucun de nos malades ne s'est plaint que cette substance lui ait fait perdre une seule dent saine.

On nous demandera sans doute comment agit ce topique ; disons d'abord ce qui se passe après son application, et de là nous déduirons sa manière d'agir, si cela nous est possible. Aussitôt qu'avec une petite spatule nous avons enduit de notre pâte la cavité de la dent cariée, son collet et l'intervalle qui la sépare des dents voisines, tantôt le malade ressent un soulagement subit, au point de s'écrier qu'on lui retire le mal comme avec la main, tantôt il éprouve un sentiment de picotement, qui, pour le moment, exaspère la douleur et cause une salivation abondante; mais quelquefois huit ou dix minutes après environ, on sent renaître l'organe à la santé, la congestion sanguine qui engorgeait les gencives se dissipe, la pulpe dentaire perd son extrême irritabilité, et l'organe lui-même devient parfaitement insensible au contact de la langue. Mais nous ne sommes pas toujours assez heureux pour obtenir une guérison aussi prompte ; elle demande parfois huit à dix jours de traitement, et, comme nous l'avons déjà avoué franchement en parlant de la carie, il en est une blafarde et humide pour laquelle nos efforts n'ont pas toujours été couronnés de succès.

Voilà donc un fait ; il existe une pâte, composée en grande partie d'alun et d'éther acétique ; cette pâte surexcite d'abord l'organe enflammé, la pulpe dentaire ; elle détermine une salivation abondante, et la douleur est calmée, et le mal lui-même est enrayé dans sa marche ; maintenant on me demandera comment cela arrive. Eh ! mon Dieu, si on l'exige, je veux bien me lancer dans les régions si faciles de la théorie. Vous portez un ulcère à la jambe, vous le soumettez à l'action d'une solution légèrement caustique, vous changez sa nature, sa manière d'être ; d'une maladie chronique, vous en faites une maladie aiguë, qui parcourt rapidement ses phases et arrive enfin à son terme, qui est la guérison. Ce n'est pas là précisément guérir par les semblables, comme l'ont avancé les sectateurs du fameux docteur allemand ; c'est substituer une maladie à une autre, et, mieux encore, modifier la vitalité ; modifier la vitalité ! deux grands mots dont la médecine moderne se sert, elle le confesse elle-même, comme d'un manteau pour couvrir son ignorance, car, dans l'action de certains médicaments, il y a des mystères encore insondables jusqu'à présent. Alors pourquoi voulez-vous que moi, humble et infime dans la hiérarchie médicale, je ne prenne pas aussi un petit bout de ce manteau qui rend tant de services au docte corps?.. Ne puis-je point répéter à mon tour ce petit membre de phrase si commode : Ma pâte alumineuse éthérée guérit les dents en modifiant la vitalité de l'organe chargé de les nourrir, et la vitalité des gencives elles-mêmes, qui dans l'odontalgie ont plus d'influence qu'on ne le pense communément ?

Notre pâte, comme tout ce qui apparaît nouvellement dans le monde, trouva d'abord bien des opposants, bien des détracteurs ; mais, Dieu merci, les résultats obtenus se sont tant de fois répétés, que les plus incrédules ont été contraints de s'incliner devant ses propriétés sédatives incontestables.

CHAPITRE VIII

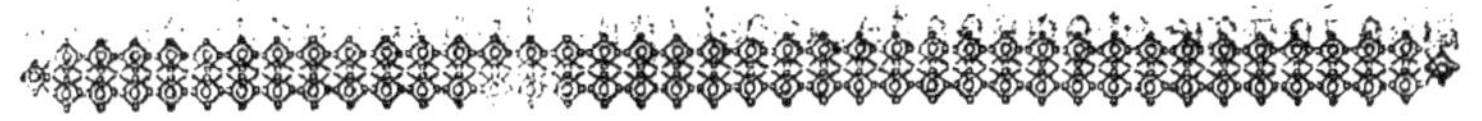

ORTHODONTOSIE.

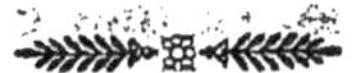

On entend par orthodontosie cette partie importante de l'art dentaire qui s'occupe des difformités congéniales ou accidentelles de la bouche. Cette branche est longtemps restée dans l'enfance. La plupart des praticiens ignorant la facilité avec laquelle on peut imprimer aux dents la direction que l'on veut leur faire prendre, se sont toujours imaginé avoir de tels obstacles à vaincre, qu'à l'aide seule de la luxation artificielle, ils espéraient pouvoir obtenir quelques résultats. Et comme peu de patients étaient d'humeur à se laisser infliger un pareil supplice, il s'est trouvé que ce moyen ridicule n'ayant presque jamais été soumis au creuset de l'expérience, a continué fièrement d'occuper sa place dans les annales de la science.

Qu'il nous soit permis à nous, praticien expérimenté, de déplorer le peu de savoir, disons même le peu de conscience avec lesquels remplissent leur mission la plupart des dentistes attachés aux pensionnats pour diriger soi-disant la seconde dentition. Notre conviction intime et profonde, c'est que, loin de venir en aide à l'accomplissement de l'évolution dentaire, ils ne font que la troubler par leurs manœuvres violentes, manœuvres qui ôtent à la nature les points d'appui qu'elle s'est donnés à elle-même, pour coordonner les organes précieux qui nous occupent. De là le principe de toutes ces dentures avortées, contournées et bouleversées, où les dents chevauchent les unes sur les autres de la façon la plus difforme. Et une chose à laquelle on ne prend pas garde, ou, pour parler plus vrai, à laquelle on ne s'est pas même donné la peine de réfléchir, c'est que l'expression plus ou moins gracieuse, plus ou moins noble de la physionomie, dépend, dans la plupart des cas, de la manière dont s'effectue la seconde dentition. Lorsque, par des ravages inconsidérés, on a gratifié les mâchoires de ce que l'on nomme des surdents, la voûte palatine, véritable coupole élastique, qui se rétrécit ou s'élargit selon l'allongement de la denture, revient sur elle-même, et de là, passez-moi le mot, ces mâchoires allongées, ces figures dites vulgairement en lame de couteau, et qui donnent au facies une expression si grotesque et si déplaisante. Ce n'est pas là encore l'inconvénient le plus grave. L'individu atteint de ce rétrécissement tout à fait artificiel de la voûte palatine, est-il destiné par des facultés supérieures à parler en public, sa voix est sourde, sa prononciation difficile et embarrassée ; de sorte qu'avec les pensées les plus belles, les sentiments les plus nobles exprimés de la façon la plus brillante, le voilà doué d'un organe ingrat et indocile, qui ne rendra qu'imparfaitement les mouvements passionnés qu'il s'efforce en vain de communiquer à son auditoire.

Voyez cependant quelles conséquences, pour une misérable dent qu'un homme inconsidéré aura extraite prématurément! voilà tout un avenir compromis! Si c'est une jeune fille, son visage n'aura plus cette grâce, cette beauté qui gouvernent, tyrannisent tous les cœurs, et lui assurent souvent une brillante position dans le monde; si c'est un jeune homme, ses traits n'auront point cette noblesse, qui, s'il est appelé à de hauts emplois, impose tant à la multitude; et l'organe de la voix, comme nous le disions tout à l'heure, ne répondant nullement à ses sensations intérieures, il ne pourra donner à son discours ce nombre et cette harmonie qui font si bien valoir les pensées, et impressionnent les esprits avec tant de puissance et d'entraînement.

Et, ce que nous disons là, ce ne sont pas des phrases denuées de fondement, ce sont des faits basés sur l'observation, des faits dont nous fournirons les preuves dans le cours de ce chapitre.

Pour convaincre les jeunes gens qui sont appelés à cultiver l'art dentaire de la vérité de nos paroles, il n'est peut-être pas inutile de leur dire ce qui nous est arrivé à nous - même dans un pensionnat dont nous avons pris la direction. Sollicité vivement par la personne placée à la tête de cette maison, et que nous comptions déjà au nombre de nos amis, nous voulûmes bien nous rendre, mais ce fut à la condition que nous n'arracherions presque jamais aucune dent ; en un mot, qu'on nous laisserait gouverner les choses d'après notre manière de voir. Je me contentai donc de leur enjoindre de se faire des tractions avec les doigts de chaque côté des arcades dentaires, comme du reste je l'ai déjà enseigné à propos de la seconde dentition. Et quels furent les résultats de mon système ? Sans recourir à l'extraction violente des dents temporaires, j'eus la satisfaction de voir qu'aucune denture ne présenta les irrégularités et le chevauchement que l'on observe trop souvent dans beaucoup de pensionnats.

Puisque malheureusement on ne s'occupe presque jamais de prévenir convenablement le mal, disons quels sont les moyens d'y porter remède quand il est arrivé.

Depuis longtemps on a senti la nécessité de redresser les dents ; mais, il faut le dire, jusqu'à présent cette branche de l'art de guérir a été d'une imperfection telle, que souvent, de nos jours même, on voit les dentistes les plus recommandables sacrifier une ou plusieurs dents, pour remédier à la déviation de plusieurs autres. Nous croyons que c'est faire payer trop cher la cessation d'une difformité qui souvent n'offre que l'inconvénient, très-grand sans doute, d'être désagréable à l'œil, mais nullement comparable à la perte d'un organe aussi important, perte que la nature elle-même n'est plus en état de réparer.

Le dentiste doit donc corriger les aberrations de la nature, soit en l'empêchant de s'écarter des lois qu'elle s'est imposées à elle-même, lorsque les dents font leur éruption , soit en la forçant d'y rentrer lorsque cette éruption est parvenue à son entier développement , et que les dents conservent des difformités survenues par suite d'un vice de conformation , ou par défaut de surveillance et de soin.

Nous ne répéterons pas , sur la disposition des arcades dentaires , la description détaillée que nous en avons donnée au début de cet ouvrage : disons seulement, pour les dents , que leur direction est verticale, et que cette direction appartient exclusivement à l'espèce humaine. De plus , les dents supérieures doivent croiser sur les inférieures qu'elles recouvrent , et ces dernières, les antérieures du moins , doivent avoir une direction légèrement inclinée d'avant en arrière. Quant aux grosses molaires, elles tombent assez d'aplomb les unes sur les autres. Si nous envisageons la longueur des dents en général , elle doit être à peu près égale , ainsi que les espaces triangulaires qui les séparent.

Mais dans les villes, où la population est amoncelée dans des rues étroites et malsaines, à Paris surtout, la nature, infidèle à ses propres lois, donne lieu à toutes sortes d'aberrations. Ce sont ces écarts toujours désagréables, mais souvent incommodes et parfois monstrueux, que le praticien est appelé à corriger. Il était donc indispensable de rappeler avec brièveté la disposition naturelle de l'appareil dentaire, avant de passer à l'étude des difformités ; car on ne saurait appliquer à ces dernières un traitement rationnel, si les conditions normales qui doivent en être le résultat étaient inconnues de l'opérateur.

Les difformités principales se réduisent aux suivantes :

1° Les dents offrent souvent des obliquités qui peuvent être antérieures, postérieures ou latérales.

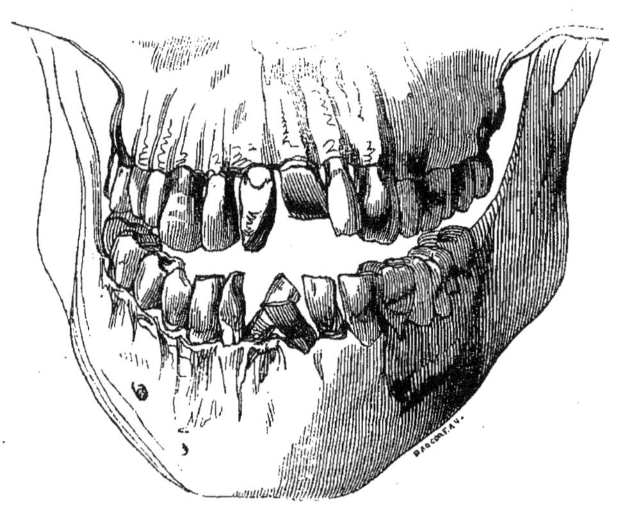

2° Parfois quelques dents subissent un déplacement suivant leur axe, et présentent une véritable rotation.

Les arcades dentaires peuvent affecter trois modes principaux de rapports vicieux :

1° La proéminence dans laquelle les dents antérieures

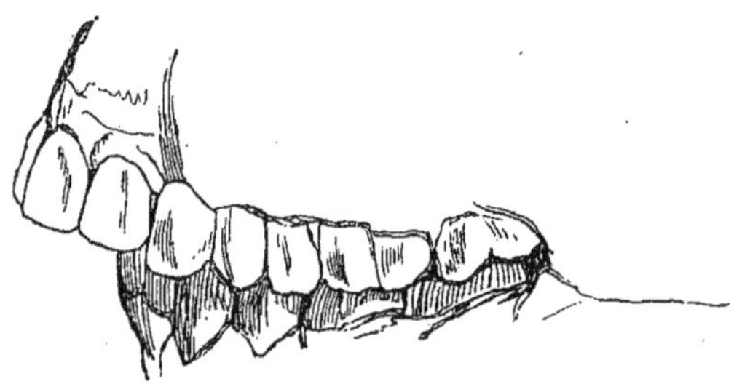

de l'une ou des deux arcades à la fois, sont très-obliques et saillantes en avant : dans cette circonstance, les dents paraissent très-longues, et les arcs alvéolaires semblent parfois avoir suivi la direction des dents.

2° La rétroïtion est une difformité opposée à la pré-

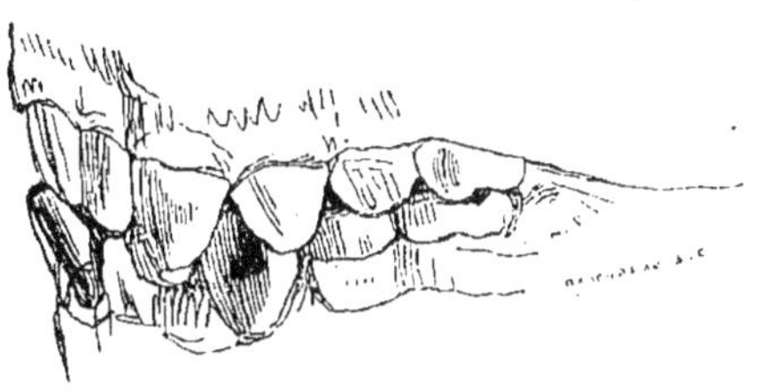

cédente ; en effet, chez les sujets qui en sont atteints, on remarque que les dents antérieures sont obliques en arrière : cette difformité gêne la prononciation.

3° L'inversion des arcades dentaires a lieu lorsque la mâchoire inférieure dépasse en avant la supérieure.

Dans de nombreuses circonstances, les dents, tout en offrant une implantation régulière sur le bord alvéolaire, éprouvent néanmoins des anomalies quant à leur direction, qu'il importe de ne pas confondre avec la proéminence et la rétraction. Ce sont ces directions anormales, qui portent le nom d'obliquités, et qui s'observent plus fréquemment sur les dents incisives et canines que sur les autres. Nous les avons signalées plus haut ; mais nous devons dire maintenant que souvent elles portent sur une ou deux dents isolées seulement ; et que, dans d'autres circonstances, elles affectent toutes les dents antérieures de l'une ou de l'autre arcade, et constituent des difformités repoussantes ; ce sont les suivantes :

1° L'obliquité antérieure, pouvant exister aux deux

arcades dentaires : lorsque cette difformité porte sur la rangée inférieure, l'arcade supérieure, au lieu de la croiser, se trouve croisée, et les deux arcades offrent, l'une par rapport à l'autre, une disposition inverse. Cette dernière difformité constitue une des variétés du menton de galoche.

2° L'obliquité postérieure peut également exister aux deux arcades dentaires. Lorsqu'elle porte exclusivement sur la supérieure, dans cette circonstance aussi, comme dans la précédente, la rangée supérieure se trouve croisée par l'inférieure, ce qui donne également lieu au menton de galoche.

Les obliquités diffèrent de la proéminence et de la rétroïtion, en ce que dans les premières les dents offrent une implantation régulière au bord alvéolaire ; tandis que dans les secondes, cette implantation est plus ou moins défectueuse : les unes, en effet, sont placées en avant, les autres en arrière. Lorsque ce sont les deux canines de l'arcade supérieure seulement qui proéminent, la rangée prend la disposition carrée qui se remarque chez les animaux carnassiers.

L'engrènement est une conséquence de plusieurs combinaisons de toutes les difformités qui précèdent, et il existe ordinairement avec des proéminences, des rétroïtions et des obliquités en même temps. C'est un des obstacles les plus tenaces que l'on ait à vaincre, et que beaucoup de dentistes regardent comme insurmontable.

Telles sont les principales difformités que peut présenter l'appareil dentaire ; mais, nous le répétons, nous sommes loin de prétendre les avoir signalées toutes.

Les dents temporaires offrent rarement des déviations ou directions vicieuses ; parmi les dents permanentes, les antérieures en sont incomparablement plus souvent le siége que les postérieures. La cause de ce fait est tellement évidente, que nous croyons pouvoir nous dispenser de la signaler.

Parmi les causes des difformités dentaires, celle qui vient se placer en première ligne en procédant par ordre de fréquence, est, sans contredit, la négligence que l'on apporte à surveiller l'éruption de la seconde dentition. Souvent, en effet, lorsque les dents permanentes se montrent pour remplacer les dents temporaires, on arrache celles-ci avec trop de précipitation ; et d'autres fois, tombant dans l'excès opposé, on les laisse persister, lors même que l'éruption des dents permanentes est en partie effectuée.

Vient ensuite le défaut de rapport entre le développement de la voûte palatine, et consécutivement de l'arcade alvéolaire supérieure ou des deux arcades en même temps, relativement à la largeur des dents.

L'habitude fâcheuse que l'on laisse prendre aux enfants de sucer leur pouce, comme on le dit communément, et de porter sans cesse les mains à la bouche.

L'action souvent répétée de la langue dans la prononciation de certaines syllabes dites linguales, et dans lesquelles cet organe, qui vient frapper contre les dents antérieures et supérieures, tend à les repousser en dehors. Cette cause donne lieu à l'obliquité antérieure de l'arcade supérieure. Nous avons été à même de remarquer que cette difformité est très-fréquente chez les Anglais, et nous en avons trouvé la cause dans la prononciation de quelques syllabes linguales, comme nous venons de le dire.

Signalerons-nous les causes traumatiques ? Il faut avouer que ces causes agissent rarement : mais il est aisé de comprendre que, dans quelques circonstances, elles peuvent déterminer la luxation et la déviation en même temps d'une ou de plusieurs dents ; et que la consolidation venant à s'effectuer par suite d'un travail naturel et sans que l'art intervienne, il en doit résulter des déviations variées.

En voilà assez sur les causes des difformités. Le mécanisme de leur formation est au moins aussi important à connaître que les causes elles-mêmes : on conçoit que lorsqu'au moment de la mue de la première dentition, une dent permanente venant, à se développer, rencontre un espace trop étroit pour la contenir, elle vient heurter de chaque côté les deux dents entre lesquelles elle doit se loger, ces dernières restant inébranlables, les bords de la jeune dent glissent sur chacune d'elles comme sur un plan incliné qui, nécessairement, leur fait subir un mouvement de rotation et d'inclinaison, soit en avant, soit en arrière, selon que la dent a percé la gencive du côté des lèvres et du côté de la cavité buccale.

Passons maintenant à la partie fondamentale de notre sujet : savoir, la thérapeutique des difformités dentaires. Mais, avant d'exposer le traitement que nous mettons journellement en pratique avec un succès constant, voyons rapidement ce qu'ont fait nos prédécesseurs.

Chacun peut pressentir que les moyens mis en usage jusqu'à présent ont dû varier suivant la nature de la difformité. Nous passerons donc successivement en revue ceux qui ont été conseillés pour chacune d'elles.

Plusieurs moyens ont été conseillés pour écarter les dents lorsqu'elles sont trop rapprochées : les principaux sont l'emploi d'un coin en bois interposé entre elles, qui, en se gonflant par suite de l'infiltration des fluides qui arrosent continuellement la bouche, en opère l'écartement ; l'emploi de la lime et l'évulsion de quelques dents ont été aussi conseillés.

Pour les rotations simples ou déviations des dents suivant leur axe, on a également conseillé l'emploi de la lime lorsque la difformité dépend d'un défaut d'espace ; on a mis aussi en usage les ligatures, les plaques et la pince droite. M. Oudet a donné le précepte d'en pratiquer la luxation avec le tirtoir, de les retourner ensuite avec une pince en les soutenant avec les doigts, et de les contenir avec du cordonnet de soie.

Nous ne saurions trop nous élever contre la luxation artificielle appliquée à la déviation ou rotation des dents suivant leur axe. Quand il n'en existe qu'une seule atteinte de cette difformité, à la rigueur ce moyen serait praticable ; mais quand toute la rangée supérieure et antérieure, quelquefois même l'inférieure en même temps, présentent des obliquités en avant, en arrière, qui les font s'enchevêtrer les unes dans les autres, comme les sutures des os du crâne, nous portons le défi de jamais raffermir et maintenir dans une bonne direction toutes les incisives supérieures que l'on aurait luxées de la sorte. C'est une opération fort cruelle d'une part, et de l'autre son succès nous paraît plus que problématique ; car en théorie, on peut bien dire qu'à l'aide d'un fil de soie, on parviendra à les fixer selon le désir de l'opérateur ; mais en pratique, nous doutons fort qu'il en soit de même. Le malade est invinciblement entraîné à porter la pointe de la langue sur des organes qui lui font éprouver une douleur sourde, et qu'il sent mal assurés dans leurs alvéoles ; ces attouchements, répétés, suffisent pour entraver la réussite de l'opéraration ; mais un autre point bien plus important encore, c'est qu'il ne suffit pas de remettre les dents en place, faut-il encore leur restituer cette place qui leur manque, et que la luxation ne saurait leur rendre ?

C'est un problème qui n'était seulement pas venu à l'idée des dentistes, et que nous, nous avons résolu complétement, et cela sans recourir à l'usage de la lime, ce qui n'est pas remédier à une difformité, mais bien la remplacer par une autre : car on aura beau dire, les dents limées n'ont jamais l'apparence élégante et gracieuse de dents qui n'ont pas été soumises à cette véritable usure. Dans le cours de ce chapitre, nous fournirons la preuve de ce que nous sortons d'avancer.

Revenons aux différentes déviations. Celles qui sont isolées, c'est-à-dire qui ne portent que sur une ou deux dents, ont été combattues par les fils métalliques, le coin de bois et le plan incliné. Ce dernier moyen a été employé aussi pour remédier à l'engrenage réciproque des deux arcades.

Pour les obliquités antérieures, ou déviations en avant, on a conseillé l'évulsion de la bicuspide voisine de la canine, ainsi que les plaques et les fils métalliques allant se fixer à un palais artificiel. Lorsque cette obliquité porte sur l'arcade inférieure, ce qui constitue une des variétés du menton de galoche, on a ordinairement recours au plan incliné déjà mentionné par Hunter.

Pour les obliquités postérieures, ou déviations en arrière, qui sont regardées comme incurables par certains praticiens, on a ordinairement recours à la lime, au bâillon dentaire et au plan incliné. Nous ne parlerons de la luxation artificielle que pour renvoyer à ce que nous venons d'en dire à l'instant. Nous la regardons comme une de ces vaines théories écloses dans le cabinet, et que leur auteur lui-même n'a seulement pas espéré de soumettre à la pierre de touche de l'expérience.

Pour les obliquités latérales, on a conseillé l'application d'une ligature, qui, fixée à la dent voisine, la ramène peu à peu vers elle.

Pour les déviations totales, qui se lient plutôt aux aberrations qu'aux irrégularités de la dentition, l'extraction de la dent devient souvent indispensable, surtout lorsque, par sa situation, elle gêne la prononciation ou détermine des accidents inflammatoires suivis d'abcès, après avoir donné lieu à une tumeur dont la nature reste cachée, jusqu'à ce que le pus se soit fait jour au dehors, et que la dent, ainsi mise à découvert, se soit présentée aux investigations directes du chirurgien. Ces aberrations peuvent être très-variées, et chacune d'elles offre des indications d'une nature exceptionnelle, ce qui est du reste facile à prévoir, si l'on prend un instant en considération que non-seulement elles résultent quelquefois de la direction vicieuse de la dent dans l'intérieur même de l'alvéole, consécutive elle-même, dans le plus grand nombre des cas, à une déviation du follicule dentaire, mais aussi au déplacement de celui-ci, puisque, ainsi que nous l'avons déjà signalé aux différentes anomalies qu'offre le système dentaire, on a trouvé des dents implantées sur la voûte palatine, à la surface interne des joues, sur la langue, sur le pharinx, dans l'estomac et dans l'orbite.

Les nombreux moyens que nous venons de passer en revue sont loin de suffire pour remédier à toutes les difformités qui peuvent se rencontrer, et dont nous avons signalé les plus importantes; et cette vérité est tellement reconnue par les personnes qui s'occupent de cette matière, que dans les livres classiques les plus en renom, on trouve exprimée sans détour leur impuissance contre plusieurs d'entre elles, et surtout contre le chevauchement qui donne lieu à l'engrènement jusqu'ici considéré comme incurable. C'est bien pire encore, lorsque la cure étant jugée possible, on prélude par l'évulsion des deux premières bicuspides; cette opération est, pour ainsi dire, la condition *sine quâ non* de tout traitement, et l'évulsion d'une ou plusieurs dents a été conseillée au moins comme moyen

adjuvant dans le traitement de presque toutes les difformités.

Nous avons dès longtemps pressenti que c'était dé-
buter d'une manière fort peu attrayante pour les personnes soumises au traitement ; et, dans le but d'éviter
cette opération douloureuse, et à laquelle on se soumet
avec d'autant plus de regret, que les dents dont l'extraction est indiquée par la nature de la difformité,
sont ordinairement saines : dans ce but, disons-nous,
nous nous livrâmes à la recherche d'un moyen qui,
en évitant le désagrément de l'opération, pût remplir
le but qu'on se propose en la pratiquant.

Aucun des instruments et moyens jusqu'alors employés ne pouvait remplir notre but, et nos recherches
en avaient un double, savoir : celui de parvenir à remédier aux difformités dentaires sans le secours de
l'extraction d'une ou de plusieurs dents, sauf à y avoir
recours dans quelques cas rares et tout à fait exceptionnels ; le second, de simplifier la série de moyens
à employer désormais pour combattre les difformités
des dents.

Une considération nous a conduit et puissamment
aidé dans nos recherches. Nous avions remarqué, en
effet, que dans l'immense majorité des cas on a à combattre des obliquités antérieures, postérieures ou latérales, sans toutefois que le sommet de la racine ait subi
aucun déplacement, ou, en d'autres termes, sans que
ces difformités fussent le résultat d'une direction ou
disposition vicieuse du follicule dentaire, qui aurait
donné naissance à une dent située hors de la ligne pa-

rabolique constituée par l'arcade dentaire, comme cela paraît avoir lieu dans quelques cas de proéminence et de rétroïtion.

Dès lors il devint pour nous aisé de comprendre que, pour remédier à ces obliquités, il était indispensable qu'une force quelconque qui restait à déterminer, agissant tantôt concentriquement, tantôt excentriquement sur l'arcade, vînt porter son action sur la couronne des dents atteintes d'obliquité, le plus près possible de son bord libre.

Les considérations qui précèdent nous fournirent l'idée de nos ressorts, dont l'application vint complétement confirmer notre attente. Bien plus, l'expérience ne tarda pas à nous prouver quelle extension nous pouvions donner à leur application, et nous acquîmes bientôt la conviction qu'ils étaient un puissant moyen de traitement pour toutes les obliquités possibles, sans ou avec engrènement ; et, en outre, que l'on pouvait, moyennant leur emploi, remédier à l'étroitesse de la voûte palatine, ce que, nous l'avouerons, nous n'avons pas vu la première fois sans une grande surprise.

C'est donc maintenant un fait acquis à la science, que la voûte du palais, et encore moins les arcades dentaires, ne sont pas invariablement fixées dans leurs dimensions, comme on l'a cru longtemps sur la foi de certains dentistes plus savants dans la théorie que dans la pratique. Cette idée, ou pour mieux dire cette grave erreur profondément enracinée dans toutes les têtes, fut un des plus grands obstacles aux progrès de cette

branche de l'art dentaire qui s'occupe de la partie or-
thopédique. Les praticiens, intimement convaincus
qu'ils avaient à agir sur un cercle inextensible, ne trouvaient pas d'autre moyen pour rétablir la symétrie des
dents, que d'en extraire une ou deux, ou de regagner
de l'espace pour l'une d'elles en les limant toutes, ce
qui ne contribuait pas peu à rétrécir encore l'arcade
alvéolaire, et à détruire les rapports de dimension
entre la mâchoire supérieure et la mâchoire inférieure.

Les deux cas les plus communs qui se présentent
sont ceux-ci : ou bien il y a simple inclinaison, soit en
avant, soit en arrière, sans·rotation des dents sur leur
axe, ou bien cette dernière complication se présente.

En premier lieu, nous n'avons besoin que d'un seul
ressort en or, auquel nous donnerons le nom de passif.

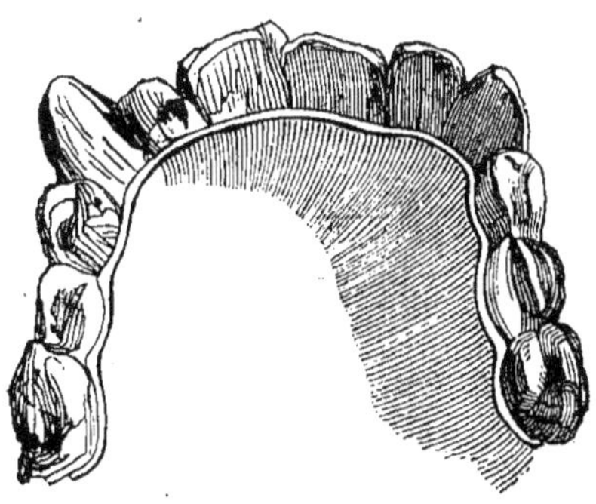

Il est façonné en fer à cheval, et de telle sorte, que
sur les côtés il s'adapte exactement aux anfractuosités
que présentent les dents, et qu'en avant, ou plutôt à
son centre, il y a un certain espace entre lui et les
dents que l'on s'efforce de redresser.

On a soin de lui donner un peu plus d'écartement
que l'espace qu'il doit occuper, et, comme le métal dont

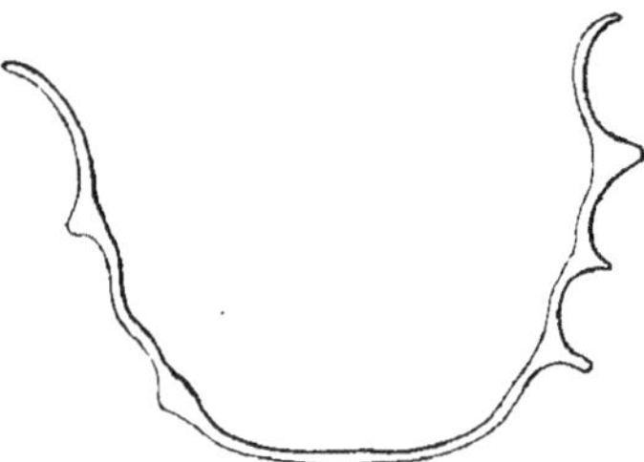

il est composé a des propriétés essentiellement élastiques ; il agit d'une manière incessante et excentrique
sur la couronne des grosses et petites molaires ; son
extension est singulièrement favorisée par les fonctions
masticatoires. Maintenant, sur chaque dent que l'on
veut redresser, on passe une anse de fil qui sert de
ressort actif en allant prendre son point d'appui sur la
partie centrale du ressort passif. Ceci, c'est dans la
supposition où les dents sont relevées en dehors ; s'il
en était autrement, ce qui le plus souvent n'existe que
pour une dent isolée, on mettrait le ressort actif en

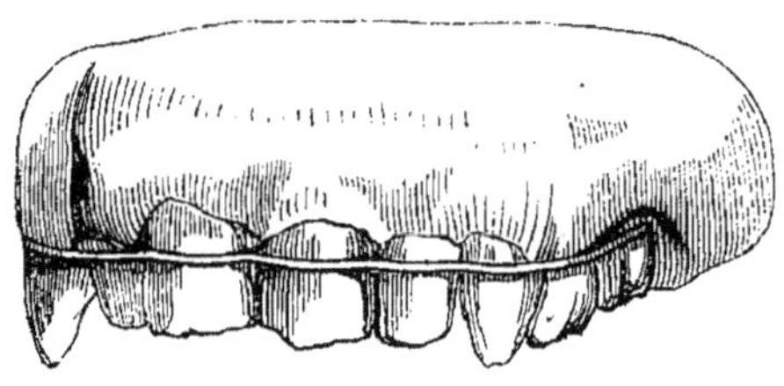

avant, et l'anse de fil prendrait la place du ressort
passif.

Les deux actions réunies, l'élasticité du demi-cercle
d'or d'une part, et les tractions des fils de soie de l'au-

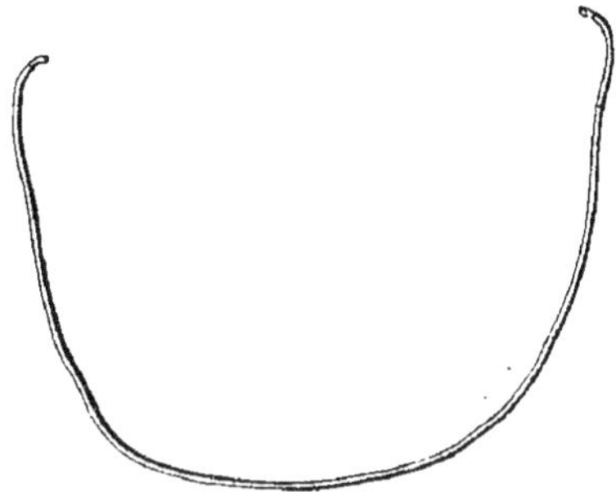

tre, ont une puissance telle, que, si l'on ne cessait pas
à temps, on tomberait dans l'excès contraire à celui
que l'on veut corriger. Ce que nous avançons là est
basé sur l'expérience.

Dans le cas où il s'agit non-seulement de ramener
les incisives, mais d'en redresser quelques-unes contournées sur leur axe, on emploie un second ressort [1],
qui consiste en une petite plaque d'or plus ou moins
longue selon que l'on a besoin d'agir sur une ou plusieurs
dents à la fois. A l'aide de deux fils de soie, on serre
fortement ses deux extrémités sur le grand ressort passif, en calculant la pression de manière à ce que le
centre de la plaque agisse uniquement sur le bord de
la dent qui se trouve hors ligne. Maintenant on concevra sans peine qu'il y a dans ce levier une puissance

---

[1] Il ne nous est pas possible de mettre des figures pour tous les cas
qui se présentent; l'intelligence du lecteur y suppléera, nous n'en doutons point.

ménagée, mais continue et irrésistible qui ne peut manquer de rétablir l'organe dans sa position normale, et cela est si vrai, que ce moyen ne nous a jamais failli.

Un des plus grands mérites de cette méthode toute nouvelle, c'est de n'être ni douloureuse ni gênante, et d'offrir en outre cela d'avantageux, qu'étant incessante elle amène plus promptement la réduction de la difformité que lorsque, l'instrument employé ne pouvant être appliqué que temporairement, son action est intermittente.

Nous allons citer quelques observations qui prouveront incontestablement la supériorité de nos ressorts sur tous les moyens sans exception employés jusqu'à ce jour.

Première observation. Une jeune cantatrice anglaise, âgée de vingt-et-un ans, portait depuis l'enfance une obliquité antérieure des dents incisives et canines de l'arcade supérieure, qui, non-seulement gênait chez elle la prononciation du français et de l'italien, mais donnait à sa bouche un aspect désagréable très-apparent, surtout lorsqu'elle se mettait à chanter.

Dans l'intention de faire cesser cette difformité, qui chez elle offrait non-seulement l'inconvénient d'être désagréable, mais qui lui était d'un grand préjudice dans une profession où il importe de réunir autant de perfection que possible, cette demoiselle avait consulté trois des dentistes les plus distingués de Paris, qui tous lui avaient conseillé l'extraction de toutes les dents incisives, canines et molaires de la rangée supé-

rieure ! !... dans le but d'y suppléer un ratelier artificiel ; d'autres lui avaient proposé de lui limer un tiers
des dents, car ils ne voyaient pas d'autre moyen de
remédier à cette difformité.

Effrayée du premier moyen qu'on lui avait proposé,
Mlle *** donna la préférence au second ; mais, bientôt
dégoûtée de celui-là aussi, elle y renonça, et se rési-
gnait à garder sa difformité, lorsque, étant venu nous
voir pour se faire traiter d'une dent malade au moyen
de notre pâte alumineuse éthérée, elle eut connaissance
de nos ressorts, et nous ayant demandé de les essayer
sur elle, nous entreprîmes le traitement, dans la conviction intime que nous réussirions.

Nous constatâmes alors une obliquité antérieure des
dents incisives et canines de la mâchoire supérieure,
portée à un tel point, que le bord libre des incisives

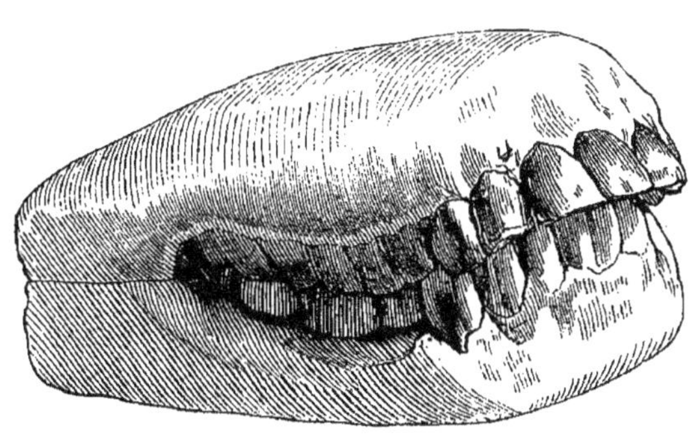

médianes s'éloignoit de trois lignes de la verticale
abaissée de la partie antérieure du bord alvéolaire.
Cet éloignement était moindre pour les incisives latérales, et diminuait encore dans les canines.

La cause principale de cette difformité consistait manifestement dans un défaut de rapport entre le vo-

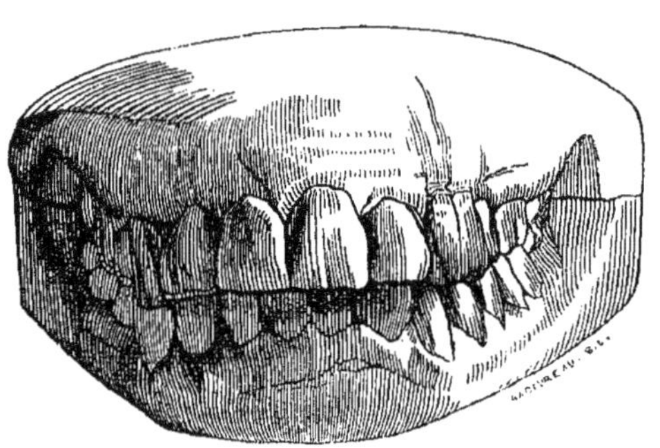

lume remarquable de toutes les dents et l'étroitesse du bord alvéolaire, et partant de la voûte palatine, qui, entre les deux bicuspides, n'offrait que huit lignes de diamètre et dix lignes et demie entre les deux grosses molaires. Il faut ajouter à cette cause la largeur remarquable des dents molaires, et l'action de la langue dans la prononciation de certaines syllabes linguales propres à la langue anglaise, dans lesquelles cet organe vient frapper les dents antérieures de l'arcade supérieure, et tend à les repousser en avant.

Ces deux dernières causes ne pouvant être attaquées, celle surtout qui se lie à la prononciation; et, d'ailleurs, ne voulant pas recourir à la lime dans le but de gagner de l'espace, nous nous appliquâmes à augmenter l'étendue du bord alvéolaire en exerçant, à l'aide du ressort interne (improprement nommé passif, car il est actif et passif à la fois) une action excentrique à l'égard des molaires, et concentrique à l'égard des incisives et des canines, ramenées à la position verticale par des anses de fils jetées autour de chacune d'elles, et serrées sur le centre du grand ressort.

C'était là le traitement indiqué par la nature de la difformité et des obstacles que nous avions à vaincre ; et si nous nous sommes refusé à employer la lime dans le but de gagner de l'espace, ou à avoir recours à l'évulsion de la première bicuspide de chaque côté, nous n'avons agi ainsi que parce que nous étions persuadé qu'en agissant sur les dents molaires, nous agirions en même temps sur le bord alvéolaire, et qu'en augmentant son étendue, nous gagnerions assez d'espace pour permettre à chaque dent de se ranger naturellement dans une direction verticale.

Le temps a pleinement confirmé nos prévisions ; et, à l'aide de ces simples moyens, dont la jeune demoiselle ne s'est pas trouvée gênée un seul instant, nous

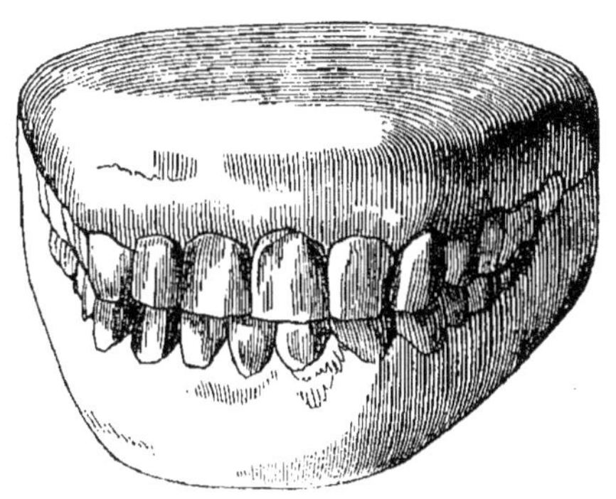

sommes parvenu à rendre aux dents leur direction naturelle.—A la fin du traitement, qui a duré six mois, le succès était complet, et la voûte palatine, qui était si étroite quand nous l'entreprîmes, avait acquis quatorze lignes

et demie entre les deux premières bicuspides, au lieu
de huit! et dix-huit lignes entre les deux dernières grosses molaires, au lieu de dix et demie qu'elle offrait au
commencement du traitement; il faut avoir constaté
un pareil résultat soi-même, pour le croire...

Deuxième observation. Un jeune homme de dix-neuf
ans, très-riche et d'un physique agréable, portait une
dentition en très-mauvais état, non-seulement par suite
de la vicieuse disposition des dents, mais plus encore
parce que les gencives étaient en même temps profondément altérées.

Ce jeune homme était vivement affligé de son état,
et sa bouche offrait réellement un aspect repoussant,
non-seulement à cause de la malpropreté des dents et
de leur étrange arrangement, mais encore par suite
de l'état spongieux et ulcéré des gencives, qui, joint
à la malpropreté elle-même, communiquait à son haleine une odeur infecte.

La voûte palatine et le bord alvéolaire étaient assez
bien développés, et les dents offraient un volume pro-
portionnel au développement du bord alvéolaire; nous
ne pouvions, par conséquent, attribuer le mauvais état
de la dentition chez ce jeune homme, qu'au défaut
de surveillance et de soin au moment où la première
dentition a été remplacée par l'éruption des dents permanentes.

Quoi qu'il en soit, la rangée supérieure était carrée
comme chez les carnassiers, par suite de la proéminence des dents canines de la rangée supérieure. Il
existait en outre chez ce jeune homme un engrènement

réciproque des deux arcades dentaires , c'est dire

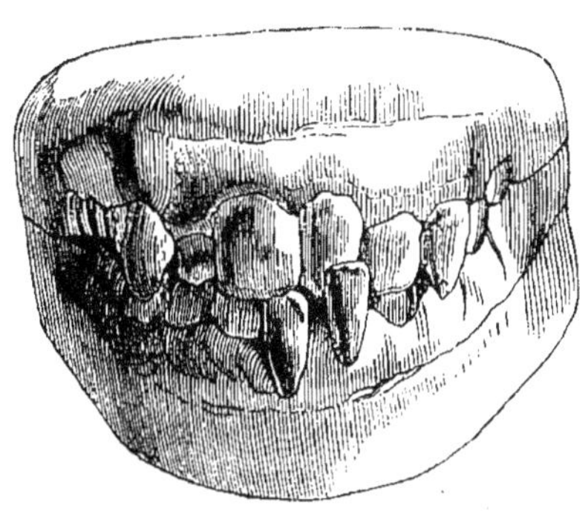

que plusieurs dents de l'arcade supérieure , comme de l'inférieure , les antérieures surtout , avaient dans

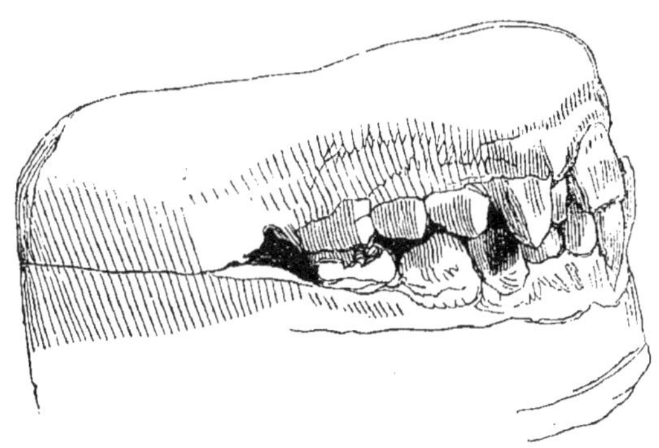

leur direction, les déviations les plus étranges, variées pour chacune d'elles.

Il faut ajouter à cela l'état spongieux et ulcéré des gencives, qui avait communiqué à plusieurs dents une mobilité telle, que le professeur Alibert , qui avait été consulté avant nous par le malade, n'hésita pas à en conseiller l'extraction.

Nous avions donc à combattre chez ce jeune homme

a mauvaise disposition des dents et l'état des gencives, qui, s'opposant au nettoyage des dents par suite de l'existence des ulcérations, contribuait puissamment à augmenter le mauvais état de la bouche, et à entretenir la fétidité de la respiration.

L'usage de nos ressorts, que nous avons fait précéder de celui du plan incliné, qui a été continué six jours, dans le but de remédier à l'obliquité antérieure des dents incisives médianes de l'arcade supérieure, a entièrement triomphé des obliquités multiples que les

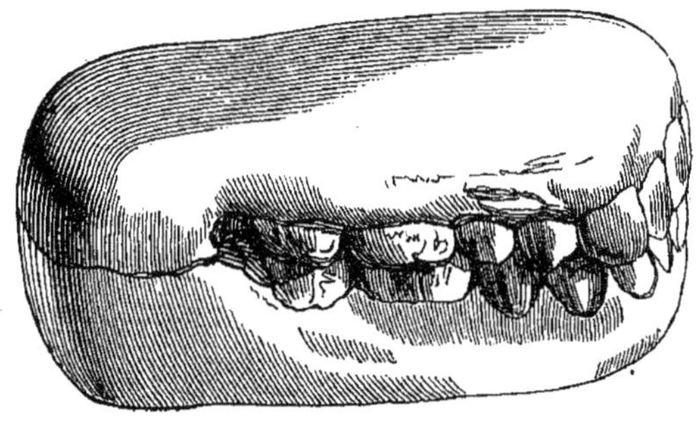

dents offraient ; leur emploi n'a pas été discontinué jusqu'à la fin du traitement.

Le mauvais état des gencives a été attaqué avec un plein succès par notre pâte alumineuse éthérée. Peu à peu, en effet, nous avons vu, sous l'influence de ce médicament, les ulcérations se cicatriser, les gencives passer de l'état fongueux à leur consistance normale, et, à mesure que leur tonicité revenait, les dents branlantes se raffermir dans leurs alvéoles, et leur mobilité cesser entièrement au bout de quelque temps.

Nous possédons de nombreux cas de cette nature,

où la pâte alumineuse éthérée nous a été d'un puissant secours. Il faut le dire, cependant, chez notre jeune homme, la mobilité de l'incisive moyenne droite de la rangée inférieure était telle, qu'il nous a été impossible de nous soustraire à son évulsion. Cette opération, du reste, a favorisé le replacement des autres dents déviées, et l'espace vide laissé par l'absence de la dent extraite, a été parfaitement comblé par ces dernières.

La durée du traitement a été de trois mois et trois semaines, et le résultat obtenu à cette époque ne laissait rien à désirer.

Troisième observation. Une jeune demoiselle de vingt ans se présenta à notre consultation avec une dentition très-défectueuse, résultant d'un défaut de rapport entre le développement du bord alvéolaire supérieur et celui des dents, à l'avantage de ces dernières ; il faut indubitablement ajouter le manque de surveillance au moment de la seconde dentition.

Par l'effet de toutes ces causes réunies, il était résulté un arrangement tel de l'arcade supérieure, qu'elle offrait la forme d'un angle aigu semblable à celle que l'on remarque chez quelques poissons, et plus spécialement ceux du genre sphyrène [1]. L'arcade, en effet, semblait avoir été soumise à une pression latérale, d'où serait résultée une forme angulaire, dont le sommet était représenté par l'espace qui sépare les deux dents incisives médianes de cette arcade.

---

[1] Nous avons cru devoir nous dispenser de mettre ici une figure pour ne pas les multiplier inutilement.

Les deux incisives médianes supérieures avaient subi une rotation sur leur axe, à laquelle s'ajoutait une obliquité antérieure qui existait également aux incisives latérales et aux canines, mais qui allait en diminuant des premières vers les secondes. Cette disposition était plus prononcée à gauche, et avait été favorisée de ce côté par l'obliquité postérieure des grosses molaires.

L'arcade inférieure n'offrait qu'une obliquité postérieure des dents incisives.

Cette jeune personne avait consulté avant nous deux dentistes des plus connus de Paris, qui lui avaient conseillé l'évulsion des deux incisives médianes de l'arcade supérieure. Nous lui avons évité cette opération ; et à l'aide de nos ressorts seulement, nous sommes parvenu, au bout de huit mois de traitement, à lui rendre sa dentition parfaitement symétrique.

Il ne tiendrait qu'à nous de multiplier les observations ; mais quel avantage tirerions-nous d'un plus grand nombre de faits ? Les trois que nous avons choisis entre beaucoup d'autres, réunissent à eux seuls les variétés de difformités qui se rencontrent journellement dans la pratique : ce serait donc entrer dans des détails superflus qui n'apprendraient au lecteur rien de nouveau, et cela sans rendre plus évidente l'efficacité de nos ressorts.

Notre but était de montrer la supériorité de ceux-ci sur tous les moyens, sans exception, qui ont été employés jusqu'à présent, et nous espérons y être parvenus en exposant les faits qui précèdent.

On nous dira peut-être que nous employons parfois
d'autres moyens déjà connus, conjointement à nos ressorts. Certes, nous n'entendons pas proscrire ce qui a
été fait par d'autres; toutefois, il nous arrive rarement
d'être obligé d'aider l'action de nos ressorts par d'autres moyens. Ainsi, sur un des trois cas que nous venons de rapporter, nous avons été obligé d'extraire
une dent très-branlante, et d'appliquer le plan incliné
pendant six jours : mais nous croyons qu'il y a loin de
là aux moyens violents que l'on avait conseillés à nos
clients, avant qu'ils ne se fussent présentés à nous.
Nous rappellerons à ce propos que, chez la jeune cantatrice de la première observation, il ne s'agissait
rien moins d'abord que de lui extraire toutes les dents
de l'arcade supérieure! et d'y suppléer un ratelier
artificiel. Qu'eût été le résultat d'une aussi douloureuse opération? Inévitablement le cercle alvéolaire
se fût encore rétréci, et la difformité de la figure, par
suite de ce rétrécissement, loin de disparaître, en eût
été exagérée de plus belle. Un troisième dentiste se
contenta néanmoins de lui conseiller de détruire un
tiers de la longueur des dents, à l'aide de la lime,
opération qui ne fut pas achevée, par suite de la ré-
pugnance qu'en éprouva la jeune personne. Le professeur Alibert avait également conseillé l'extraction de
toutes les dents au jeune homme de la deuxième observation, tant à cause de leur mauvais état que de
celui des gencives; et les deux incisives médianes de
l'arcade supérieure devaient de même être extraites à
la jeune personne de la troisième.

Cependant, il n'en a rien été ni chez l'un ni chez l'autre ; et nous affirmons que nos efforts ont réussi selon nos désirs, sans donner lieu à aucune sorte de douleur, ou même à un sentiment de gêne qu'occasionnent plusieurs des autres moyens employés, et qui est aussi insupportable pour les malades que la douleur elle-même. Éviter cette dernière et les opérations violentes autant que possible, tel était le but de nos recherches; nous croyons l'avoir atteint, et nous laisserons chacun juge d'apprécier si nous nous trompons.

La deuxième observation offre un exemple des grands avantages que nous pouvons tirer, dans quelques circonstances, de notre pâte alumineuse éthérée employée comme moyen adjuvant, toutes les fois que les difformités dentaires s'accompagnent d'altérations morbides des gencives.

Nous ferons remarquer, en terminant, qu'un des plus précieux avantages de nos ressorts, c'est d'agir d'une manière continue sur la difformité, mais surtout pendant la mastication. C'est alors, en effet, que les dents étant mises en mouvement par la pression qu'elles éprouvent de la part des aliments soumis à leur action, tendent à s'enfoncer dans les alvéoles, d'où elles sont repoussées par les parois élastiques de celles-ci. Or, si une troisième force, représentée par nos ressorts, vient agir en ce moment dans un sens opposé à celui suivant lequel les dents exécutent leurs mouvements, on conçoit un fait que la physique du reste nous explique, savoir : que cette troisième force (nos ressorts), en décomposant les deux premières, entraînera plus

facilement les dents dans sa direction que si ces dernières étaient complétement immobiles.

L'observation des faits est venue en effet confirmer
une loi de physique appliquée à la physiologie, qui, du
reste, ne nous avait jamais semblé douteuse.

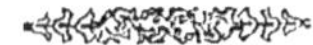

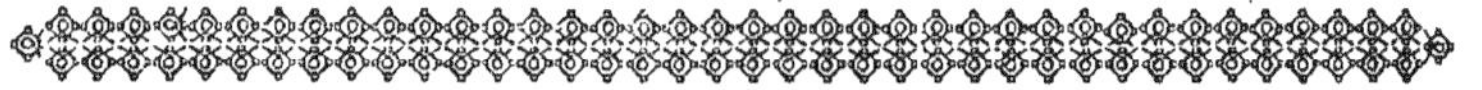

CHAPITRE IX.

MALADIES DES GENCIVES.

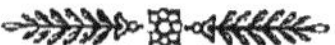

Dans leur état physiologique, les gencives sont fermes et d'un blanc rosé ; suivant l'âge du sujet chez lequel on les observe, elles présentent quelques différences ; lisses et unies dans l'enfance, festonnées dans l'âge adulte, elles sont dures et résistantes dans la vieillesse. Les affections assez nombreuses auxquelles elles sont sujettes en changent sensiblement l'aspect, comme nous le ferons voir dans le courant de ce chapitre.

Maury, dans son *Traité complet de l'Art du Dentiste*, a très-bien exposé, et en peu de mots, les différentes maladies qui peuvent les atteindre. Elles s'enflamment, dit-il, se tuméfient, s'excorient même dans certaines circonstances. Tantôt, en effet, elles deviennent le siége de phlegmasies plus ou moins vives, d'aphtes, de douleurs, d'excoriations, de fistules, d'ulcères ; tantôt aussi elles peuvent diminuer de volume, de manière à recouvrir à peine les bords alvéolaires ; ou bien elles s'engorgent, se gonflent, au point de donner naissance à des excroissances charnues, qu'il est souvent difficile de faire disparaître.

M. le docteur Aubry, dans sa thèse inaugurale intitulée : *Essai sur les maladies des gencives*, a établi trois sections principales que nous croyons devoir adopter.

La première s'occupe des aphtes, de l'inflammation causée par la perforation des gencives à l'époque de la dentition, des abcès, des phlegmons ou parulies, des fistules dentaires, et enfin de l'adhérence des gencives avec les joues.

La seconde comprend les affections scorbutiques, la gangrène des gencives, et leurs différentes altérations qui proviennent, soit des scrofules, du virus syphilitique, soit de l'emploi du mercure.

La troisième renferme les épulics et quelques autres tumeurs gangreneuses du même genre.

§ I. — Aphtes.

Les aphtes, affection caractérisée tantôt par des papules, tantôt par des vésicules qui apparaissent sur la membrane muqueuse de la bouche, ont été divisés en vésiculeux et en ulcéreux.

Quelques auteurs modernes ont compris sous le même titre la stomatite erythémateuse, le muguet, et la gangrène de la muqueuse buccale, maladies cependant fort différentes les unes des autres.

Les aphtes se montrent surtout dans l'enfance et chez les nouveau-nés. Tous les auteurs qui ont parlé des affections morbides du premier âge, n'ont pas manqué de faire ressortir ce fait bien constaté. Quant au sexe, les femmes paraissent plus spécialement exposées aux aphtes que les hommes. Parmi les prédispositions individuelles, nous signalerons la constitution débile, molle, lymphatique. Les aphtes sont surtout communs dans les pays froids et humides, dans les rues étroites, malsaines, privées d'air et de soleil. On les observe plus souvent pendant l'automne qu'en toute autre saison. Les substances âcres et irritantes peuvent produire cette maladie.

Les aphtes prennent spécialement pour siége la face interne de la lèvre inférieure et des joues, les parties inférieures et latérales de la langue, les amygdales et le voile du palais.

Les formes vésiculeuse et ulcéreuse que nous avons distinguées dans les aphtes ne sont, à proprement parler, que la même affection à une période différente.

A la première période qui est la vésiculeuse, l'apparition des aphtes est quelquefois précédée de symptômes généraux, surtout chez les enfants. On observe un malaise général, de la fièvre, des nausées, de la diarrhée, etc.; et, au bout d'un temps variable, l'éruption se déclare. On voit alors se manifester sur la muqueuse buccale, de petits points saillants, rouges, durs, douloureux, qui ne tardent pas à blanchir à leur sommet en conservant une teinte d'un rouge vif et une dureté notable à leur base ; c'est le passage de la forme papuleuse à la forme vésiculeuse. L'éruption peut être tantôt rare ou discrète, tantôt confluente.

Les aphtes peuvent s'arrêter à l'état vésiculeux, res- ter ainsi stationnaires pendant quelque temps et s'é- teindre peu à peu, ou bien continuer leur marche, et présenter les phénomènes suivants.

L'épithelium qui recouvre la vésicule ne tarde pas à se rompre, et le liquide épais et blanchâtre contenu dans celle-ci s'épanche librement ; on voit alors un petit ulcère superficiel, arrondi, à bords quelque- fois coupés à pic, mais toujours d'un rouge très-vif ; le fond de cette ulcération est d'un blanc légèrement grisâtre, dû à une exsudation de matière épaisse et comme pultacée, qui dans certains cas se concrète en forme de croûte ; celle-ci se détache par l'action de la salive et ne tarde pas à être entraînée. Au bout d'un temps variable commence la cicatrisation qui se fait, comme d'ordinaire, de la circonférence au centre ; le fond se déterge peu à peu, les bords se rapprochent et l'ulcère disparaît en laissant une petite tache violacée à l'endroit qu'il a occupé.

Quant au traitement, il est local ou général, sui- vant que les phénomènes sont eux-mêmes bornés à la bouche ou qu'il y a réaction générale. Dans le premier cas, lorsque les aphtes sont enflammés, mais que la douleur est peu vive, il suffira de lotions émollientes d'eau de guimauve ou d'orge, édulcorées avec du miel ordinaire ou rosat. Le lait coupé est encore très- adoucissant. Quand les douleurs sont très-vives, on peut ajouter aux décoctions émollientes quelques gouttes de laudanum. Dans les cas d'aphtes chroniques ou accompagnés d'une phlegmasie médiocre, on a recours aux astringents, tels que les solutions d'alun, de nitrate d'argent ou de sous-borate de soude. On peut avec beaucoup de succès toucher ces petites ulcérations avec la pierre d'alun, l'acide hydrochlorique mêlé au miel rosat, ou mieux encore avec le nitrate d'argent. Quand cette affection est accompagnée d'une phlegmasie intense de la bouche, il faut recourir aux saignées générales et aux saignées locales à l'angle de la mâchoire. (Voir le Nouveau Dictionnaire des dictionnaires.)

§ II. — Muguet ou stomatite.

Cette affection nommée aussi aphtes couenneux par quelques auteurs modernes est une forme d'inflammation comparable à celle du larynx dans le croup. Son siége le plus ordinaire est la bouche ; mais elle peut s'étendre jusqu'à l'arrière-bouche, l'œsophage et même l'intérieur de l'estomac.

Le muguet s'observe à l'état épidémique ou endémique, surtout dans les maisons destinées aux enfants nouveau-nés ; c'est là qu'on le voit sévir avec le plus de violence. Les causes qui expliquent sa fréquence sont : 1° l'allaitement artificiel et les nourritures par lesquelles on le remplace trop souvent encore ; 2° l'insalubrité de l'air, vicié par l'accumulation d'enfants en bas-âge ; 3° le défaut de propreté ; 4° enfin la contagion, et cela sans qu'il y ait aucun principe syphilitique.

Le muguet débute par une forte coloration en rouge

de la membrane muqueuse de la bouche, prélude de l'inflammation ; la surface de la membrane devient plus chaude et plus sèche que de coutume et pour peu que le mal soit étendu , la fièvre accompagne ou précède cette série de symptômes. C'est ainsi que se passe la première période qui constitue quelquefois à elle seule toute la maladie ; mais le plus souvent une seconde période s'annonce par l'apparition de points blancs à la superficie de la membrane enflammée ; peu à peu ces points se multiplient, s'étendent, se réunissent et forment des plaques irrégulières , minces, qui tantôt restent séparées, tombent et se renouvellent à plusieurs reprises , tantôt, au contraire, s'épaississent en s'élargissant, s'unissent de toutes parts en une couche continue, qui enduit les parois de la bouche et la surface de la langue. Dans cet état de choses , la vie de l'enfant court un véritable danger, la couche couenneuse qui revêt la bouche s'épaissit de jour en jour, des lambeaux s'en détachent, l'œsophage se couvre d'élevures enflammées et disposées à la gangrène ; en peu de temps le petit malade atteint les derniers degrés du marasme , une diarrhée colliquative se déclare , et la mort ne tarde pas à mettre fin à des désordres aussi effrayants par la rapidité de leur marche que par leur nature elle-même.

Traitement. — Dans les débuts il suffit d'employer les lotions adoucissantes et les gargarismes émollients, on évite de donner des boissons trop sucrées, parce qu'on a vu cette dernière substance causer à elle seule l'affection qu'il s'agit de combattre. Quand le mal est rebelle à ces premiers moyens, on a recours aux gargarismes astringents en excluant toutefois les acides minéraux, qui, avalés, détermineraient les coliques les plus violentes.

Arrive un moment où loin de céder, le mal présente des symptômes généraux d'adynamie et menace d'emporter promptement le malade. Dans ce cas, il est rationnel, bien qu'il reste peu d'espoir, d'employer les toniques tels que les sirops de quinquina, d'œillet et d'écorce d'oranger dissous dans une assez grande quantité de boissons adoucissantes.

Enfin, quand la gangrène se déclare, il ne reste plus qu'à employer un moyen d'une énergie terrible et qui a réussi entre les mains d'un médecin anglais, c'est d'appliquer le cautère actuel sur les parties sphacélées.

§ III. — Phlegmasie gengivale causée par la dentition.

A l'époque de la sortie des premières dents, on observe, comme nous l'avons déjà dit au commencement de cet ouvrage, des accidents inflammatoires vers les gencives. Les enfants, que tourmente la démangeaison de ces organes y portent sans cesse leurs mains; le bord alvéolaire se gonfle, les gencives rougissent, on voit paraître des aphtes, la sécrétion salivaire augmente et les petits malades pressent avec la bouche leurs hochets ou le sein de leur nourrice; on remarque quelques mouvements fébriles, des coliques, des vomissements et de la diarrhée, quelquefois même des convulsions accompagnent les autres symptômes.

Quant aux accidents locaux, on a vu l'inflammation devenir quelquefois si intense qu'elle s'étendait jusqu'au visage et gagnait les glandes sous-maxillaires. Les os maxillaires eux-mêmes en ont été souvent attaqués, et les désordres qui peuvent résulter de cette phlegmasie sont quelquefois tels, qu'il y a destruction complète des germes des dents permanentes ; ce qui défigure complétement le bas du visage de l'enfant.

Pour calmer les douleurs qui résultent de cette phlogose buccale, il n'y a de meilleur remède à administrer que le lait de la mère. Ce moyen présente le double avantage d'apaiser la soif dont l'enfant est tourmenté, et, en second lieu, d'adoucir et de ramollir le tissu des gencives, lequel n'oppose plus la même résistance aux dents qui doivent la traverser. Si l'enfant est élevé au biberon, on lui administrera toutes les espèces émollientes, soit en gargarisme soit en collutoire. Et si ces moyens demeuraient insuffisants, il ne resterait plus qu'une chose à faire : recourir au lait d'une bonne nourrice.

Dans le cas où, par suite de l'usage du hochet de cristal ou d'ivoire, le tissu des gencives s'est tellement endurci, que la dent y rencontre un obstacle insurmontable, nous répéterons ce que nous avons déjà conseillé à propos de la première dentition, il faut pratiquer sur l'endroit tuméfié une ou plusieurs incisions, l'hémorragie toujours légère qui en résulte ne saurait être inquiétante ; elle a un avantage au contraire, celui de dégorger les parties phlogosées et de dissiper les symptômes inflammatoires. Du reste, si elle se prolongeait un peu trop, il suffirait d'avoir recours à de simples lotions avec l'oxycrat, ou avec une eau acidulée d'une façon quelconque.

La seconde dentition présente des accidents aussi graves et quelquefois même plus intenses que ceux de la première. On l'a vue déterminer des abcès très-fâcheux par leurs suites, surtout quand ils se font jour à l'extérieur. Les moyens à employer pour combattre ces phlogoses sont les mêmes que pour la première dentition, seulement il faut voir si quelques débris de dent temporaire ne s'oppposent pas à leur passage, et dans ce cas on se hâte d'en opérer l'extraction, ce qui n'offre jamais aucune espèce de difficulté.

Quant aux symptômes réactionnels qui accompagnent presque toujours l'inflammation locale, pour les combattre, il est prudent de recourir aux bains généraux, aux pédiluves légèrement synapisés et enfin aux boissons délayantes. Avec ces seuls moyens très-simples, le médecin a souvent la satisfaction de voir tout rentrer dans l'ordre.

§ IV. — Phlegmon ou abcès des gencives.

Lorsque l'inflammation des gencives est portée à un haut degré, il se développe dans les tissus des gencives des abcès ou des phlegmons qui se terminent tantôt par résolution et tantôt par suppuration. Dans quelques circonstances ils revêtent le caractère le plus grave. Ces sortes de tumeurs reconnaissent une foule de causes, savoir : un vice particulier répandu dans toute l'économie, une affection rhumatismale, une métastase ; ou bien l'inflammation du tissu propre des gencives, la carie d'une dent, de l'os maxillaire, etc. On a vu ces abcès se déclarer à la suite d'une maladie aiguë du périoste alvéolaire, du déchirement de quelques-unes de ses fibres par quelque cause traumatique. On compte encore au nombre des causes prédisposantes, l'irritation du nerf dentaire, l'accumulation du tartre sur les gencives et les dents, l'usage inconsidéré d'agents mécaniques, d'elixirs mal préparés, et enfin la manière dont les dents ont été plombées et dont une ou plusieurs pièces artificielles ont été posées.

Ces phlegmons ou abcès ont reçu le nom spécial de parulies, quand ils ne se sont pas développés sous l'influence de lésions éloignées et profondes des racines dentaires, des alvéoles ou des os maxillaires, en un mot quand c'est une affection simple.

La plupart des irritations vives et douloureuses des bulbes des dents, des membranes qui entourent les racines de ces organes et des cavités alvéolaires, sont susceptibles de déterminer l'inflammation et la suppuration du tissu éminemment vasculaire et irritable qui constitue les gencives. Cette phlegmasie s'annonce par une douleur intense, pongitive, brûlante, fixée sur une partie plus ou moins étendue de l'arcade alvéolaire. Dans les cas les plus simples, la maladie reste bornée à la gencive affectée ; dans le plus grand nombre des autres, les phénomènes se propagent à la joue correspondante, qui se tuméfie et devient le siége d'une fluxion quelquefois considérable.

La période ascendante de cette affection est de deux ou trois jours ; au bout de ce temps tous les accidents diminuent, le point enflammé de la gencive se ramollit, acquiert une teinte blanchâtre, et présente au toucher une fluctuation manifeste. Quant au siége de l'abcès, il est presque constamment sur la face externe du rebord gengival. Sa forme est oblongue, et il semble abaisser le repli de la muqueuse qui passe de la gencive à la joue.

A la rigueur, on pourrait attendre que l'abcès s'ouvrît de lui-même ; mais il vaut beaucoup mieux abréger la durée des souffrances du malade, souffrances quelquefois excessivement vives, en l'ouvrant aussitôt que l'on y a constaté une fluctuation bien évidente.

Il existe d'autres abcès que certains praticiens nomment aussi parulies, lesquels sont entretenus par la présence des dents cariées. On les observe plus fréquemment auprès des dents de devant et des petites molaires qu'auprès des multicuspides : on a également remarqué qu'ils étaient beaucoup plus fréquents dans le voisinage des incisives de la mâchoire supérieure que dans celui des autres dents. Il ne suffit pas de combattre la maladie par les gargarismes émollients et les petites saignées révulsives, il faut nécessairement remonter à la source du mal, c'est-à-dire extirper la dent dont la racine nécrosée cause tous ces désordres.

§ V. — Ulcères fistuleux des gencives, adhérences des gencives
avec les joues.

Les fistules dentaires ne sont, pour ainsi dire, que
les abcès passés à l'état chronique par suite d'une maladie des dents ou des os maxillaires, consistant en
une carie ou une nécrose. Quelques fragments d'une
dent ou de l'alvéole qui restent logés dans le tissu gengival, suffisent pour prolonger la durée de ces sortes
d'ulcérations. On peut porter son diagnostic sur cette
maladie des gencives, quand après l'ouverture des
abcès dont elles sont le siége, l'ulcération qui leur a
succédé ne fait aucun pas vers la guérison, malgré les
moyens généraux convenablement employés.

Le principal caractère de cette affection consiste en
un petit ulcère situé le long de la base de la mâchoire
inférieure, ou, ce qui est infiniment rare, près de
l'apophyse montante de l'os maxillaire. Les bords sont
calleux et tuméfiés, sa circonférence est plus ou moins
rouge, unie ou mammelonnée, et, en général, peu
œdématiée : quelquefois cet ulcère ne présente qu'un
petit orifice, presque obstrué par la présence d'un
ichor séreux qui en découle, et que le contact de l'air
y dessèche. D'autres fois, on remarque deux ou trois
de ces orifices au lieu d'un, et ils sont très-rapprochés
les uns des autres.

Toutes les fois qu'il y a suppuration ou nécrose de
l'os, deux ou trois ouvertures qui communiquent de
l'intérieur à l'extérieur, donnent passage à un pus san-

guinolent fétide ; quand on introduit la sonde dans l'une d'elles, on s'aperçoit que l'os est dénudé et mobile ; le pus s'est formé une issue dans la bouche, et la dent malade où réside le foyer n'est plus sensible, mais elle est vacillante. Dès qu'on a enlevé cette dent et le séquestre, s'il y a nécrose des bords alvéolaires, l'exsudation ichoreuse se tarit, les bords du petit trajet fistuleux se rapprochent, et la cicatrisation devient complète.

Parlons maintenant des adhérences des gencives avec les joues. Cette affection, qui est presque toujours acquise et rarement congéniale, vient souvent à la suite d'une ulcération quelconque des gencives ou des joues. L'abus du mercure peut aussi en être cause, ainsi que le phlegmon et les fistules des gencives. Quant à l'étendue de cette adhérence, elle est tantôt partielle, tantôt elle occupe la longueur du côté externe des gencives, tantôt les deux côtés à la fois.

Les adhérences ont pour résultat fâcheux de gêner les fonctions de la bouche en proportion de leur étendue. Pour les prévenir, il faut employer les gargarismes mucilagineux, et faire passer fréquemment entre les joues et la gencive un pinceau trempé dans un collutoire fait avec de l'eau d'orge et du miel rosat. Lorsque, malgré ces moyens, ou mieux par l'oubli de ces moyens, l'adhérence est établie, si elle est nouvelle, il suffit de passer le doigt entre les parois internes des joues et les gencives pour la détruire ; mais, quand on a eu la négligence de la laisser s'affermir pendant un temps trop long, il faut alors recourir à l'instrument

tranchant, et quand avec un bistouri étroit on est parvenu à disséquer ces brides accidentelles, il faut, soit
avec des plumasseaux de charpie enduits d'un corps
gras, soit avec le collutoire que nous avons indiqué
tout à l'heure, s'opposer à ce que les tissus ne se touchent trop longtemps et ne se cicatrisent de nouveau
l'un avec l'autre.

§ VI. — Affection des gencives dans le scorbut.

Le scorbut détermine de très-grands désordres,
non-seulement dans les gencives, mais encore dans
les alvéoles et les os maxillaires eux-mêmes. Ce n'est
pas sortir de notre sujet que de nous occuper de cette
affection en ce qui concerne le tissu gengival. C'est lui
qui presque toujours est attaqué le premier; voici
comment le mal se déclare : les gencives sont d'abord
le siége de démangeaisons incommodes ; bientôt elles
se tuméfient, prennent une couleur rouge et saignent
aussitôt qu'on les touche. Il peut arriver que cet état
demeure stationnaire, mais le plus souvent le mal fait
des progrès. On voit alors les gencives devenir fongueuses, se colorer d'un rouge livide et exhaler une
odeur fétide. A un gonflement considérable succèdent bientôt des ulcérations, lesquelles suivent et envahissent tout le pourtour de l'arcade dentaire. Les
hémorragies deviennent de plus en plus fréquentes ;
les dents, attaquées jusque dans leur alvéole, vacillent
et finissent souvent par tomber. De blanches qu'elles
étaient, elles deviennent brunes ou noirâtres. Cette

affection atteint quelquefois l'os maxillaire lui-même ; il en résulte une carie dont l'étendue est plus ou moins grande, et qui va chez certains sujets jusqu'à mettre le nerf dentaire à découvert, et alors le patient souffre les odontalgies les plus douloureuses.

On a observé certains cas où les gencives prenaient une teinte tellement rembrunie qu'on les aurait crues prises de gangrène, si l'absence de l'odeur *sui generis*, qui caractérise cette mortification, ne venait tranquilliser l'esprit du médecin en le désabusant sur les apparences. C'est dans l'affection qui fait le sujet de nos recherches que l'on rencontre des excroissances fongueuses qui prennent quelquefois un volume considérable. Au lieu de la teinte rouge livide que nous avons signalée tout à l'heure, les gencives prennent quelquefois une coloration d'un gris cendré, surtout quand elles sont le siége de ces excroissances dont les formes varient beaucoup ; tantôt ce sont des fongosités à base large ou à pédicule étroit, tantôt ce sont des lambeaux qui semblent être déchirés. On a vu ces tumeurs présenter une consistance très-ferme, mais le plus souvent elles sont mollasses et saignantes.

Les moyens à employer contre cette affection regardent plutôt la pathologie générale que l'art dentaire, cependant nous croyons devoir les indiquer. Dès l'instant où les gencives sont tuméfiées, spongieuses, lorsque les dents commencent à vaciller et qu'il n'existe pas d'ulcérations, il est prudent de recourir aux gargarismes acidulés avec le sulfate d'alumine et l'acide sulfurique, lesquels seront encore très-convenables

pour arrêter les hémorragies passives. Si les excroissances étaient par trop dures ou par trop fermes, le
mieux serait de recourir à l'excision. Dans le cas de
simple ulcération, les gargarismes émollients et légèrement astringents, seraient d'un très-grand secours. Dans le cas où le nerf dentaire se trouverait à
découvert, il faudrait faire en sorte d'obturer la dent
cariée avec du coton trempé dans une teinture cal-
mante ou simplement dans du laudanum. Il ne faut
pas, du reste, songer à l'extraction; car, par suite de la
désorganisation des parties voisines, on pourrait s'exposer à une hémorragie dont il serait ensuite difficile
de se rendre maître.

Toutefois nous nous empressons de le dire, il ne
faut pas attacher à ce traitement local plus d'importance que nous ne lui en accordons nous-même. Il est
évident que, dans une affection de cette nature, qui altère aussi profondément l'économie tout entière, ce
sont les remèdes généraux sur lesquels on a le droit
de compter le plus; mais ce serait sortir de nos attributions que d'entrer à ce sujet dans des détails plus
circonstanciés.

§ VII. — Fongosités des gencives.

Cette affection des gencives, appelée improprement
par certains auteurs scorbut des gencives, est purement locale dans son principe. Souvent à peine incommode pour ceux qui en sont affectés ; si on la néglige, elle peut avoir les conséquences les plus graves.

Elle est caractérisée par la mollesse, la lividité et le gonflement des gencives qui deviennent saignantes au moindre attouchement. Ce sont les portions qui occupent l'intervalle des dents qui présentent ces gonflements; il finit par s'y former des fongosités dont la surface s'excorie avec la plus grande facilité. Quelquefois l'inflammation s'en empare, et produit des ulcérations qui détruisent une partie des gencives, de manière à mettre les dents à découvert. Une matière purulente, glutineuse et de mauvaise odeur fuse entre les gencives et les parois alvéolaires qui entrent en suppuration et finissent quelquefois par détruire les tissus qui alimentent son écoulement. Les dents, devenues chancelantes, tombent au bout d'un certain temps. Tantôt le mal n'affecte qu'une petite portion de gencives, et tantôt il porte ses ravages sur les deux mâchoires à la fois.

Les causes de cette affection sont ordinairement l'extrême malpropreté des dents; le gonflement des gencives et la congestion des vaisseaux qui les alimentent. L'âge où on la voit se montrer le plus souvent est celui de trente-six à quarante ans pour les hommes, et l'époque du retour pour les femmes. Celles qui sont mal réglées sont aussi prédisposées à cette fongosité des gencives, ainsi que les personnes d'un tempérament lymphatique. On peut encore compter parmi les causes, l'habitation des endroits humides et malsains et la répercussion de quelque maladie cutanée.

Le traitement consiste principalement dans des soins de propreté; indication que l'on remplit en enlevant les matières étrangères qui se trouvent entre les dents, soit avec la brosse, soit avec des lotions fréquentes.

Il arrive souvent que les gencives sont douloureuses et tellement engorgées qu'elles dépassent leur niveau naturel. Il y a des dentistes qui conseillent de les couper, de les scarifier ou de les cautériser ; nous pensons qu'il vaut mieux se contenter de les frictionner plusieurs fois par jour avec une brosse assez rude, de façon à les faire saigner et à les dégorger.

Ce serait encore une bonne précaution à prendre que d'employer quelques anti-scorbutiques, de faire mâcher du cresson de fontaine par exemple, et quand on aura remis la bouche dans son état normal, de recommander qu'on ait soin de se la tenir dans la plus grande propreté avec des lotions toniques et astringentes.

Il nous reste à parler encore de quelques autres affections des gencives que nous allons réunir dans un même paragraphe, nous réservant de parler plus longuement des épulies en terminant.

§ VIII. — Gangrène des gencives, etc.

Nous avons déjà entretenu le lecteur de la gangrène des gencives à propos de la stomatite ; dans ce dernier cas, ce n'est que la même affection, seulement elle est plus limitée.

Srofules. — Chez les scrofuleux, les gencives sont généralement pâles et molles, et souvent même elles se tuméfient, se boursoufflent et s'ulcèrent. Cet état morbide est évidemment lié au vice répandu dans toute l'économie. Un traitement interne est donc la marche la plus rationnelle à suivre. Cependant on peut recourir à quelques moyens locaux, tels que des lotions de quinquina ou des frictions avec la poudre du même végétal jointe à de la magnésie ; cette dernière substance ne doit s'employer qu'en petite quantité.

Syphilis.— Le virus syphilitique étant mis en contact avec la muqueuse qui recouvre le tissu alvéolaire, peut y déterminer des ulcérations qui ne ressemblent en rien à celles que l'on remarque quelquefois sur la muqueuse buccale, et dont le caractère est tout à fait particulier. Nous nous abstiendrons de parler du traitement, qui rentre dans celui des affections syphilitiques en général.

Le traitement mercuriel n'est pas moins funeste que la syphilis elle-même aux gencives, lesquelles présentent des excoriations plus ou moins profondes dites mercurielles, excoriations que l'on observe encore chez les ouvriers employés à l'exploitation des mines de mercure, et chez tous ceux qui par état manipulent habituellement ce métal. Voici comment cette affection débute : le tissu gengival se gonfle, et sa couleur est d'abord plus pâle que dans l'état normal, ce qui tient à ce que la muqueuse est couverte d'une exsudation blanchâtre au-dessous de laquelle elle se trouve d'un rouge assez vif ; les parties qui sont le plus tuméméfiées et le plus exposées à la compression, ne tardent pas à s'ulcérer, et les ulcères que l'on voit alors s'élargissent beaucoup, et présentent une surface grisâtre, mollasse et fongueuse, d'où le sang s'écoule avec facilité. Mais le phénomène le plus remarquable, c'est le flux excessif de la salive que l'on a vue portée à l'énorme quantité de huit livres, dans les temps où l'on faisait un emploi exagéré du mercure.

Il n'y a pas d'autre ressource, pour arrêter tous ces désordres, que de suspendre l'usage du remède qui les a déterminés. Quand la salivation persiste, il y a une foule de moyens que préconise la médecine, et qui rentrent dans le domaine de la pathologie générale.

§ IX. — Épulies.

On a donné ce nom à des tumeurs fongueuses nées des gencives ou des portions des os maxillaires qu'elles recouvrent, et qui se développent dans la bouche.

Le tissu fibro-vasculaire des gencives jouit d'une disposition remarquable à la végétation. La texture des tumeurs qui s'y développent est ordinairement molle, spongieuse, vasculaire. Elles se gonflent et se durcissent sous l'influence des excitations buccales, puis s'affaissent et perdent de leur volume lorsque le sang cesse d'être appelé dans leur tissu : d'autres fois elles sont dures, fibreuses, incompressibles, composées d'un tissu serré et peu vasculaire.

Le point de départ de ces tumeurs est très-variable; les épulies molles et vasculaires sont presque toujours implantées dans les gencives elles-mêmes. Celles qui sont fibreuses ou fibro-cartilagineuses naissent plus souvent des parois alvéolaires. Lorsque ces végétations paraissent d'abord entre quelques dents, elles les déchaussent, les ébranlent, les repoussent en dehors ; il est presque certain qu'elles proviennent du périoste dentaire et de l'intérieur d'une alvéole.

Les épulies ne dépassent presque jamais la grosseur d'une noisette ou d'une noix. On en a vu cependant, qui, portées au dehors des arcades dentaires, soulevaient la joue et déformaient les traits du visage, ou qui, saillantes au dedans, occupaient une partie de la place de la langue, et, dans l'un comme dans l'autre cas, nuisaient singulièrement à la mastication ainsi qu'à l'articulation des sons. Leur base est tantôt étroite, fragile et pédiculée ; tantôt large, épaisse et résistante. Leur surface est dans la plupart des cas, lisse, polie, recouverte par la pellicule membraneuse propre aux gencives. Celles qui sont dures et fibreuses n'occasionnent ordinairement aucune douleur. Chez d'autres sujets, au contraire, surtout lorsqu'elles ont été souvent irritées, ou qu'on a fait plusieurs tentatives pour les détruire à l'aide des caustiques, elles deviennent rouges, saignantes au moindre contact, se recouvrent d'une couche de matière sanieuse fétide, et font éprouver des élancements plus ou moins vifs et répétés. Ces épulies constituent de véritables cancers ; leur surface finit par s'éroder, et devient le point de départ d'un ulcère dévastateur, dont on n'arrête les progrès que très-difficilement.

Les tumeurs fongueuses des gencives sont plus ou moins graves selon leur volume, leur consistance, le degré de profondeur auquel leur racine est implantée, et enfin selon leur état douloureux ou indolent, ou déjà cancéreux. M. Bégin, auquel nous avons emprunté en grande partie cette dissertation sur les épulies, cite l'exemple d'un officier qui présentait une épulie du volume d'un œuf de pigeon; cette tumeur, née du côté interne de la branche droite de l'os maxillaire inférieur, refoulait la langue et s'opposait à ses mouvements. En l'examinant, il la trouva supportée sur un pédicule si étroit et si peu résistant, qu'avec son doigt posé sous elle, et formant le crochet, il l'arracha sans effort et la sortit de la bouche. Après un écoulement peu considérable de sang, le malade sortit, et n'éprouva depuis lors aucune récidive.

La ligature peut convenir lorsque la tumeur est pédiculée; mais l'arrachement exécuté avec les doigts ou avec les pinces de Museaux, est ordinairement préférable. Si l'épulie touche aux gencives par une base large et solide, l'excision avec le bistouri réussit beaucoup mieux que les caustiques dont on a préconisé l'emploi dans cette circonstance, et qui présentent l'inconvénient d'être difficiles à appliquer, en même temps qu'ils déterminent aisément la dégénérescence cancéreuse de la tumeur. Les épulies nées de l'intérieur des alvéoles et du périoste alvéolaire, nécessitent l'arrachement des dents qui sont en contact avec la partie malade, et ensuite l'extirpation de la tumeur elle-même. Presque toujours alors, afin de prévenir une répullulation qui n'est que trop à craindre, on doit porter sur les racines de l'épulie et au fond de l'alvéole affectée, un cautère en roseau, avec lequel on désorganise les points qui lui donnaient naissance. Enfin les épulies, devenues cancéreuses, doivent être détruites jusqu'à leur base, à l'aide de l'excision et de la cautérisation, avec autant d'exactitude que les autres cancers. Ce moyen rigoureux est le seul qui puisse s'opposer à la reproduction d'un mal toujours d'autant plus prompt dans ses ravages, qu'il a été plus souvent combattu sans succès.

§ X. — Ozène du sinus maxillaire.

Bien que cette affection ne rentre pas tout à fait au nombre de celles qui attaquent les gencives, je crois cependant que c'est ici le lieu d'en dire un mot.

L'ozène du sinus maxillaire est une sorte de dépôt qui se forme dans la cavité du maxillaire supérieur. Cette maladie peut être déterminée par un coup porté sur l'apophyse malaire ; elle survient quelquefois à la suite des inflammations aiguës d'un organe important ; elle se développe aussi fréquemment sans causes appréciables. Une douleur vive et profonde se déclare dans l'épaisseur de l'os maxillaire, et quelquefois le long du bord alvéolaire ; dans ce dernier cas, on a vu attribuer la maladie à la carie d'une dent molaire, dont l'extraction n'a remédié à rien. La douleur va croissant d'intensité, il survient de la fièvre ; mais tous ces accidents finissent par disparaître, et, quand la phlegmasie se termine par résolution, la maladie se trouve guérie, mais quelquefois le sinus se remplit de matière purulente, dont l'âcreté carie les différentes parties des parois du sinus, et produit ainsi des fistules par lesquelles elle s'échappe. Au reste, tantôt elle fuse dans l'orbite, tantôt dans l'épaisseur des joues qu'elle perfore, et en dernier lieu entre les parois des alvéoles, selon que c'est la paroi du sinus voisine de ces parties, qui se trouve céder à l'action corrosive d'un pus excessivement âcre et fétide.

Le moyen le plus simple et le plus sûr d'obtenir la guérison de cet ozène, est d'ouvrir le sinus maxillaire par les alvéoles ou par les parties inférieures de la fosse canine.

Lorsque cette maladie est accompagnée de la carie de quelques grosses dents molaires de ce côté ; lorsque les dents sont branlantes, ou que le pus s'écoule entre elles et les gencives, il faut les arracher et agrandir l'ouverture par le moyen du trépan perforatif ou de l'excision des alvéoles correspondantes, afin que l'ouverture soit assez grande pour ne se point trouver obstruée par le gonflement qui survient quelques jours après l'opération. Mais si les dents sont saines et solides, on doit les conserver et ouvrir le sinus dans sa partie antérieure, à la base de la fosse canine. Lorsque l'ouverture a été pratiquée avec le trépan perforatif, quand les premiers accidents inflammatoires ont été dissipés, et que la suppuration s'est bien établie, on se contente de faire des injections détersives dans l'intérieur du sinus. Par ce procédé, la maladie guérit ordinairement au bout de six semaines.

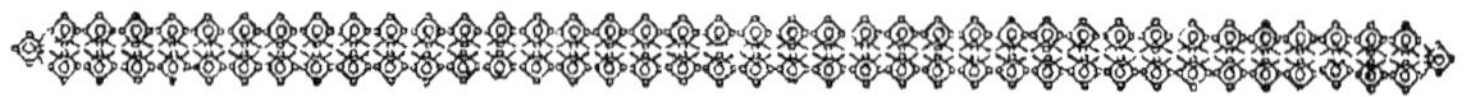

THÉRAPEUTIQUE.

La thérapeutique est cette partie de la science du dentiste qui s'occupe des règles de traitement propres à l'appareil dentaire.

Déjà, dans ce qui précède, en traitant de la pathologie, nous avons été entraîné par la nature même du sujet à exposer et à discuter la plupart des questions les plus importantes touchant cette matière. Après la description d'une maladie, il nous a semblé rationnel d'en exposer de suite le traitement. Si nous avions voulu agir autrement, et nous en tenir dans les limites du cadre que nous nous étions tracé, nous pensons que notre travail eût perdu de son intérêt, et surtout de sa clarté.

Ce qui va suivre ne sera donc qu'une sorte d'appendice de la pathologie, appendice dans lequel nous rassemblerons quelques moyens dont nous n'avons pas encore entretenu le lecteur, et quelques autres sur lesquels nous ne nous sommes pas suffisamment étendu, dans l'intention de remplir cette lacune en temps et lieu.

Il sera inutile de revenir sur les opérations relatives à la sortie des dents ; et nous ne parlerons des moyens employés pour les rétablir dans une bonne direction, qu'afin de dire un mot du plan incliné modifié en théorie par M. Delabarre, et mis par nous en pratique avec les plus grands avantages.

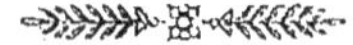

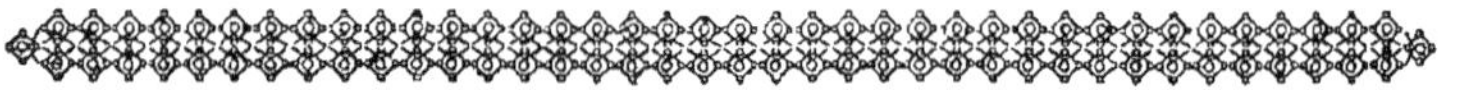

CHAPITRE X

§ I. — Redressement des dents.

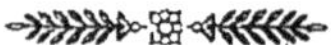

Dans notre neuvième chapitre, nous avons donné les plus grands détails sur la manière de redresser les difformités générales de la dentition à l'aide des ressorts extenseurs et contre-extenseurs de notre invention. Ce moyen, comme nous croyons l'avoir prouvé, est excellent quand il s'agit d'obtenir un élargissement de l'arcade alvéolaire, afin de pouvoir faire rentrer une dent au rang des autres, en lui restituant une place qu'un arrêt de développement lui avait fait perdre.

Mais vouloir attribuer ce mode de traitement à tous les cas, serait peu rationnel. Il est évident que, quand une seule dent est renversée en dedans ou en dehors, et cela sans que son collet soit hors ligne, en un mot sans constituer ce que l'on appelle une surdent, il existe des moyens plus simples déjà mis en pratique par nos prédécesseurs, et qui remplissent très-bien le but qu'on se propose.

Il faut partir d'un point : c'est que, lorsque les dents

ont pris une mauvaise direction, il est on ne peut plus facile d'agir sur elles par un effort léger, mais continu. Cela est si vrai, que chez les personnes qui se font limer une ou plusieurs dents pour cause de carie, l'habitude involontaire qu'elles prennent d'y porter la pointe de la langue, afin d'explorer le vide inaccoutumé qu'elles y rencontrent, suffit pour renverser la dent et la faire tourner plus ou moins sur son axe. C'est ce fait, confirmé par l'observation, qui a accrédité cette erreur, savoir que le limer des dents entraîne leur déviation, tandis que cette déviation n'a pas d'autre cause que l'ébranlement continuel, les secousses qu'impriment à la dent les efforts de la langue.

De tous les moyens dont on se sert pour opérer le redressement d'une dent, le plus simple est le fil de soie dont on passe une anse autour de son collet, en la serrant tout près de la gencive ; alors la dent ne tarde pas à s'ébranler, et, lorsqu'elle n'est plus aussi solidement fixée dans son alvéole, elle cède facilement à l'agent qui tend à la diriger dans le sens voulu.

Nous ferons observer que, dans cette opération, on n'a pas à vaincre une force d'inertie, mais bien une force active dont il faut modifier la direction à tous les instants, ce qui est bien différent. Voilà ce qui explique comment il se fait qu'un fil suffit le plus souvent pour redresser une dent fortement déjetée en dedans ou en dehors.

Pour arriver à cet heureux résultat, on fixe le fil aux dents voisines de celles que l'on veut redresser, en le faisant passer sur cette dernière ; l'humidité gonfle le fil, lequel se raccourcit et tend à entraîner la dent dans la direction de la résultante des deux forces qui agissent en sens contraire. Lorsqu'on aura changé ou resserré le fil tous les deux ou trois jours, on parviendra sans peine à rétablir la dent déviée dans la même direction que ses voisines.

Dans le cas où la difformité existerait moins dans le défaut de parallélisme de la dent avec les autres, que dans une rotation selon son axe, nous conseillons de recourir au moyen que nous avons déjà décrit dans notre huitième chapitre, savoir le grand ressort extenseur, qui offre un point d'appui autrement solide que les dents circonvoisines, et la petite plaque d'or arcboutée sur le rebord de la dent qui fait saillie en dehors.

Lorsqu'une ou plusieurs dents, occupant la mâchoire inférieure, sont inclinées en arrière, l'art dentaire est en possession d'un moyen on ne peut plus énergique pour en opérer le redressement. Il consiste dans un plan incliné sur lequel on force la dent oblique à porter, par son extrémité tranchante, de telle sorte que dans tous les mouvements masticatoires ou autres, elle tend à se porter en avant. Ce moyen est infaillible ; en peu de temps la dent a repris sa position normale. Les premiers dentistes qui le mirent en pratique se contentèrent d'une sorte de gouttière métallique dans laquelle ils emboîtaient toute la rangée des dents inférieures. Mais les détritus alimentaires qui séjournaient dans cette gouttière, avaient le grave inconvénient d'amener la carie des dents soumises à leur action délétère, ou pour le moins de donner à l'haleine du patient une odeur on ne peut plus désagréable. M. Delabarre proposa de modifier le plan incliné en le réduisant à deux tiges métalliques d'un millimètre de

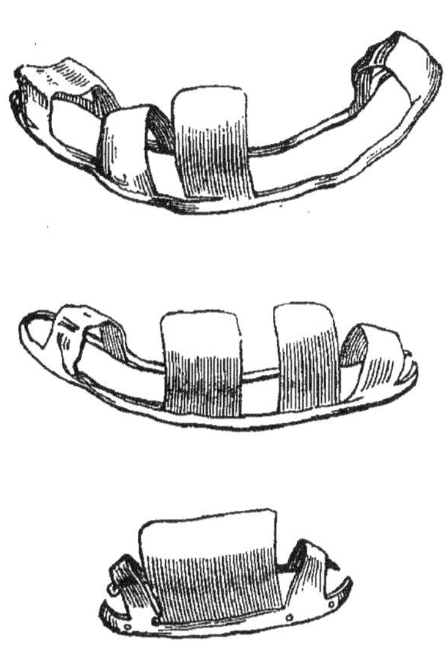

largeur, se modelant exactement sur toutes les anfractuosités de la denture, réunies par une bride étroite à leurs deux extrémités ; de plus, de souder sur la tige antérieure une lame d'or ployée en angle obtus à un ou deux millimètres de son bord supérieur, selon l'exigence du cas. Bien entendu que cette lame oblongue doit être soudée de telle sorte, qu'elle se trouve en rapport avec la dent sur laquelle on se propose de la faire agir.

Nous ne savons pas si M. Delabarre a eu occasion d'appliquer le plan incliné ainsi modifié; quant à nous, nous l'avons mis à exécution, et nous nous en sommes très-bien trouvé pour nos clients. Il réunit tous les avantages du premier moyen moins ses inconvénients. Les dents sur lesquelles il s'appuie sont parfaitement dégagées de tout enveloppe nuisible, et les débris d'aliments ne donnent aucune fétidité à l'haleine ; car il suffit de se rincer la bouche pour en débarrasser complétement tous les interstices dentaires.

Presque tous les auteurs qui se sont occupés d'écrire sur notre sujet, parlent de la luxation artificielle, c'est un moyen que nous avons déjà condamné et contre lequel nous ne saurions nous prononcer trop souvent. Les anciens, et quelques modernes les imitent encore, employaient à cet effet le pélican, manœuvre violente qui les exposait à rompre la dent au collet et à remplacer par une mutilation une difformité cent fois préférable à une brèche. En outre, c'est une opération cruelle qui doit être entièrement rejetée dès l'instant qu'elle a été remplacée par des moyens qui, beaucoup plus doux, sont pour le moins aussi efficaces.

§ II. — Enlèvement du tartre.

Pour maintenir la propreté de la bouche, il ne suffit pas toujours de se servir de la brosse ; les crins dont elle est hérissée ne peuvent pas toujours, surtout en arrière, pénétrer dans les intervalles des dents et en expulser le tartre qui s'y loge et qui s'y accumule, surtout à la surface interne de la mâchoire inférieure, dont les petites et grosses molaires s'encroûtent sou-

vent des mêmes incrustations. Dans ce cas, il faut nécessairement, pour l'en détacher, recourir à la petite
opération qui sera le sujet de ce paragraphe.

L'extraction du tartre exige de l'adresse et certaines
précautions, mais elle n'est nullement douloureuse, et
on peut la pratiquer toutes les fois que le tartre commence à s'amasser sur les dents.

Les préparatifs de cette opération sont fort simples ;
on fait asseoir le sujet sur un fauteuil à large dossier,
à sa gauche on approche un lavabo, sur lequel se trouve
un verre d'eau aromatisée afin que l'opéré puisse se
rincer la bouche toutes les fois que le cas l'exige. Autant que possible le dentiste fait en sorte que son
haleine n'aille point frapper le visage de la personne
qui se confie à ses soins, et si ses mains se ressentent,
soit de la chaleur de l'appartement, soit de la température de la saison, il évite d'en faire éprouver l'impression souvent désagréable ; pour cela il enveloppe
ses doigts d'une serviette. Dans le cas où l'odeur qui
s'exhalerait de la bouche de l'opéré serait trop insupportable, on remédierait à cet inconvénient en aroma-
tisant fortement l'eau avec laquelle il doit se rincer de
temps en temps la bouche.

Le dentiste ayant mis à sa portée les divers instruments dont il peut avoir besoin, procède à l'extraction
du tartre de la manière suivante.

Il fait incliner en arrière la tête du sujet sur le dossier du fauteuil ; puis.... le lecteur me le pardonnera,
mais plutôt que de prendre un langage dogmatique,
je préfère lui dire tout simplement comment je fais

depuis plus de quinze ans. Quelques auteurs conseillent de briser d'abord le tartre avec une rugine, il y
en a même qui emploient une sorte de petit ciseau sur
lequel ils frappent à petits coups avec un maillet; si je
ne le savais pertinemment, je prendrais cela pour une
mauvaise plaisanterie; pour moi, je me sers avec tous
les avantages désirables d'une onglette plate, aiguisée
par le bout et taillée en pointe sur le dos. Avec l'extrémité de cet instrument fort simple, rien n'est si
commode que de faire partir le tartre en éclat; pour
cela il suffit d'introduire la pointe entre la dent et la
matière calcaire, et en imprimant au manche un
léger mouvement de rotation ou de bascule, il faut
nécessairement que l'enduit calcaire se brise. Pour la
face externe des dents, la rugine-burin [1] dans les inter-

---

[1] Nous allons examiner l'une après l'autre chaque rugine, en partant de gauche à droite; nous ferons observer, toutefois, que le graveur
a plutôt cherché à ranger les instruments pour l'harmonie du coup
d'œil, que d'après l'ordre dans lequel il est préférable de s'en servir.
Ainsi donc, en partant de gauche à droite, la première rugine qui
s'offre à la vue du lecteur est la Rugine explorateur, dont nous allons
expliquer l'emploi plus loin : elle a la forme d'une lame de canif très-
mince et très-allongée. 2° Rugine-ciseau coudée, son nom seul dit sa
forme; elle s'emploie à la face interne des dents. 3° Rugine-ciseau courbée, même usage. 4° Rugine-onglette; on verra combien cet instrument nous a rendu service dans notre pratique. 5° Rugine triangulaire,
utile pour enlever le tartre à la face interne et les interstices des dents.
6° Rugine-burin, usitée dans les mêmes cas que la triangulaire, à cette
différence près qu'on l'emploie pour la face externe des dents. 7° Rugine grain d'orge; elle est courbée et remplit le même usage que la
triangulaire. 8° Rugine langue de carpe, même usage. 9° Rugine-ciseau, instrument assez avantageux pour enlever le tartre à la face externe des dents.

stices, la rugine-ciseau sur le corps de la dent, la rugine grain-d'orge entre le contour des gencives, sont

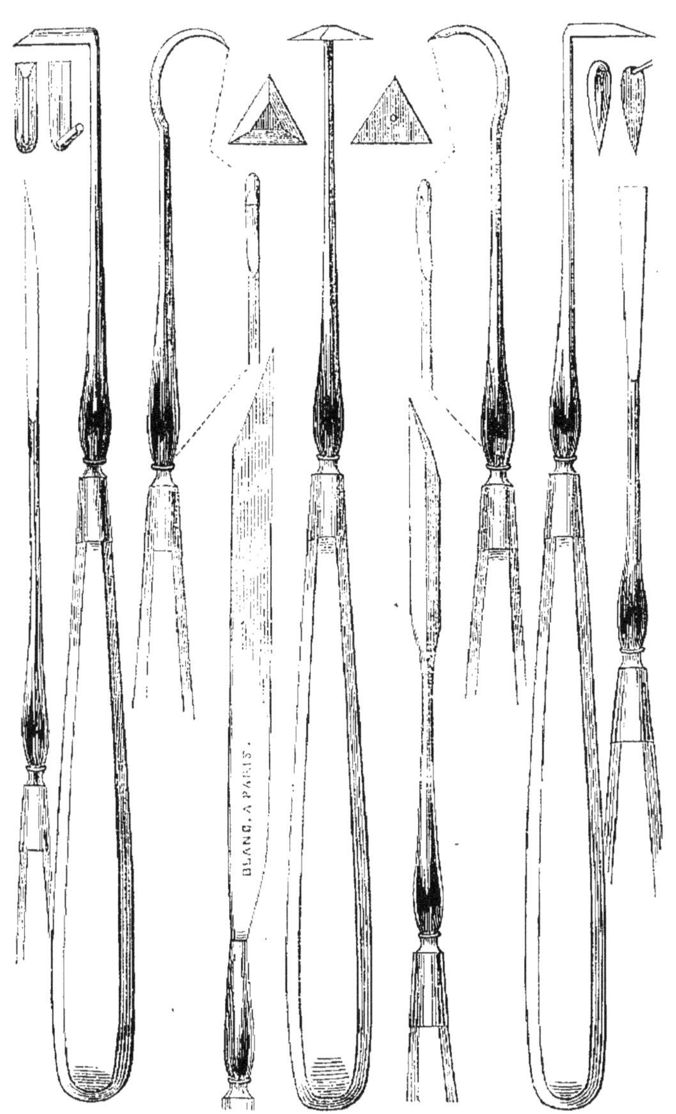

suffisantes ; les autres instruments dont nous donnons la gravure, s'emploient surtout pour la face in-

terne des dents, soit incisives, soit petites et grosses molaires. Le génie du dentiste doit lui dire quels sont ceux dont il est préférable de faire usage dans tel ou tel cas ; ce serait entrer dans des détails aussi fastidieux qu'inutiles, et surtout s'exposer à de nombreuses répétitions, que de décrire l'emploi spécial de chacune des neuf rugines dont on peut se servir. Nous prions nos lecteurs de ne point oublier que, hormis quelques circonstances extraordinaires il est rare que j'emploie plus de trois ou quatre instruments ; mais il en est un surtout sur lequel j'appelle son attention, parce qu'il est vraiment d'une très-grande utilité, c'est la rugine-explorateur. Elle a la forme d'une très-petite lame de canif, très-aiguë, très-mince et un peu recourbée par le bout. Quand on a terminé l'opération, on l'introduit dans les intervalles de chaque dent, et l'on repousse en avant ou en arrière ce qui pourrait y être resté de tartre ; sans cela on ne serait jamais sûr d'avoir donné à la denture toute la netteté voulue.

J'ai toujours soin de faire marcher la rugine du collet vers le bord des dents et non du bord au collet, parce que de cette manière on s'exposerait davantage à blesser les gencives, ce qui est pour le moins inutile sinon dangereux.

Lorsque j'ai affaire à des dents branlantes je ne manque jamais de les soutenir avec l'index de la main gauche, afin de ne pas les luxer plus encore qu'elles ne le sont.

Pour un praticien il serait inutile d'entrer dans de plus amples détails ; mais le débutant qui trouve souvent des obstacles sérieux dans les choses les plus simples ne

sera pas fâché de trouver ici quelques préceptes con-
signés dans l'ouvrage de M. Laforgue, ouvrage que
nous lui conseillons de lire et de méditer.

« Les dents diffèrent par leur couleur dans la même
personne, et d'une personne à une autre ; il y en a de
fermes et de branlantes, de molles dans leur corps et
douloureuses au collet, et de dures et insensibles, de
bien émaillées et de bien unies dans leur émail ; et
d'autres dont le poli de l'émail est détruit en partie, et
est gravé plus ou moins profondément. Il y en a d'é-
rosées avec des sillons qui les traversent ; quelquefois
il y a des traces plus ou moins profondes au milieu de
ces sillons, etc., etc.

« Il ne faut pas chercher à blanchir les canines
comme les incisives, parce qu'elles sont toujours plus
jaunes qu'elles, et que si on emploie des acides pour
les blanchir, on altère l'émail et le poli, et que le lendemain elles sont plus jaunes.

« Il ne faut pas s'attendre à blanchir les dents de
tous également, parce que les constitutions ne sont
pas les mêmes, et que les matières qui forment les
dents de chacun diffèrent aussi. Il faut emporter tout
le tartre et le limon surabondant, et ne pas aller plus
loin.

« Les dents molles dans leur couronne, et particulièrement à leur collet, doivent être traitées doucement ; il ne faut pas enlever le tartre en entier, il vaut
mieux pour cela ajourner à quelque temps et attendre
qu'avec la santé les dents se raffermissent, et perdent
leur sensibilité extrême. »

Le même auteur donne pour les gravures des dents plusieurs moyens : entre autres l'emploi des acides que nous condamnons, et que, pour cette raison, nous passerons sous silence.

« La couleur foncée que donnent les caries internes à l'extérieur des dents, ne peut disparaître en nettoyant l'extérieur, parce que la matière colorante est dans l'intérieur de la cavité de la carie ; on se contente de nettoyer la dent, et, si elle n'est pas plombée, on conseille au client de se soumettre à cette opération.

« Les taches jaunes qu'on trouve à l'émail des dents doivent être laissées : il n'est pas au pouvoir du dentiste de les faire disparaître. »

Malgré tous les soins que l'on apporte à nettoyer les dents, elles conservent souvent, chez certains individus, une teinte jaunâtre très-prononcée qui leur est naturelle : il serait inutile, en pareil cas, de les gratter trop fortement pour leur donner de l'éclat ; et si l'instrument glissait sur des concrétions extrêmement minces, on pourrait les enlever avec un bout de bois tendre enduit de poudre de pierre ponce très-fine.

Enfin, l'opération se termine en recommandant au sujet de se rincer la bouche avec soin, et en lui brossant les dents avec une poudre dentifrice.

§ III. — Manière de limer les dents.

La lime est sans contredit un des instruments les plus utiles de la chirurgie dentaire ; on l'emploie à des usages nombreux, et on en retire les plus grands avantages, tantôt pour faire l'ablation des parties cariées, tantôt pour séparer deux dents trop rapprochées l'une de l'autre, enfin pour mettre au niveau de ses voisines une dent trop longue dont l'excédent s'oppose à l'emboîtement exact des mâchoires. Quand après une fracture il reste des éminences ou des angles qui blessent la langue, les lèvres ou l'intérieur des joues, on les émousse ou même on les abat en entier avec la lime.

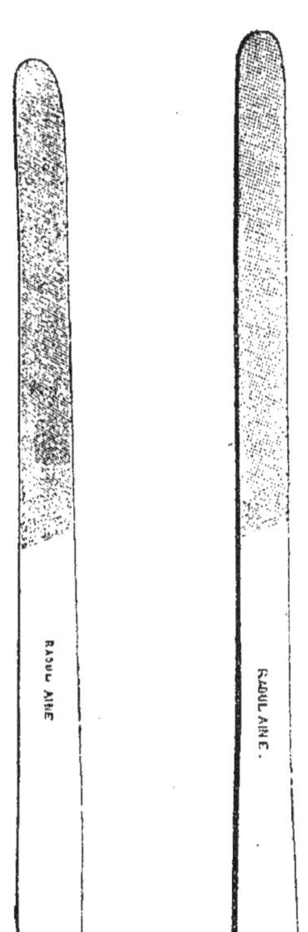

J'ai vu des personnes dont une ou plusieurs dents de la rangée inférieure étaient usées, érodées par une dent supérieure trop longue; c'est dans ce cas que la lime est encore d'une utilité incontestable; de même, toutes les fois que l'on veut se servir d'une racine pour y poser une pièce artificielle, il est indispensable d'en égaliser les contours jusqu'au-dessus du niveau des gencives.

Pour faire ces opérations, il faut avoir des limes taillées uniformément et sans fautes, faites du meilleur acier, et surtout trempées avec soin. Nous avons dit de choisir des limes sans fautes, parce que, si une dent de la lime se trouve plus distante que les autres, ou bien si elle manque entièrement, elle occasionne des chocs qui ne sont pas soutenables pour l'opéré. Il faut de plus qu'elles mordent sur une de leurs faces seulement, et que l'autre soit tout à fait lisse, afin de ne pas entamer à la fois les deux dents dans l'interstice desquelles on fait manœuvrer l'instrument.

Quand il s'agit de limer une dent située dans une partie assez reculée de la bouche, il devient très-difficile de pratiquer cette opération; dans ce cas, on se sert d'un manche appelé porte-lime, et dont nous avons fait graver la figure. Cet instrument est on ne peut plus commode, en ce qu'il laisse toute facilité pour agir, même entre les interstices des dernières molaires. Comme on peut s'en rendre compte en jetant un coup d'œil sur la planche, c'est une tige deux fois courbée, à angle droit, de telle sorte que la lime, loin d'être continue avec le manche, se trouve dans une direction parallèle, située en dehors de l'axe du reste de l'instrument. Les commençants, qui s'en servent pour la première fois, sont toujours tentés de croire que le reculement pratiqué à l'extrémité de la tige qui soutient la lime, est pour loger la commissure des lèvres, ce qui fait qu'ils tiennent leur outil en sens inverse de la manière dont il doit être saisi ; tandis qu'au contraire, il faut présenter la lime de façon que son talon, vissé dans le coude de la tige, soit comme une espèce de crochet qui attire et laisse rentrer tour à tour la commissure des lèvres dans son mouvement de va et vient. C'est ainsi que l'on obtient de ce procédé le meilleur parti que l'on puisse en tirer. On ne scie pas les lèvres du patient comme on ne manquerait pas de le faire en s'y prenant ainsi que nous le disions plus haut, et la lime se trouve portée comme d'elle-même sur les parties les plus profondes des arcades dentaires.

Il est un précepte important qu'il ne faut en aucun cas manquer d'observer scrupuleusement, c'est de limer la dent de telle sorte, qu'on l'use beaucoup plus aux dépens de sa face postérieure que de sa face antérieure, et cela se conçoit sans peine : c'est le seul moyen de dérober à tous les yeux la perte de substance qu'on lui aura fait subir. Il arrive quelquefois, en opérant, que la lime s'engage assez fortement entre les bords des deux dents ; il faut bien se donner de garde de la retirer trop brusquement, outre que l'on s'exposerait à faire soulever l'émail en éclats, le patient en éprouverait une vive souffrance.

Quand il s'agit d'enlever une portion cariée d'une dent, si la douleur ne s'y oppose pas, il vaut mieux en enlever plus que moins, c'est à dire que, si la carie n'a pas détruit le tiers ou la moitié de la dent, il faut l'user jusqu'à l'entier effacement de la carie, de telle sorte que l'extrémité de la sonde n'y trouve plus rien qui l'arrête.

Si après avoir emporté la cavité de la carie, il reste encore de la matière noire à la dent, et que la dent ait assez de volume pour supporter la perte de la portion cariée sans qu'on ouvre le canal dentaire, il faut limer jusqu'à ce qu'il n'en reste plus.

Si la carie a détruit, rongé la dent jusqu'à sa cavité, si bien que sa paroi soit entièrement percée, il faut limer encore, mais, autant que possible, sans trop affaiblir la dent; du moins voilà le conseil que donnent certains auteurs; quant à nous, nous aimerions mieux ne point employer la lime, et n'y appliquer que notre pâte alumineuse éthérée, qui, dans ce cas, réussit parfaitement, en faisant cesser toute sensibilité, et préparant l'organe à l'opération du plombage.

Voici la manière de se servir de la lime; c'est fort simple quand on veut agir sur la mâchoire supérieure. On prend l'instrument entre le pouce et l'index, et nous ferons observer en passant, qu'il vaut mieux que la lime n'ait point de manche, quand on veut opérer sur les dents antérieures; car alors on est plus exposé à la voir se rompre dans la bouche de celui qu'on opère. On soutient les dents avec les doigts de la main gauche, afin d'éviter l'ébranlement, et surtout la vibration qui retentit dans toutes les parties du corps, en y causant un agacement et une irritation dont il est facile de se faire idée. De plus, on a soin de tremper la lime de temps à autre dans de l'eau chaude, surtout en hiver, non-seulement pour enlever le *détritus* qui se loge dans chaque dentelure, mais encore pour atténuer l'impression désagréable du frottement de l'acier. Pour modérer ses mouvements comme on le désire, il est bon de prendre un point d'appui sur les gencives ou les molaires avec le petit doigt. Enfin, une règle importante c'est, quand on lime une dent sur les bords, d'en laisser une portion intacte près des gencives, afin que, prenant un point d'appui sur sa voisine, il lui soit impossible de se rapprocher d'elle, ce qui, sans cette précaution, arriverait infailliblement.

Il peut se faire qu'après avoir limé une dent incisive, on soit forcé d'y laisser quelques petits points cariés qu'on n'enlève pas comme le reste, dans la crainte de trop emporter de substance et d'affaiblir l'organe à son détriment; dans ce cas, on a l'habitude de cautériser. Le meilleur cautère à mon gré, pour remplir cette indication, est le talon même de la lime. Quoi de plus apte en effet, à cette opération, que l'extrémité de l'instrument qui, rougi à blanc, répond exactement à la voie qu'il s'est creusée lui-même. En imitant cet exemple, on diminuera d'une pièce l'arsenal dentaire que des esprits un peu trop inventeurs ont grossi outre mesure.

On trouve beaucoup de personnes qui, passé la quarantaine, voient les dents de la mâchoire supérieure, surtout les incisives, se déchausser, s'allonger et dépasser le niveau des autres dents. Outre que cela nuit à la symétrie, il s'ensuit qu'elles deviennent branlantes et menacent ruine, parce que les dents de la mâchoire opposée venant les heurter sans cesse, elles en sont ébranlées jusqu'à l'extrémité de leurs racines.

Maury cite l'exemple d'une personne âgée de cinquante ans qui vint le consulter pour une énorme accumulation qui recouvrait particulièrement les six dents inférieures de devant. L'usage immodéré des remèdes anti-syphilitiques avait en partie causé de semblables désordres. Les dents étaient déchaussées de cinq lignes au moins, et tellement chancelantes que la moindre pression avec le doigt aurait suffi pour les faire tomber toutes ensemble. Il commença par enlever le tartre; et pour fixer momentanément ces dents, il les attacha à leurs voisines avec un cordonnet de soie. Les choses étant ainsi disposées, il fit avec la lime une rainure horizontale, jusqu'à l'endroit où il avait l'intention de les raccourcir; puis avec des pinces il les coupa une à une à la rainure. Ces dents étant ensuite égalisées avec la lime, il délia la première ligature et en mit une seconde. Il recommanda au malade de rincer sa bouche, de brosser légèrement ses gencives et ses dents plusieurs fois par jour, avec une liqueur vulnéraire, composée à parties égales de ratanhia et de quinquina étendues d'eau. Un mois après l'usage de ces moyens, les gencives et les dents de cette personne étaient entièrement raffermies, et depuis lors ses dents ainsi limées ont continué à être solides.

Nous avons observé plusieurs cas semblables à celui-là dans notre pratique, mais nous nous sommes bien gardé de raccourcir les dents trop longues avec une pince coupante, parce qu'en procédant ainsi, on s'expose à casser plus loin qu'on ne voudrait, à fendre ou à écraser la portion de dent que l'on veut conserver.

Nous avons cru plus prudent de niveler les dents en les usant avec des limes croisées du diamètre que la dent pouvait comporter. Nous avons soin de ne point limer toujours également et uniformément, parce qu'alors l'opération serait plus longue et plus douloureuse. De plus nous formons des angles et des éminences autant qu'il nous est possible, parce que cela donne plus de prise à la lime.

Une chose à laquelle il faut porter grande attention avant de raccourcir une dent ; c'est si on ne s'expose pas à toucher au cordon dentaire comme cela arrive chez les jeunes personnes ; dans ce cas il est plus sage de ne point pratiquer l'opération.

Il ne faut pas qu'un jeune praticien inexpérimenté s'imagine que, dans une seule séance, il pourra niveler toutes les dents qui déparent la symétrie d'une bouche et nuisent à l'accomplissement régulier des fonctions masticatoires. Soit qu'on les use par leur bord libre, soit qu'avec une lime qui ne mord que par un de ses côtés, on les scie sur leur face antérieure, il s'ensuit un agacement tel qu'on est forcé de suspendre l'opération, et qu'on ne peut souvent la reprendre qu'au bout d'un ou deux mois. Alors toute la sensibilité a disparu et rien ne s'oppose plus à ce qu'on recommence sur de nouveaux frais. Cependant, si on était dans la nécessité d'en finir de suite, peut-être y parviendrait-on en ayant soin de cautériser à mesure que l'organe se montre sensible.

Pour raccourcir les portions de dents qui doivent recevoir des pièces artificielles ou bien encore les éminences osseuses susceptibles de blesser quelques parties de la bouche, on se sert de limes rondes. Les pinces coupantes pourraient aussi très-bien remplir le même usage.

Le maniement de la lime, fort simple en apparence, n'est pas encore chose aussi facile qu'on se l'imagine. Il ne suffit pas de la faire aller et venir, ou de la diriger plus ou moins légèrement en différents sens, il faut encore opérer sans secousses, et ne chercher à la faire mordre que dans le sens de sa taille. Du reste, nous croyons qu'il n'y a qu'une longue pratique qui puisse donner la dextérité convenable pour bien diriger la lime.

Il fut une époque où plusieurs praticiens, même habiles, se déclaraient hautement contre l'emploi de la lime. Ils allaient jusqu'à dire que, loin de prévenir la carie, elle ne servait qu'à produire cette affection désastreuse. Le temps et l'expérience des faits sont le meilleur argument contre ces accusations mal fondées, il est peu de personnes qui ne doivent au bienfait de cette petite opération, la conservation de leurs dents les plus précieuses, les incisives supérieures ou les deux canines.

§ IV. — Cautérisation.

On pratique la cautérisation soit pour combattre les douleurs odontalgiques, soit pour limiter les progrès de la carie. Il y a deux sortes de cautères, le cautère actuel et le cautère potentiel.

Le cautère actuel, ou le feu, agit subitement sur la

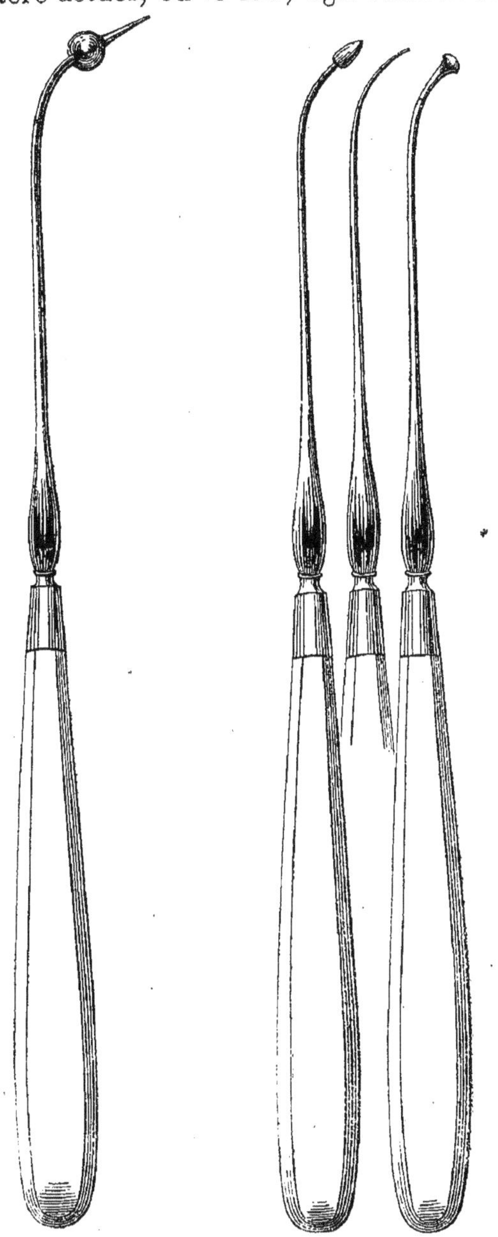

partie où il est appliqué et la transforme en escarre :

on se sert à cet effet de tiges métalliques auxquelles on donne différentes formes , mais le mode que l'on préfère aujourd'hui est un stylet en platine portant à quelques lignes de distance de son extrémité, un petit globe qui sert de réservoir au calorique , et en fournit à la tige assez longtemps pour qu'elle agisse efficacement sur les parties avec lesquelles on la met en contact. Lorsque l'excavation de la carie offre à son ouverture une certaine étendue, on fait usage de cautères portant à leur extrémité un bouton ou une olive proportionnés à la capacité ou à l'étendue de la partie où l'on veut porter l'action du feu. Nous pouvons affirmer qu'avec ces deux instruments le calorique agit plus long-temps encore et d'une façon plus directe.

Le cautère potentiel agit lentement, mais on ne saurait être trop circonspect dans l'emploi de ce moyen, comme il consiste en des acides affaiblis ou purs, il a d'abord le grave inconvénient de ramollir la substance dentaire, et de plus il peut agir sur les parties voisines et les endommager. Les substances qui sont le plus communément consacrées à cet usage, sont l'ammoniaque liquide et les acides sulfurique et nitrique. La manière de s'en servir est très-simple, elle consiste à en imbiber un morceau de coton proportionné à la cavité de la dent malade, à l'y introduire , et à le recouvrir ensuite d'un autre morceau de coton ou d'un peu de cire, s'il est possible de le faire.

Le cautère actuel est le plus usité des deux ; dans un cas d'hémorragie après l'extraction d'une dent, il est surtout d'une grande utilité. Cependant, il ne faut pas se le dissimuler, l'application du feu est quelquefois insuffisante : on l'a vu souvent augmenter la douleur bien loin de la calmer. Nous dirons même que lorsque la carie est très-avancée, cette opération, loin de prolonger la durée de la dent, la rend plus cassante et par conséquent hâte sa destruction. Ce que nous en disons n'est point pour déprécier un moyen que nous regardons comme excellent, surtout pour les incisives et les canines, dont la carie est parfois si profonde que, de peur de trop affaiblir la dent, on n'a pu l'enlever en totalité. Dans ce cas on est très-heureux de pouvoir cautériser de temps à autre, afin d'arrêter les progrès de la maladie.

Quand il s'agit de désorganiser la pulpe dentaire à l'aide du feu, on se sert habituellement d'un stylet en platine, long de cinq à six centimètres, et présentant, comme nous avons dit plus haut, un renflement sphérique à huit ou dix millimètres de son extrémité. Pour ne point effrayer le patient il ne faut pas le faire rougir sur un réchaud, mais simplement dans la flamme d'une lampe à esprit de vin dont la chaleur est plus que suffisante pour obtenir le degré d'incandescence voulue. Dès qu'il est convenablement chauffé, on l'introduit avec rapidité et profondément dans le canal dentaire, en lui imprimant quelques mouvements de rotation avant de le retirer. Ce procédé réussit très-bien, surtout pour les racines des incisives, des canines et des petites molaires. Malheureusement, il est des personnes d'une grande susceptibilité nerveuse chez lesquelles la seule idée du contact d'un métal rougi au feu excite une appréhension tellement vive qu'elles préfèrent encore se décider à l'extraction. Pour nous, nous ne recourons guère à ce moyen douloureux que pour arrêter la marche de la carie, et quand il ne s'agit que de s'opposer à l'inflammation de la pulpe, notre pâte alumineuse éthérée nous dispense de tout autre moyen.

Quant aux dentistes qui préfèrent l'emploi du cautère actuel après s'être assuré que leur opération a réussi, et cela en introduisant de l'eau froide dans la bouche et en s'assurant qu'elle n'y produit plus aucune douleur; ils remplissent la cavité avec un morceau de coton imbibé d'une eau spiritueuse quelconque, puis, quand ils voient que l'intérieur de la carie est parfaitement desséché, ils procèdent à l'opération du plombage.

Il est encore un autre moyen, mais bien inférieur au premier; nous n'en parlerons même que pour ne rien omettre et instruire le lecteur de tout ce qui s'est pratiqué dans cette branche de la thérapeutique. On prend plusieurs fils de platine que l'on rassemble, sans les faire chauffer; on les introduit vivement dans le canal dentaire, et, les faisant tourner plusieurs fois sur eux-mêmes, on les convertit en une sorte de tire-bourre qui entraîne quelquefois avec lui toute la pulpe dentaire. Ce moyen, disent quelques auteurs, est excellent quand on veut ensuite se servir d'une racine pour poser une pièce artificielle.

S'agit-il de cautériser une dent profondément cariée, on enlève avec la lime la plus grande partie de la carie; à l'aide de la sonde et de la curette, on retire autant que possible les parties molles de cette cavité, on la dessèche ensuite avec du coton et on y introduit un cautère incandescent dont l'extrémité sera proportionnée à l'étendue de la portion malade. Il arrive souvent que la substance de la dent n'en continue pas moins à se corroder, et il faut recourir plusieurs fois de suite à un moyen qui ne laisse pas d'être fort douloureux.

Nous ne parlerons du cautère potentiel que pour faire saillir les nombreux inconvénients attachés à une médication aveugle dont l'opérateur ne saurait prévoir ni limiter l'action trop souvent funeste à toutes les parties circonvoisines. Les dents sur l'émail desquelles tombent quelques gouttes d'acide, de potasse caustique ou de nitrate d'argent, ne tardent pas à devenir aussi malades que celle pour laquelle on a eu le malheur d'en faire usage ; quelquefois même la langue, les gencives et la face interne des joues sont vivement enflammées et ulcérées par le contact de ces substances dangereuses.

Après ces deux moyens en sont venus d'autres plus innocents peut-être, mais assurément d'un effet moins certain encore, ce sont la myrrhe, l'encens, le baume de Tolu, l'extrait d'opium, l'éther, les essences de cannelle, de girofle, de menthe, et d'une foule d'huiles essentielles et de teintures alcooliques très-concentrées.

Nous le répétons, nous n'employons la cautérisation que dans quelques cas exceptionnels, et particulièrement lorsque les personnes qui veulent se faire plomber une dent ou poser une pièce artificielle, ne peuvent pas séjourner à Paris le temps nécessaire pour donner à notre pâte alumineuse éthérée celui de les guérir radicalement. Nous avons donc parlé de ces différents modes de cautérisation, plutôt en historien qu'en partisan, car nous les utilisons le moins souvent possible.

§ V. — Obturation des dents.

L'obturation des dents, qui consiste à combler les cavités formées par la carie avec un métal ductile et malléable, a longtemps porté et porte encore le nom de plombage ; nom qui lui fut donné, parce que d'abord on s'est servi uniquement de plomb pour obturer les dents.

Une chose importante, avant de procéder au plombage, c'est de s'assurer si la dent est parfaitement insensible au contact des corps étrangers, et si la carie dont elle est affectée ne présente pas cet aspect sanieux et humide qui en rend la cure si difficile. Le premier de ces deux préceptes souffre quelques exceptions : il est des dents dont la carie est parfaitemement indolore, et qui n'en font pas moins souffrir le patient, parce que chez elles le périoste alvéolaire est malade ; on constate cette particularité par la percussion, qui est douloureuse, tandis que le contact de la sonde dans l'intérieur de la dent ne l'est nullement. Enfin, il arrive aussi quelquefois que la dent ne manifeste les élancements qui caractérisent l'odontalgie, que quand on expose la cavité de la carie à l'action du froid et du chaud, et, quand au contraire on la tamponne avec du coton imbibé d'alcool, elle devient tout à fait insensible. Évidemment, dans ces deux derniers cas, il n'y a point contre-indication au plombage. Pour ce qui est de la carie sanieuse et humide, c'est une règle sans exception, cette dernière circonstance compromettant toujours le succès de l'opération; il est donc urgent de guérir complétement une dent ainsi malade avant de l'obturer. Plusieurs dentistes se sont vantés d'avoir trouvé des compositions dont la propriété est infaillible; nous avouons qu'ils sont plus heureux que nous, et que notre pâte alumineuse éthérée, d'ailleurs si efficace, a besoin, pour ce cas exceptionnel, d'être secondée par l'emploi du feu. Il faut de toute nécessité détruire la substance cartilagineuse en laquelle a dégénéré le tissu dentaire, faute de quoi les topiques les plus en vogue viendront tous échouer les uns après les autres.

Quel que soit le genre de carie qui ait détruit les parois dentaires, si on négligeait les préceptes que nous venons de donner, on pourrait déterminer au moment de l'opération des douleurs tellement aiguës, qu'il faudrait en toute hâte enlever la substance obturante, ce qui produit toujours un fort mauvais effet pour la réputation du chirurgien-dentiste.

Pour explorer la carie des dents, et surtout celle des grosses molaires, Maury conseille l'emploi d'une sonde à spirale, parce que ses diverses courbures permettent de l'introduire dans toutes les ouvertures qui se forment aux parois dentaires, quel qu'en soit le siége. Cette sonde est aussi simple qu'elle peut l'être ;

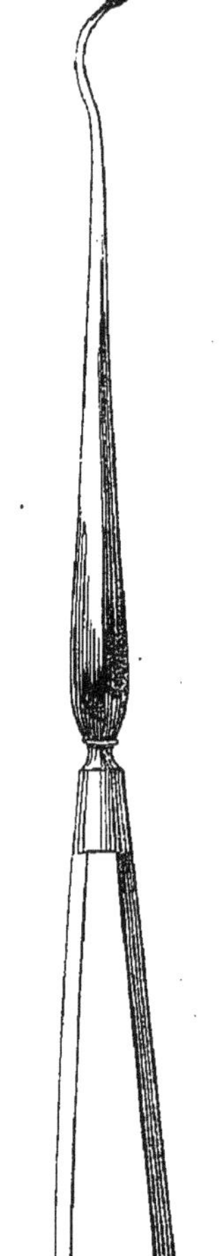

c'est une tige de fer dont les deux extrémités se terminent par un demi-cercle en spirale : l'une a sa courbure dirigée à droite, et l'autre à gauche.

Lorsqu'on a reconnu qu'une dent est susceptible d'être plombée, on commence par enlever avec la sonde et *les curettes* les portions d'aliments, les corps étrangers, et toutes les parties molles qui pourraient se trouver dans la cavité, puis il est bon d'y former quelques aspérités pour pouvoir retenir plus sûrement le métal : cependant ce dernier précepte est loin d'être généralement pratiqué. Ensuite on prend un morceau de coton, que l'on imbibe d'une liqueur alcoolique ou d'une huile essentielle aromatique quelconque, on l'introduit dans la cavité dentaire, et, après l'y avoir laissé séjourner quelque temps, on le remplace par un autre morceau de coton sec , que l'on change jusqu'à ce que la dent ne présente plus aucune espèce d'humidité. Les chances de succès dépendent aussi des dents que l'on aura à plomber, les molaires conservent beaucoup mieux le métal obturateur que les canines, surtout les incisives, les dents de la mâchoire inférieure

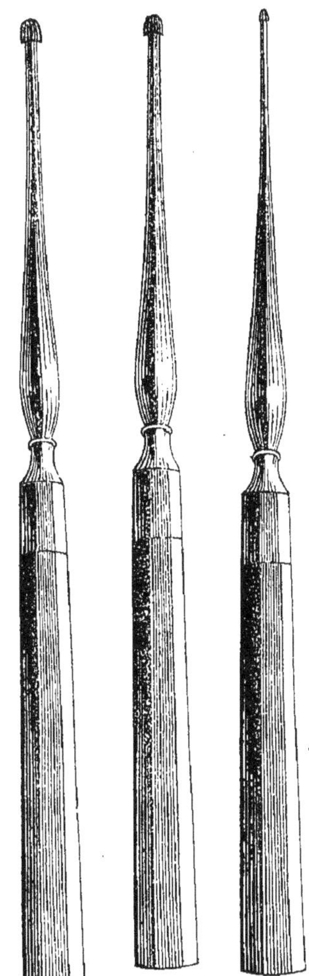

mieux que celles de la mâchoire supérieure. Toutes les fois qu'on remarquera des circonstances peu favorables à la réussite de l'opération , il ne faudra jamais manquer d'en avertir le client , de peur qu'il n'aille attribuer à votre impéritie ce qui ne dépend que de la nature même du mal.

Un point sur lequel , il faut aussi porter une grande attention, c'est la conformation de la cavité anormale qu'il s'agit d'obturer. Quand son ouverture est plus étroite que son intérieur , on a toutes les chances possibles de voir l'opération offrir un résultat durable ; quand la partie cariée, au contraire , ne présente pas cette con-formation , il existe un moyen de la lui donner.

ner. Pour cela on se sert d'instruments de divers grosseur appelés *fraises*. Ce sont des tiges surmontées d'espèces de champignons taillés à côtes assez profondes et surtout fort tranchantes. On introduit cette extrémité arrondie dans la cavité de la dent que l'on veut plomber, en mesurant le volume de l'instrument à l'entrée de la carie. Cela fait, on lui imprime une suite de mouvements de rotation à l'aide duquel on agrandit les parties latérales et profondes de l'excavation, de telle sorte que le métal obturateur que l'on désire y mettre, présente un volume assez fort pour ne pouvoir plus s'en échapper de lui-même.

Après ces précautions préliminaires et indispensables, il ne reste plus qu'à faire choix du métal dont on voudra se servir, choix qui du reste est souvent décidé par la personne qui vient vous demander vos soins.

Jusqu'ici, on a généralement employé pour obturer les dents cinq sortes de métaux : le plomb, l'étain, l'or et le platine, qui s'emploient en feuilles, et le métal de Darcet, dont on se sert à l'état de fusion.

Le plomb est aujourd'hui rarement employé, parce qu'il s'oxyde et noircit presque au moment même de son application. On se sert préférablement des feuilles d'étain telles que les emploient les batteurs d'or, parce qu'elles sont beaucoup moins accessibles à l'action de l'oxygène ; cependant, à la fin, elles s'oxydent comme le plomb, et cette oxydation, en pénétrant au fond de la carie, tend à l'entretenir : c'est là le grave inconvénient qui fait donner une préférence méritée à l'or et au platine ; de ces deux derniers métaux, l'or est encore celui qu'il vaut mieux choisir ; convenablement préparé, il est d'un excellent usage, parce que sa couleur ne diffère pas très-sensiblement de celle des dents, comme l'étain et même le platine, qui sont toujours d'un gris de fer. Nous regrettons seulement qu'il soit très-difficile de se procurer de l'or pur à Paris. Il n'en est pas de même de l'or de Vienne et des États-Unis, qui est sans contredit le mieux préparé, et celui où il entre le moins d'alliage.

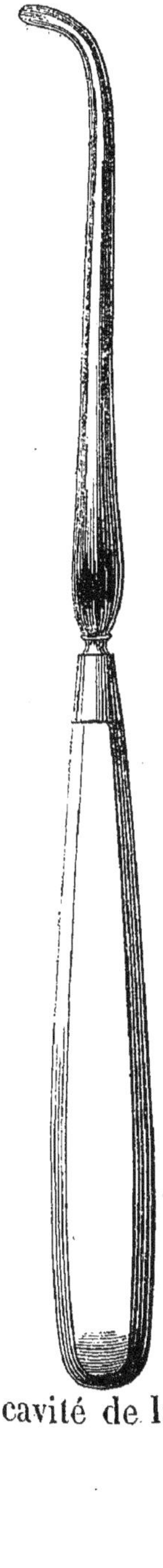

Pour employer l'étain, l'or ou le platine en feuilles, on en forme une espèce de tube ou de boulette, et, mieux encore, on les plie simplement en quelques doubles, en leur laissant une certaine longueur, puis avec une sonde ou *un plomboir*, on les introduit graduellement dans la carie, en ayant soin de piquer la feuille de temps en temps pour la faire porter sur tous les points. J'ai l'habitude d'employer ces métaux pliés seulement sur eux-mêmes sans les rouler en tube ou en boulette, parce qu'il me semble plus sûr ainsi de combler exactement toute la cavité de la dent. Voici ce qui m'a porté à adopter ce procédé. La feuille de métal se superpose par couches, qui se moulent l'une après l'autre sur les contours de la cavité dentaire, qui est loin d'être égale à ses différentes hauteurs ; en un mot, j'obtiens par ce moyen une sorte de stratification successive, beaucoup plus exacte et beaucoup plus dense à la fois, car il est impossible qu'il y subsiste aucun vide. D'un autre côté, le plombage est plus solide, comme il est facile de le comprendre, les différentes portions de métal qu'on surajoute s'enlaçant l'une avec l'autre par les plicatures auxquelles je les soumets.

Quand la cavité de la dent a été exactement obturée, on enlève les aspérités que le métal présente, et on l'égalise avec *le brunissoir*. Quelquefois, dans les caries qui se trouvent sur les couronnes des dents, on laisse dépasser le métal au-dessus de leur niveau, parce que, plus tard, il en est refoulé par la mastication.

Il est encore deux autres compositions métalliques dont on fait usage pour obturer les dents : le métal fusible de Darcet, et la pâte d'argent de M. Taveau. Occupons-nous d'abord du métal fusible composé de huit parties de bismuth, cinq de plomb et trois d'étain. La température de l'eau bouillante suffit pour le faire fondre, et M. Regnard en a encore augmenté la fusibilité par l'addition d'un dixième de mercure. Après avoir mis la dent en état de subir l'opération du plombage, on introduit dans sa cavité une quantité de ce métal, proportionnée à l'étendue de la carie, puis on fait chauffer un fouloir [1] environ au degré de l'eau en ébullition, on approche l'instrument arrivé au point de chaleur convenable, et au moment du contact l'amalgame s'amollit et se fond. Quand la première portion ne suffit pas, on en ajoute d'autres jusqu'à ce que l'excavation morbide soit entièrement comblée. On termine ensuite l'opération en aplanissant les aspérités de la surface plombée, et en la brunissant avec soin. Ce métal fusible présente cela de très-avantageux, qu'il forme une masse compacte, homogène, sans interstices, et qui ne saurait admettre la salive ni les humidités buccales entre ses molécules. Cependant on peut lui reprocher d'exiger l'emploi d'une température qui, sans être assez élevée pour brûler la dent et les parois environnantes, peut néanmoins enflammer ces dernières et dessécher l'émail au point de le faire éclater. Aussi faut-il la plus grande habitude, acquise au prix d'une longue expérience, pour saisir le point précis de température et ne pas rester au-dessous du degré voulu, ce qui laisserait l'opération incomplète, et, d'un autre côté, pour ne point le dé-

---

[1] Les fouloirs et les cautères ayant la même forme à peu près, nous renvoyons aux figures que nous avons données de ceux-ci.

passer, ce qui amènerait la brûlure de l'organe que l'on veut conserver et des parties environnantes, cas non moins grave.

Disons un mot maintenant de l'amalgame inventé par M. Taveau, et nommé par lui pâte d'argent. Cette pâte se prépare avec de l'argent vierge et du mercure. On sature d'argent vierge, réduit en poudre très-fine et bien épurée, une quantité donnée de mercure ; on broie le tout dans un mortier environ deux heures, afin que les métaux s'incorporent bien ; puis l'on passe, ou pour mieux dire on exprime fortement le tout dans une peau de chevreau dépourvue de son épiderme, afin d'en extraire presque tout le mercure. Le résidu qu'on obtient ainsi est une pâte assez compacte qu'on renferme dans un flacon bouché à l'émeri, pour l'utiliser au besoin.

On emploie cette préparation à froid avec un fouloir qui l'entasse dans l'excavation de la dent, et en se conduisant exactement comme pour les substances en feuilles. Le mercure venant à s'évaporer par la seule chaleur de la bouche, et cela dans le court espace de trois ou quatre jours, l'argent reste en une seule pièce dans la cavité de la dent, en remplit toutes les anfractuosités, et devient aussi compacte que s'il avait été fondu dans cette même cavité, du moins voilà ce que prétend l'auteur de la découverte ; pour nous, nous reprocherons à ce moyen de plombage, 1° de prendre une couleur d'un noir terne qui n'est pas fort agréable à la vue, 2° d'offrir un retrait assez prononcé par suite de l'évaporation du mercure ; 3° de conserver une porosité qui permet aux sucs buccaux de s'infiltrer dans l'excavation morbide ; enfin, ce qui est un inconvénient bien plus grave encore, d'amener, par suite de l'évaporation du mercure, une maladie du périoste alvéolaire. J'ai eu occasion d'examiner plusieurs personnes chez lesquelles on avait pratiqué cette sorte de plombage, et qui offraient aux gencives un suintement sanieux fétide et désagréable.

M. Taveau invoque, en faveur de sa manière de voir, le métal fusible de Darcet, qui, modifié par M. Régnard, contient plus de mercure encore que sa pâte d'argent : à cela nous répondrons que chaque fois que l'occasion se présente à nous d'utiliser le métal fusible, nous nous gardons bien d'y ajouter le dixième de mercure, et cela parce que, comme après l'emploi du nouvel amalgame de mercure et d'argent, nous avons observé des conséquences funestes pour la santé des gencives et du périoste alvéolaire.

Nous avons passé en revue les divers modes de plombages utilisés jusqu'à nos jours ; on peut leur reprocher à tous de ne pas s'identifier assez bien avec la substance même de la dent, et surtout de trop différer de couleur avec elle, ce qui empêche d'en faire usage pour les caries apparentes. Espérons qu'un jour viendra où quelque dentiste plus heureux que tous ceux qui l'ont précédé, finira par découvrir quelque mastic qui joindra à une solidité réelle l'avantage de présenter une couleur identique à celle de la dent restaurée.

Néanmoins, le plombage, tel qu'il a été perfectionné

de nos jours, rend déjà d'immenses services, si toutes les personnes qui ont le malheur de porter dans la bouche des dents cariées, avaient la sage prévoyance de se les faire plomber, je n'hésite pas à soutenir que l'on conserverait quatre-vingts dents sur cent de celles dont on réclame l'extraction ou qui tôt ou tard se brisent en éclats au moindre effort masticatoire.

Un des grands avantages du plombage est de soustraire l'excavation morbide à l'action délétère des humeurs buccales et des débris alimentaires qui s'y putréfient et y subissent la fermentation acide. Il est incontestable que grâce à ce moyen les progrès de la carie sont ralentis et que cette affection devient même quelquefois entièrement stationnaire; il est vrai qu'il arrive un moment où ses tristes effets se font ressentir de nouveau et où le métal se sépare de l'os, vacille dans son intérieur et finit par s'échapper spontanément. Dans ce cas il n'y a qu'un parti à prendre, celui de faire obturer de nouveau l'organe excavé et obtenir de la sorte encore un sursis à sa destruction.

Avant de clore le paragraphe de l'obturation des dents, il nous reste un cas à examiner, celui où l'organe plombé fait éprouver de violentes souffrances. Les malades, après l'application du métal, ressentent quelquefois, malgré les précautions que nous avons indiquées plus haut, un sentiment obscur de gêne et de distension dans la dent plombée. Il peut arriver qu'on pare à ces accidents par quelques antiphlogistiques et quelques dérivatifs sur les membres inférieurs; un régime diététique adoucissant peut aussi quelquefois arrêter le développement de l'inflammation du bulbe dentaire ou des membranes de l'alvéole. Mais il peut arriver aussi que tous ces moyens soient infructueux, c'est alors qu'il faut de toute nécessité désobturer la dent et pour l'habituer petit à petit au contact d'un corps étranger, mettre d'abord dans sa cavité un morceau de coton, puis de la résine et enfin le métal obturateur lui-même. Par cette sage conduite, on ne peut manquer d'arriver au résultat désiré. Quelques auteurs conseillent, au lieu de déplomber la dent, de la luxer, afin de rompre le cordon vasculaire et nerveux qui lui donne sa sensibilité. Est-ce autre chose qu'une théorie? Une dent cariée peut-elle offrir au davier ou à la clef de Garengeot assez de résistance dans sa couronne pour permettre à la luxation de s'effectuer?

§ VI. — Luxation.

Quand une dent est le siége d'une douleur plus ou moins vive, que cette dent présente encore une couronne d'un certain volume, et que l'excavation de la carie est conformée de telle sorte qu'elle n'est pas apte à l'opération du plombage, certains dentistes ont recours à la luxation artificielle.

Il y a deux sortes de luxations, la luxation complète et la luxation incomplète; chacune a eu ses partisans. Les uns voulaient qu'on fît tomber entièrement la dent de son alvéole, les autres se contentaient de la soulever aux deux tiers, croyant aussi bien par là atteindre le but que se proposent les premiers, savoir, la rupture du cordon nerveux qui anime la dent.

Il est certain que si cette opération était toujours suivie de succès, ce serait une très-bonne chose de luxer une dent et de la remettre aussitôt en place; par ce moyen on ferait à jamais cesser la douleur, et on ne priverait pas la bouche d'un organe aussi indispensable.

Mais, outre que l'on n'est pas toujours à même de présumer, ni maître de mesurer le degré de force à employer pour luxer une dent, ce qui dépend souvent de l'état de santé ou de maladie des membranes alvéolaires, il y a un grand nombre de suites plus ou moins fâcheuses, qui conspirent contre la réussite de cette opération.

Ainsi les dents multicuspides résistent avec une grande ténacité et font fracturer plus ou moins les alvéoles et lacérer les gencives. Les esquilles qui résultent du premier de ces deux accidents entraînent une suppuration et une inflammation qui peut se communiquer parfois à toute l'alvéole, ce qui compromet singulièrement le succès de l'opération en empêchant les racines de la dent de reprendre leur solidité et les parois alvéolaires de se resserrer sur elles.

Pour les dents vulgairement dites barrées, c'est-à-dire, chez lesquelles l'extrémité des racines convergent en se courbant, un fragment plus ou moins volumineux des maxillaires se trouve rompu pendant les efforts de la luxation, ce qui entraîne les mêmes suites

que dans le cas précédent, et s'oppose au raffermissement des alvéoles.

Si les dents luxées appartiennent à la partie antérieure de la mâchoire supérieure, elles sont chassées en
dehors par la langue et par les dents de la mâchoire inférieure, dérangement que facilite encore la plupart
du temps la fracture des bords alvéolaires.

On se trouve pour ces sortes de dents pris dans un véritable dilemme. Elles sont en rapport avec une autre
dent de la mâchoire opposée, ou bien cette dent étant
de moins, n'est plus là pour venir à leur rencontre. Dans
le premier cas, elles risquent à être ébranlées et déje-
tées soit en avant soit en arrière ; dans le second, ne
trouvant plus rien qui les retienne dans leurs alvéoles,
elles en sortent insensiblement, poussées tantôt par
l'ossification qui survient, chassées tantôt par un travail suppuratoire.

Si le succès de l'opération est autant complet que
possible, il est bien rare que la dent luxée n'entretienne pas une fistule incurable à la partie correspondante de la gencive. En outre, ne prenant plus aucune
nourriture, la substance dentaire acquiert une teinte
noirâtre qui est loin d'être agréable à la vue.

Enfin il est rare qu'une dent luxée subsiste plus de
quatre à cinq ans, elle finit par périr à la suite du ramollissement et de la corrodation des humeurs buccales. Et dans ce dernier cas on n'a plus seulement
l'espoir de conserver la racine pour y poser au besoin
une pièce à pivot.

Ces différents motifs sont plus que suffisants pour

faire abandonner une opération dont le succès est aussi chanceux. Cependant, comme nous tenons autant que possible à ce que ce traité soit complet, nous n'allons pas moins dire comment elle se pratiquait autrefois.

On n'a guère recours à la luxation artificielle que pour une dent saine ou cariée qui fait éprouver des douleurs vives ou continues et que l'on veut conserver parce qu'elle est apparente. Toutefois il ne faut entreprendre cette opération que lorsque la couronne offre assez de solidité pour ne pas être brisée par la pression de l'instrument dont on fait usage dans ce cas. Il faut aussi avoir soin d'examiner si les gencives sont en bon état et si l'individu n'est pas atteint de quelque vice scrofuleux, ce qui compromettrait infailliblement le succès de l'opération. On ne peut aussi entreprendre la luxation artificielle que sur certaines dents et à un certain âge. L'âge qui paraît présenter le plus de chances de succès, est de treize à trente ans, encore on ne luxe guère que les incisives, les canines et les petites molaires.

Il ne faut pas non plus se faire illusion sur cette opération, car il est sans contredit plus difficile de luxer une dent que de l'extraire. Cela demande un ménagement, une modération et une sûreté dans la main de l'opérateur, qui ne peuvent s'acquérir qu'au prix de beaucoup d'habitude.

Quant au procédé opératoire, il ne diffère de celui de l'arrachement, dont nous parlerons bientôt, qu'en ce que la dent saisie, au lieu d'être entièrement retirée de l'alvéole, n'est que renversée sur le côté, et ensuite remise en place et maintenue comme si la luxation avait été le résultat d'un accident traumatique. Il est nécessaire de recommander au malade de se nourrir d'aliments peu solides et de se gargariser avec des décoctions astringentes et toniques.

Maury, après avoir conseillé et décrit cette opération, invite le premier à y renoncer pour les grosses molaires et même les petites. Au reste, il faut toujours avoir soin de plomber la dent dès qu'elle s'est consolidée; quelques dentistes donnent le précepte de la plomber d'abord après l'avoir entièrement extraite de l'alvéole; nous preférons la première méthode.

§ VII. — Transplantation.

La transplantation est une opération immorale qui consiste à remplacer une dent que l'on vient d'extraire, par une dent saine qui s'achète à prix d'argent et que l'on arrache de la mâchoire d'une autre personne qui, par nécessité, consent à cette odieuse mutilation. Nous nous faisons un devoir d'honneur d'unir notre voix à celle de tous les dentistes français qui ont écrit sur cette matière et dans lesquels on ne trouve qu'un cri unanime de réprobation, contre des hommes qui ne rougiraient pas de se prêter à l'égoïsme d'une personne opulente, laquelle profiterait de la misère du pauvre pour extorquer une dent, afin de remplacer celle que son intempérance et sa débauche peut être, lui auraient fait perdre.

Nous le répétons, un tel trafic est à jamais banni de la France, et il ne s'y trouve pas un seul dentiste qui veuille y prêter son concours. Nous regrettons que l'Angleterre et l'Allemagne ne suivent pas encore un exemple aussi louable.

Au reste, empressons-nous de le dire, pour que personne ne s'avise de remettre en honneur la transplantation dentaire, une des causes principales qui l'ont fait abandonner, c'est la rareté des succès obtenus. Quelques dents transplantées se consolident, mais elles ne tardent pas à noircir et les gencives à se déchausser. Il en est la moitié qui, ne prenant pas du tout de consistance, finissent par tomber d'elles-mêmes ou par causer une telle gêne dans la bouche des personnes qui ont pensé réparer une perte irréparable, qu'elles ont été forcées de les extraire elles-mêmes, ce qui ne leur a pas coûté grands efforts, vu le peu de solidité de cet organe étranger. Bref, la transplantation peut aller de pair avec la transfusion, toutes deux sont mortes.

§ VIII. — Déchapellement.

Tel est le nom que A. Paré avait donné à l'ablation de la couronne des dents. Et je ne sais pourquoi les hommes spéciaux qui depuis ont écrit sur ce sujet, n'ont pas conservé une dénomination qui exprime le but de l'opération d'une manière aussi juste que pittoresque.

Maury expose dans son traité ses idées sur l'excision coronale ou déchapellement de la façon la plus philosophique. Il serait à désirer que tous ceux qui écrivent sur l'art dentaire, le fissent avec autant d'impartialité.

M. Fay, dentiste américain, est le premier qui ait mis cette opération en faveur à Londres. Les journalistes salariés pour élever ce nouveau moyen jusqu'aux nues, n'ont pas manqué de dire que, sur mille cas de maladie des organes dentaires, on en rencontre neuf cent quatre-vingt dix-neuf dans lesquels la maladie a son siége, non pas à la racine de la dent, mais bien à sa couronne, de manière qu'il suffit d'enlever cette partie malade, pour faire cesser à l'instant les douleurs… ce que confirme journellement l'expérience!!. Ils ont de plus ajouté, ce qui est vrai, qu'il se forme alors une nouvelle matière osseuse, qui protége la racine contre toute impression extérieure.

Les dentistes anglais de leur côté n'ont pas manqué de jeter feu et flamme contre ce nouveau confrère, disant qu'après l'excision des dents, le nerf n'étant pas entièrement détruit, la moindre impression du froid et du chaud ou le plus léger contact suffit pour produire les douleurs les plus aiguës; que M. Fay en la pratiquant, a souvent occasionné des accidents; enfin, que non-seulement cette opération est extrêmement difficile à pratiquer, mais encore qu'elle est plutôt nuisible qu'utile.

Il est facile de voir que les panégyristes et les critiques sont tombés ici dans les deux excès contraires ; quant à nous, notre opinion est entièrement conforme à celle de Maury : nous pensons que le déchapellement

est un assez bon moyen d'éviter l'extraction des dents ;
et que sur vingt cas qui exigeraient cette dernière opération, il y en aurait plus de la moitié dans lesquels
on pourrait tenter l'excision des dents à leur couronne,
sans aucune espèce de danger, pourvu, toutefois que
cette opération ne fût pas faite avant l'âge de vingt à
vingt-cinq ans, parce qu'à cette époque de la vie le
canal dentaire a pris un rétrécissement assez considérable pour ne laisser qu'une petite ouverture après
l'excision.

Maury a pratiqué, et nous-même avons fait cette
opération avec un plein succès. Cependant nous devons
donner le conseil de ne faire le déchappellement qu'à
des personnes douées d'un jugement assez sain pour
ne pas se laisser influencer par ce préjugé généralement répandu, que toute dent cassée à son collet fait
autant souffrir que si elle était demeurée entière, et
que c'est une difficulté de plus pour l'extraire plus
tard.

L'auteur dont nous avons déjà cité deux fois le nom
dans ce paragraphe, nie formellement la possibilité de
la formation d'un petit noyau osseux qui plus tard
vienne obturer le canal dentaire. Nous ne partageons
pas son opinion sur ce point ; au contraire, puisqu'après une fracture qui met la cavité dentaire à nu,
ou bien après l'usure de la partie triturante de la couronne qui produit le même effet, on observe dans le
canal dentaire une sorte de concrétion ossiforme qui
s'oppose au contact de l'air extérieur et à l'introduc
tion des particules alimentaires, nous pensons que le

même phénomène peut très-bien se reproduire et se reproduit en effet, que la cause soit artificielle ou accidentelle.

Nous avons vu tout à l'heure qu'au moment où M. Fay a importé l'opération du déchappellement à Londres, ses confrères l'ont fort critiqué ; aujourd'hui ils sont revenus de leur prévention , et les dentistes anglais sont devenus grands partisans de sa méthode. En France on a longtemps abandonné l'ablation de la couronne pour les dents molaires, la réservant pour les incisives ou les canines dont on voulait utiliser les racines pour y poser des dents à pivot. Un jour viendra, nous n'en doutons point, où le déchappellement se naturalisera dans notre pays ; et notre opinion est basée sur cette considération : à quelque ordre qu'elles appartiennent, les racines des dents , préalablement cautérisées, deviennent entièrement insensibles et sont d'une grande importance pour soutenir les gencives et servir de support aux dents voisines.

§ IX. — Excision du nerf dentaire.

Dans un numéro de la *Revue médicale*, paru en février 1825, on trouve l'article suivant sur un moyen proposé par M. Fattori pour remédier à l'extraction des dents.

« Cette méthode est entièrement basée sur ce principe, que quelle que soit la cause d'une douleur, elle cesse quand on coupe le nerf qui se répand à cette même partie, ou que, par tout autre procédé, on y suspend son influence. Il fallait donc, pour dissiper la douleur des dents, trouver un moyen à l'aide duquel on pût inciser le nerf dentaire dans le point où il se répand à chaque dent : c'est à quoi M. Fattari est parvenu, au moyen d'un trépan avec la pointe duquel il coupe le nerf dentaire. Ce chirurgien, s'étant pendant longtemps livré à cette étude, et ayant examiné un grand nombre de dents, est parvenu à s'assurer, dans le plus grand nombre des cas, de la place qu'occupe chaque rameau dentaire ; et au moyen d'aiguilles plus ou moins longues et plus ou moins grosses , qu'il adapte à son trépan, il coupe le nerf, après avoir perforé très-promptement et sans peine la dent douloureuse, qui par cette opération devient à jamais insensible. Lorsqu'il arrive, par hasard, que l'application du trépan n'a pas fait cesser la douleur, parce qu'il peut ne pas avoir rencontré le nerf, qui, comme on le sait, dans quelques cas varie de direction, il a recours alors à une seconde opération qui ne manque jamais son effet. »

Comme on a pu le voir au commencement de ce paragraphe, il y a déjà quinze ans que ce procédé a été promulgué par son auteur, et il ne s'est point encore popularisé dans la pratique habituelle. Cet oubli s'explique aisément par la difficulté et l'incertitude d'une semblable opération. En effet, quoi qu'en dise le rédacteur de l'article que nous venons de citer en entier, ce doit être le plus grand nombre de ces cas et non l'exception, où l'on n'arrive pas du premier coup sur le trajet du nerf ; et rien ne prouve que l'appréhension causée par les préparatifs de cette opération ne soit pas aussi vive chez le malade que celle qu'il ressent à l'idée de l'extraction de la dent qui le fait souffrir. Or, la douleur est un éclair, et c'est plutôt le moment qui la précède qu'il faut prendre en considération. De plus, je crois que l'inventeur, à force d'arrêter ses méditations sur ce procédé opératoire, a fini par acquérir une sorte de sagacité instinctive qui ne serait pas le partage du grand nombre. En résumé, nous considérons l'excision du nerf dentaire comme une chose fort belle en théorie et très-difficile en pratique. Si le nerf dentaire rampait dans les parties molles, la section n'en serait pas difficile, et nous n'aurions qu'à applaudir à cette ingénieuse idée ; mais comment arriver tout juste au passage d'un rameau si délié à travers une paroi osseuse où l'on pratique un trou d'un aussi petit diamètre? M. Fattori peut avoir souvent opéré ce miracle ; quant à nous, nous désespérons d'être aussi heureux.

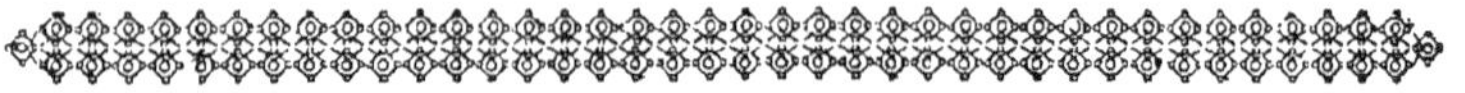

CHAPITRE XI.

§ I. — Instruments dont on fait usage pour l'extraction des dents.

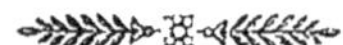

Avant de parler de l'opération elle-même, je crois convenable de donner de suite la description des instruments inventés à diverses époques pour en faciliter l'exécution.

A l'exemple de plusieurs auteurs recommandables, et entre autres M. Bégin, nous diviserons ces instruments en trois catégories : les premiers n'agissent que sur un point de ces organes, et reçoivent directement de la main qui les tient l'impulsion par laquelle ils opèrent ; tels sont les crochets, les repoussoirs, etc. Les seconds saisissent les dents d'un côté à l'autre, sans toucher à aucune des parties environnantes, comme les doigts, les pinces de différentes formes, les daviers, etc. Enfin, la troisième classe renferme la clef de Garengeot ou anglaise, le pélican, la langue de carpe, le levier et tous les instruments qui prennent un point d'appui, ou sur l'os maxillaire, ou sur les dents voisines de celles qu'il s'agit d'extraire.

Comme le but de cet ouvrage est uniquement pratique, nous ne croyons pas devoir nous condamner à décrire l'un après l'autre tous les instruments dont les inventeurs plus ou moins heureux ont augmenté l'arsenal du chirurgien-dentiste ; nous nous contenterons de donner ceux dont les avantages sont incontestables, renvoyant le lecteur curieux d'approfondir l'histoire de la coutellerie dentaire, à la seconde édition de l'ouvrage de M. Laforgue, chapitre XIX.

Cependant nous pensons qu'il ne sera pas oiseux d'offrir un court aperçu des essais de nos devanciers. Leurs premiers instruments étaient en forme de tenailles, et travaillés d'une façon fort grossière. Ils furent amenés, par un léger progrès de perfectionnement, à imaginer la pince droite, connue aussi sous le nom de davier droit ; on en trouve la gravure dans les livres les plus anciens.

Vint ensuite le davier en bec de perroquet, et enfin successivement le tirtoir de Fauchard, le pied de biche, le pélican, encore usité dans le nord de l'Europe, la clef de Garengeot, l'élévatoire ou langue de carpe, le déchaussoir, les pinces courbes vers leur articulation, les mêmes très-minces dans le bec, le tire-racine d'Angermann, le tirtoir de Laforgue, toutes les clefs perfectionnées avec différentes courbures, etc., etc.

Une chose que nous ne saurions trop déplorer, c'est la confusion qui existe dans la dénomination des instruments appliqués à l'extraction des dents. Il n'est pas si petite modification apportée à un instrument déjà connu qui ne l'ait fait débaptiser et rebaptiser sur de nouveaux frais.

Ainsi, d'un trait de plume nous n'hésitons pas à faire disparaître toute la première catégorie d'instruments qui, d'après la définition de M. Bégin, n'agissent que sur un point des organes dentaires, et reçoivent directement de la main qui les tient l'impulsion par laquelle ils opèrent ; et, en effet, à quoi bon conserver les crochets, les repoussoirs, etc., quand le pied de biche simple ou double et la langue de carpe peuvent très-bien remplir leur office ? le pied de biche surtout ? Il est évident que ce dernier agit comme repoussoir ou comme levier selon la manière dont l'opérateur veut l'employer. Nous allons passer en revue les instruments les plus indispensables.

§ II. — Sonde et clef de Garengeot.

Sonde. — Comme nous le dirons tout à l'heure, la première chose qu'il faut faire avant d'extraire une dent, c'est de s'assurer avec la sonde si celle qu'indique le malade est réellement la cause des douleurs qu'il éprouve. Cet instrument est si simple, qu'il ne vaut réellement pas la peine qu'on s'appesantisse sur sa description.

Clef de Garengeot ou *clef anglaise.* — Toutes les fois

qu'il s'agit d'extraire une grosse molaire (ce sont les dents que la carie attaque le plus souvent et dont les malades font plus volontiers le sacrifice), la clef de Garengeot, avec toutes les modifications que l'expérience lui a fait subir, est sans contredit l'instrument le meilleur, le plus expéditif et le plus infaillible qui existe. Cette clef se compose d'une tige d'acier longue de quatre à cinq pouces ; cette tige, qui toute droite dans le principe, a été depuis et avec beaucoup d'avantage courbée vers son extrémité agissante, laquelle est formée d'une plaque solide, plus ou moins allongée,

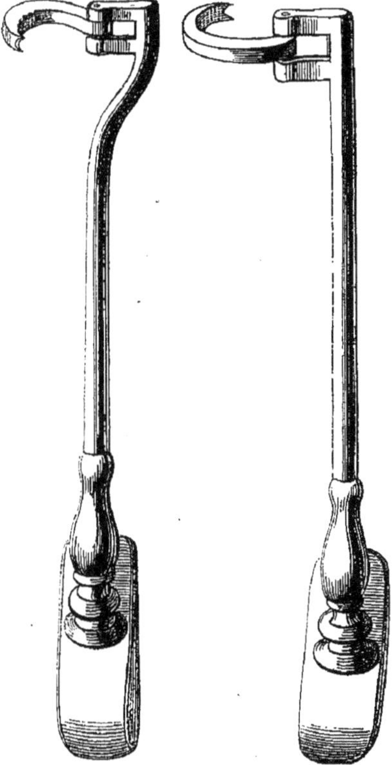

qu'on nomme panneton, et qui présente deux échancrures, sorte de charnière destinée à recevoir les crochets à l'aide desquels on saisit la dent. Autrefois ces crochets y étaient retenus par une vis qui les traversait dans le sens de l'axe de l'instrument : aujourd'hui c'est un pivot qui, à l'aide d'un bouton, recule dans la tige même de l'instrument, comme une lame de canif à coulisse dans son manche. L'autre extrémité, qui est celle par où l'opérateur empoigne l'instrument, a été longtemps un manche cylindrique enfilé dans un anneau que présentait la tige de la clef ; il se vissait par le milieu, et une de ses moitiés offrait un tournevis pour changer les crochets. Maury, pour donner plus d'énergie au levier, a fait subir une modification importante, selon lui du moins, à cette partie de l'instrument ; c'est ce qu'il appelle son manche mobile, retenu dans la clef par un ressort, et qui, plus long de deux tiers, est pressé par l'éminence hypothénar de la main droite, partie qui fait le plus d'efforts dans l'extraction de la dent.

Mais, pour ne point nous embrouiller dans toutes les variétés de cet instrument, nous allons les examiner l'une après l'autre.

Panneton. — M. Bégin parle d'une amélioration très-favorable, qui consiste en ce que le crochet a été implanté au centre d'une noix susceptible de tourner sur son axe au milieu du panneton lui-même, arrondi dans son contour. Une clavette sert à fixer la noix, et, par suite, le crochet dans la position qui paraît le plus favorable. De cette manière, le chirurgien peut se servir de la clef des deux côtés de la bouche sans être obligé de retourner et de démonter le crochet ; et, ce qui est encore bien plus commode, celui-ci pouvant être placé obliquement ou même directement en avant de la tête de l'instrument, s'applique avec avantage aux dents de sagesse, aux incisives et aux canines aussi bien qu'aux molaires.

Cette clef à noix mobile est un instrument précieux,

et, après les services qu'elle nous a rendus dans notre propre pratique, il y aurait ingratitude de notre part à ne pas proclamer tous les éloges qu'elle mérite. Nous devons cependant à la vérité de dire que nous y avons apporté une modification très-essentielle à nos yeux. Toutes les clefs de ce genre ont un panneton tout à fait cylindrique, et nous avons expérimenté par nous-même que cette forme entraînait inévitablement l'arrachement de la gencive. Pour obvier à un inconvénient qui cause au malade une douleur très-vive, nous avons fortement aplati le panneton de chaque côté dans le sens de l'axe de l'instrument. De cette façon, l'expérience nous a démontré qu'il devient possible de laisser les gencives tout à fait intactes, et, de plus, d'extirper la dent de sagesse en donnant au crochet une direction oblique et non pas continue à la direction de la tige elle-même, ce qui forçait de prendre son point d'appui sur les dernières molaires, et, par conséquent, exposait à les ébranler de la manière la plus fâcheuse.

Nous ferons observer qu'un perfectionnement, si léger en apparence, n'en a pas moins les conséquences les plus importantes dans la pratique.

Au reste, comme on le verra par la suite, nous ne sommes pas grands partisans des innovations; il faut que leur utilité nous soit bien démontrée pour que nous les acceptions, soit qu'elles viennent d'un autre, ou qu'elles soient le fruit de nos propres méditations.

Puisque nous sommes sur le chapitre des pannetons, nous dirons de suite que les plus simples, les moins volumineux et surtout les moins compliqués, nous ont toujours paru les meilleurs. Nous sommes donc bien loin d'approuver le point d'appui mobile que l'on a ajouté au panneton de certaines clefs, qui présentent en outre les courbures les plus inutiles pour les résultats, et surtout les plus embarrassantes pour l'opérateur. Nous ne saurions trop le répéter, plus le panneton est, soit compliqué, soit volumineux, plus on s'expose à contondre et lacérer les gencives ; je dirai même, plus on s'expose à briser les dents.

Pour nous, qui nous proclamons partisans des instruments et des moyens les plus simples, et qui surtout prenons en grande considération la douleur que nous pouvons faire subir au patient, nous avons toujours atteint ce double but *tutò et jucundè*, soit en interposant entre le panneton et la gencive une compresse en plusieurs doubles, soit en enveloppant le panneton lui-même de plusieurs tours de bande.

La compresse interposée et les tours de bande, sont un moyen auquel nous attachons trop d'importance pour ne pas y appeler l'attention du lecteur.

Parlons de la compresse d'abord. Nous ne saurions trop recommander aux jeunes praticiens de ne pas imiter l'inhumanité, je dirai presque la barbarie de ceux qui ne se font pas scrupule d'extraire une dent avec leur panneton à nu sur les gencives. Ils ajoutent la douleur de l'attrition de ces organes à celle déjà si vive de l'évulsion de la racine. Nous nous sommes constamment attaché à éviter le plus de souffrance possible, et soit dit, non par vanité, mais pour encourager les débutants à suivre cette règle toute philantrhopique, c'est peut-être à cette attention louable que nous avons dû la confiance générale dont le public a daigné couronner les efforts que nous faisons pour la mériter.

Mais reprenons notre sujet, nous voulions exposer nos idées sur l'utilité d'une compresse mise entre le panneton et la gencive. Cette compresse doit être plus ou moins volumineuse selon la longueur des crochets, l'épaisseur du panneton et le volume de la dent; on nous accusera peut-être de minutie, mais qu'on se le persuade bien, ce sont les petites choses qui servent le plus en pratique; grâce à ce préambule, je puis recommander sans crainte de tourner le côté le plus épais de la compresse vers la main de l'opérateur.

Quand il s'agit d'une grosse molaire, on a toujours fort peu de place pour loger l'instrument, ce qui rendrait la compresse plus embarrassante qu'utile à l'opération. Dans ce cas, nous avons l'habitude d'envelopper le panneton d'un nombre plus ou moins grand de tours de bande selon la dent à extraire et selon l'instrument dont je dois me servir.

Qu'on nous comprenne bien, par ce moyen très-simple on est maître de varier la forme du panneton à l'infini, de modifier son épaisseur selon les circonstances. Aussi, pour nous, les meilleures clefs sont celles dont le panneton est le plus mince et le moins large, parce qu'il nous laisse plus de latitude pour lui donner telle dimension que nous jugeons convenable pour les cas qui se présentent dans le moment.

Crochets. — On reproche aux crochets demi-circulaires de remonter vers la couronne de la dent, d'occuper plus d'espace, et de forcer par conséquent à ouvrir la bouche plus qu'il ne faudrait, ce qui, suivant Maury, devient très-fatigant, surtout pour quelques personnes qui l'ont tellement petite, qu'il est souvent difficile de faire parvenir l'instrument jusqu'à la seconde molaire. Nous dirons encore avec la même franchise que les crochets demi-circulaires sont ceux dont nous nous servons le plus souvent et qu'ils remplissent très-bien leur office. Quoi qu'il en soit, je veux bien que les crochets à angle droit soient meilleurs; cependant, je conserverai quelques doutes à cet égard, jusqu'à ce qu'il me soit bien démontré que leur usage n'expose pas à briser la couronne des dents plus fréquemment que les demi-circulaires leurs aînés. Quant au plus ou moins de fatigue que peut éprouver le patient, ce n'est point là une souffrance à proprement parler, et l'extraction se fait si promptement, qu'on ne laisse guère au malade le temps de se lasser beaucoup. C'est donc là une considération qui ne doit pas entrer en ligne de compte.

M. le docteur Tesse a fait terminer en pointe la partie du crochet qui pivote dans la vis du panneton, et cela afin de permettre d'extraire les dents de la mâchoire supérieure sans être obligé de se servir des doigts pour fixer le crochet. C'est là, à nos yeux, une modification de fort peu d'importance.

Courbures de la tige. — Les clefs à tige droite ne peuvent s'employer pour extraire en dedans les dents de sagesse de la mâchoire inférieure. Les clefs, au contraire qui présentent vers l'extrémité prenante une courbure plus ou moins prononcée, s'appliquent à tous les cas d'extraction de petites et grosses molaires, et sont pour ce motif, de beaucoup préférables. Sans cette courbure on ne pourrait pas retirer les petites molaires de la mâchoire supérieure de dehors en dedans, procédé bien plus sûr, quoiqu'il ne soit pas encore mis en pratique par tous les dentistes du jour.

Comme par cette méthode le bord alvéolaire demeure dans une intégrité parfaite, si, après avoir plombé la dent extraite, on tente de la remettre dans son alvéole, pour qu'elle s'y fixe et solidifie de nouveau, on a beaucoup plus de chances de voir cette opération suivie de succès. Sans exagérer comme Maury la courbure jusqu'à en faire un angle droit, il est certain que le panneton est bien plus dégagé et permet mieux à l'œil d'en suivre tous les mouvements. Il est certain aussi que cette inflexion du levier, lui donne plus de puissance et décompose son action dans une direction on ne peut plus propice au soulèvement de l'organe qu'on se propose d'extraire.

Outre cette courbure que nous appelons générale, il en est d'autres spéciales pour des cas beaucoup plus rares où il faut non-seulement modifier la direction de la tige de l'instrument, mais encore celle des cro-

chets, ainsi que leur forme et les dimensions du panneton.

Nous citerons l'exemple d'un sujet qui présentait
une molaire développée d'une manière anormale, de
telle sorte que la face triturante de la couronne regar-
dait la cavité buccale. M. Lemaire, qui existait encore,
l'envoya à M. Pernet, qui trouva dans l'extraction de
cette dent de telles difficultés, qu'il refusa de s'en
charger. Cette personne s'adressa à nous, et loin de
nous décourager par les obstacles, nous prîmes l'empreinte de sa bouche afin de faire faire une clef tout
exprès. Les courbures furent combinées de façon à ne
point heurter les incisives ni les bicuspides, et comme
les deux molaires vis-à-vis lesquelles la dent à extraire,
laissaient un petit espace entre elles, nous donnâmes
au crochet une forme complexe et imaginée de façon
à agir entre les deux dents dont nous venons de parler, sans luxer et sans fracturer ni l'une ni l'autre;
nous fûmes forcé de donner au panneton plusieurs
obliquités sans lesquelles il nous eût été impossible
de saisir la dent et surtout d'opérer le mouvement
d'élévation. Le succès réalisa nos espérances, et
M. Lemaire, qui certes était un homme habile, nous
adressa à ce sujet des compliments auxquels nous
fûmes très-sensible.

Mode d'action de la clef.— Quand on veut extraire une
dent avec cet instrument, après avoir fait mettre le
patient dans la position la plus convenable, on place
les pointes du crochet au-dessous du collet de la dent,

puis on la saisit de manière à ce que toute sa couronne se trouve logée dans la courbure du crochet, et que l'extrémité du panneton soit toujours un tant soit peu plus basse que le crochet, afin que la résistance ait lieu sur la couronne de la dent, le point d'appui sur le côté opposé de l'alvéole et enfin que la puissance se trouve placée à l'extrémité de l'instrument; on obtient par là, les effets d'un levier du premier genre. Après ces précautions préliminaires, on fait exécuter un mouvement de rotation à la clef, puis on opère l'extraction de dedans en dehors ou de dehors en dedans, suivant l'exigence des cas ou la disposition du crochet. Le plus ordinairement il suffit de la clef de Garengeot pour extraire la dent; durant l'opération, il vaut mieux modérer son effort dans la crainte de briser une trop grande portion du bord alvéolaire et de déchirer trop fortement la gencive. Dans cette circonstance, il faut achever d'extraire la dent luxée, soit avec la pince droite, soit avec la courbe, en lui imprimant un mouvement de rotation pour ne pas achever de fracturer le bord alvéolaire et la détacher de la portion de gencive qui y serait encore adhérente.

Il est des dentistes qui se font un point d'honneur d'enlever brusquement la dent. Cette méthode imprudente expose à découronner la dent. Il est donc important de ne faire exécuter le mouvement de rotation ni avec trop de précipitation, ni avec trop de violence, dans la crainte de voir survenir les accidents les plus graves.

§ III. — Pélican et tirtoir.

Ces instruments ont une manière d'agir à peu près identique ; ils sont tous deux tombés en désuétude et à juste titre, car ils sont loin de valoir la clef de Garengeot, et nous n'en parlerions même pas, si de nos jours il n'était pas des dentistes qui fissent encore usage d'instruments aussi défectueux.

Il n'y a pas d'instruments qui aient subi plus de modifications que les pélicans : certes, nous n'entreprendrons pas de les décrire tous ; deux à peine sont dignes de fixer notre attention : le premier consiste en une tige immobile courbée à angle droit vers son extrémité élargie, sur le premier tiers de laquelle est articulée à charnière une seconde tige mi-plate, plus courte, la dépassant cependant de quelques lignes et terminée en crochet arrondi. Ce crochet présente deux pointes aiguës comme le crochet de la clef anglaise, et quand la tige mobile est entièrement appliquée sur la maîtresse tige, le crochet tend à venir rejoindre l'extrémité recourbée à angle de cette même tige.

Pour se servir de cet instrument, on garnissait fortement l'extrémité de la tige immobile, servant de point d'appui sur la gencive ; avec le crochet on saisissait la dent à sa partie interne, et, par un mouvement de bascule, on la faisait sortir de son alvéole. Cet instrument ne pouvait pas s'appliquer aux grosses molaires, à cause de la commissure des lèvres ;

c'est ce qui donna l'idée de trouver une autre espèce de pélican.

Ce dernier, que nous ne nous donnerons pas la peine de décrire tout au long, présente pour point d'appui une plaque de métal légèrement concave, ovalaire, longue d'un pouce, large de huit à dix lignes, garnie de peau, et articulée avec le manche qui la supporte à l'aide d'une charnière. Les crochets mobiles, peuvent être avancés ou reculés à volonté, non-seulement d'avant en arrière, mais encore de gauche à droite, par le moyen d'une vis de rappel, ce qui évite de les multiplier et de les changer aussi souvent. Il existe en outre des crochets coudés qui facilitent l'extraction de la dent de sagesse.

Pour extraire les dents à l'aide de cet instrument, on place le crochet à la face interne de la dent ou des racines quand la couronne n'existe plus, on prend son point d'appui sur la couronne et les gencives des dents voisines, et en tirant à soi, on luxe les dents de dedans en dehors.

Il ne faut pas perdre de vue que les dents postérieures sont beaucoup plus fortes que les antérieures à cause de leur plus grand nombre de racines : or, la commissure des lèvres empêche qu'on prenne son point d'appui sur les dents postérieures quand on veut extraire les premières molaires ; et il s'ensuit qu'on est contraint de s'appuyer sur les dents les plus faibles pour extraire les plus résistantes, ce qui est cause qu'elles sont très-souvent ébranlées durant l'opération , quelquefois même elles sortent de place avant qu'on ait pu extraire la dent malade. C'est un inconvénient on ne peut plus grave qui faisait dire avec raison au judicieux Laforgue : « Il vaudrait mieux que les malades gardassent leur dents cariées que de les faire arracher par ce moyen, même dans les mains du praticien le plus habile. »

Or, il y a trente ans que ce savant dentiste s'exprimait de la sorte ; et on a peine à croire que de nos jours on ne soit pas encore entièrement revenu sur le compte d'instruments dont l'emploi peut devenir aussi pernicieux.

Quant au tirtoir , c'est le pélican en miniature sous forme de davier très-allongé, dont le crochet supérieur, mu par l'une des deux branches, croise pardessus l'autre, qui est courbée dans le même sens que lui, au lieu d'aller à sa rencontre. Le dentiste que nous venons de citer en vante l'usage pour extraire les incisives et les racines à fleur de gencives.

§ IV. – Daviers.

Il est deux espèces d'instruments très-faciles à prendre l'un pour l'autre, car ils n'offrent de changement que dans la disposition de leurs mors, parfaitement symétriques dans les *pinces*, inégaux et croisant l'un sur l'autre dans les *daviers*. Cette légère dissemblance ne nous paraît pas suffisante pour justifier les noms différents qu'on leur a longtemps donnés ; aussi les réunirons-nous sous la dénomination commune de daviers.

Nous aurons donc trois sortes de daviers : un droit,
un courbe, et un autre à bec de perroquet.

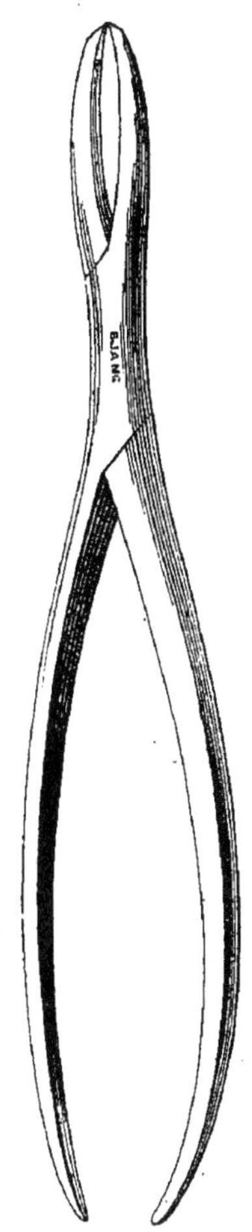

Le davier droit s'emploie pour extraire les incisives, les canines et les
petites molaires. Voici de quelle forme
il faut le choisir : les branches doivent
avoir six à huit pouces de longueur,
les mors pas plus de quatorze à seize
millimètres, avec les angles légèrement arrondis. La face interne de ces
mêmes mors, au lieu d'être dentelée,
comme elle l'est ordinairement, doit
être creusée et très-évidée dans sa
longueur.

Quant à son emploi, il est d'une
grande utilité pour extraire les dents
branlantes et les dents de lait.

Nous éprouvons aussi le besoin de
faire remarquer que les couteliers ,
pour l'élégance de l'instrument, donnent souvent une forme trop évidée
à l'intervalle qui sépare les deux
mors, d'où il résulte que, ne saisissant
la dent que par leur extrémité à la fois
étroite et tranchante, ces deux mors font l'office de
pince coupante. Il serait donc à désirer qu'on trouvât
des daviers dont les mors fussent presque parallèles,
afin qu'en embrassant la dent, ils la serrassent par tous
les points de sa couronne , ce qui est une garantie

contre la brisure de l'organe dont on veut opérer l'extraction.

Il est indispensable d'avoir un davier droit à mors très-étroits et très-minces pour saisir les petites incisives de la mâchoire supérieure, surtout chez les enfants. Et pour les très-grosses molaires, il ne serait pas mal non plus d'en avoir dont les mors fussent en rapport avec le volume de la dent à extraire.

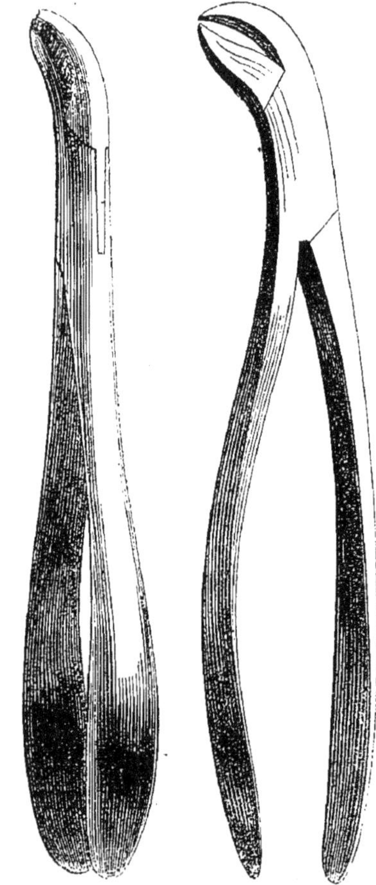

Le davier courbe est plié à l'endroit où les branches s'articulent ensemble. Il s'emploie spécialement pour enlever les grosses molaires au fond de la bouche, mais toujours après avoir été préalablement luxées par un instrument dont l'action est plus énergique.

Le davier à bec de perroquet a beaucoup de ressemblance avec le davier droit; il présente deux mors cintrés dans le sens de leur articulation; ils ont cela de particulier que le supérieur, comme nous avons déjà dit, a plus de longueur que l'inférieur; leur extrémité ne doit pas avoir plus de trois à cinq millimètres d'épaisseur, ce qui leur donne tout à fait la forme d'un bec de perroquet.

Cet instrument a son utilité pour extraire les incisives, canines et petites molaires de la mâchoire inférieure.

Voici comment on se sert de ce davier : On commence par poser le mors supérieur vers la face interne et au collet de la dent ; le second ou inférieur, le plus bas possible en effleurant la gencive. Cela fait, on appuie sur la branche qui se trouve dans la paume de la main, en même temps on serre doucement le mors qui presse sur la dent pour vaincre sa résistance ; bientôt on tire peu à peu la dent d'arrière en avant, en la soulevant pour achever de l'extraction.

Néanmoins, de l'aveu même des auteurs qui en préconisent l'usage, le davier n'est pas un instrument très-sûr pour le dentiste, qui, sans le vouloir, est exposé à briser la dent au collet, l'instrument dont il se sert tendant à faire l'office de pince coupante.

Comme nous l'avons exposé plus haut, nous avons réuni sous une même dénomination les pinces et les daviers. Nous sommes entré dans quelques détails sur les diverses modifications que le praticien est obligé d'y apporter pour les rendre propres à remplir leur office dans tous les cas possibles.

Il n'y a que trois types fondamentaux, tous les autres ne peuvent en être que des variétés, des nuances, pour ainsi dire, qui ne diffèrent que par des changements importants pour la pratique, mais absolument nuls quand on considère l'instrument en lui-même. Voilà pourquoi, dans nos gravures, nous n'avons donné que ces trois daviers primitifs [1].

Après avoir lu ce paragraphe, nous espérons qu'on le pensera comme nous, un véritable service rendu à l'art dentaire, ce serait d'imiter notre exemple en rassemblant sous un même nom des instruments qui ont entre eux des rapports aussi étroits. La précision du langage est plus importante qu'on ne pense, car c'est d'elle que dépend la précision, la netteté des idées.

§ V. — Levier simple, langue de carpe, pied de biche.

Les instruments dont nous allons entretenir le lecteur dans ce paragraphe, ont une grande analogie d'action.

Le levier simple n'est autre chose qu'une tige presque droite et arrondie, faite d'acier à demi trempé, dont l'extrémité est aplatie et tranchante. Il sert à extirper certaines racines. Pour cela, on enfonce un des angles de l'instrument dans la partie latérale de la dent en dessous de son collet, qui souvent n'existe plus du tout, on s'efforce de soulever la racine dans le sens de son alvéole, ou bien on exécute un mouvement de bascule en prenant son point d'appui sur la dent voisine, ce qui du reste, en principe, n'est jamais bon, parce qu'on risque d'ébranler une dent saine.

[1] On trouve des daviers ainsi confectionnées chez M. Blanc, rue de l'École-de-Médecine.

La langue de carpe, appelée aussi levier pyramidal,

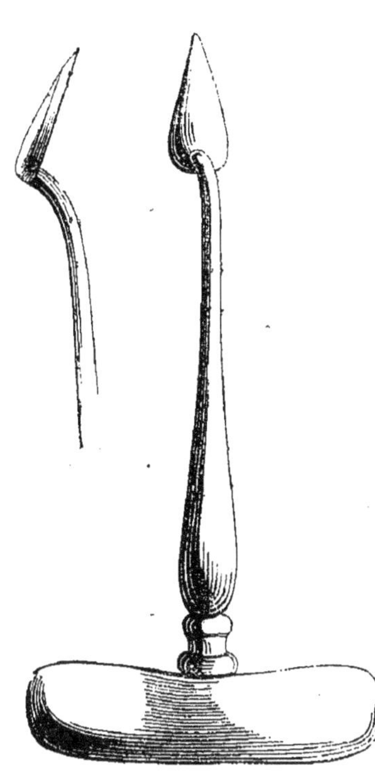

est une tige d'une grosseur moyenne dont l'extrémité, en fer de lance élargi à sa base, est coudée à angle très - ouvert. Cet instrument présente de très-grands avantages pour extraire les dents de sagesse ; mais il demande une main très-exercée ; autrement on s'expose à blesser grièvement les organes si importants qui sont en rapport avec l'arrière-bouche et les piliers du voile du palais.

Pénétré de l'idée des dangers auxquels on expose le client en se servant de cet instrument, surtout quand on le fait agir sur les dents du fond, nous ne manquons jamais, toutes les fois que nous voulons nous en servir, de mettre la pulpe de l'indicateur du côté opposé de la dent à extraire, afin que, si sa couronne vient à céder plus promptement que nous ne nous y attendons, la pointe de la langue de carpe, en s'échappant, trouve dans l'extrémité de notre doigt un obstacle qui l'empêche de blesser la langue et les autres parties de la bouche. De cette façon, nous avons constamment paré à toute espèce d'accidents, et nos doigts en ont été quittes pour quelques meurtrissures; ce qui n'est rien en comparaison des suites que peut entraîner une méthode moins prudente.

La langue de carpe peut aussi très-bien remplir l'office du levier simple.

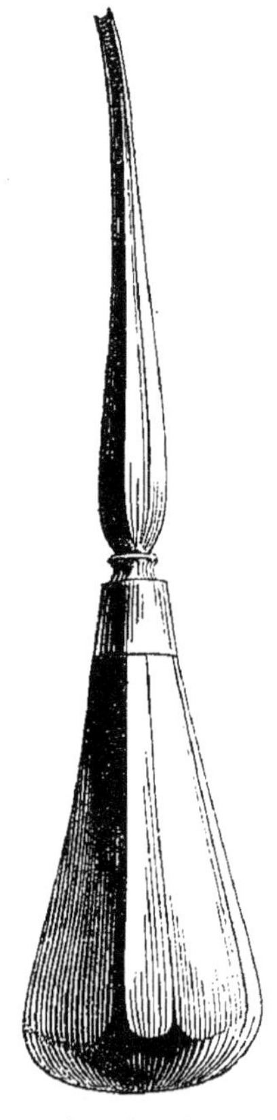

Le pied de biche est une tige métallique bifurquée à l'une de ses extrémités, et près de laquelle existe ou mieux encore n'existe pas un petit crochet adhérent, également bifurqué, on se sert de cet instrument comme des deux autres, pour extraire les racines, en plaçant son extrémité bifurquée entre elles et les alvéoles, et en prenant un point d'appui sur la mâchoire près du crochet qui existe sur la tige. Le crochet adhérent sert aussi à attirer les racines à soi, en les saisissant vers leur face interne, au lieu de les repousser comme on fait avec l'autre extrémité du pied de biche.

Notre opinion est qu'il vaudrait mieux faire deux instruments que de les avoir ainsi réunis en un seul; car la pratique nous a démontré qu'ils se nuisent bien souvent dans leurs fonctions et qu'ils les rempliraient beaucoup mieux isolément.

Cependant on peut reprocher au pied de biche simple ordinaire de n'être pas confectionné de manière à donner assez de prise à la main de l'opé-

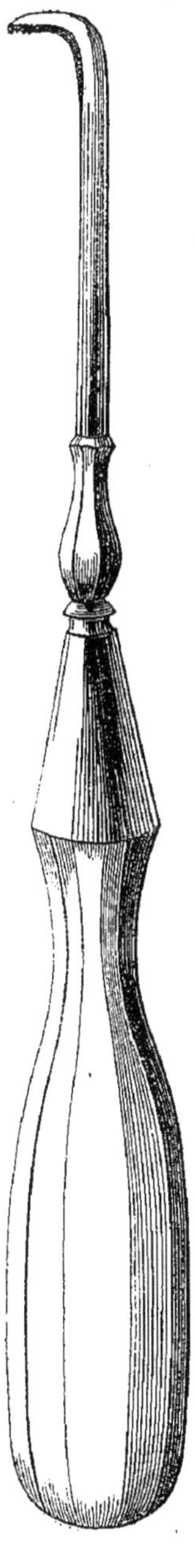

rateur. C'est ce qui nous suggéra l'idée d'en faire faire un autre de dimension un peu plus grandes. Cet instrument, qui présente environ deux décimètres y compris le manche, est composé d'une tige d'acier cylindrique de cinq millimètres de diamètre. Cette tige est terminée par un fort crochet courbé à angle droit et légèrement évidé. Ce crochet a environ huit millimètres de longueur, il est méplat et vers son extrémité présente une légère bifurcation.

Une chose essentielle, c'est que le manche offre assez de volume pour être pris à pleine main. Sa longueur est de huit centimètres environ.

Nous nous en sommes constamment servi avec le plus grand avantage pour procéder à l'extraction des racines et surtout de celles des dents dites de sagesse ; en voilà la raison : il serait plus difficile d'employer le pied de biche ou la langue de carpe pour retirer ce qui reste de ces sortes de dents ; tandis que notre crochet les saisissant de dedans en dehors, donne beaucoup plus de force et d'assurance à celui qui opère , et rend la douleur infiniment moins vive.

En fait d'instruments que l'on invente, la nécessité est un grand maître : nous nous rappelons que ce fut la circonstance suivante qui nous fit trouver celui dont on vient de lire la description : Un client se présente à nous avec une dent de sagesse tellement cariée qu'aucun de nos instruments ne pouvait y prendre son point d'appui. Nous avions bien un pied de biche muni d'un crochet, mais le prolongement de son extrémité nous empêchait de pouvoir placer l'instrument assez profondément dans la bouche. Cependant le seul moyen qui nous restait , était de saisir de dedans en dehors ; parce que, de ce côté, la couronne moins délabrée offrait un peu plus de prise. C'est alors qu'il nous vint à l'idée de façonner sur-le-champ un morceau de fil de fer, imitant grossièrement l'instrument que nous avons perfectionné depuis comme on a pu le voir par la gravure.

§ VI. — Diverses espèces de pinces.

Ayant donné le nom de davier à ce qu'on appelait jusqu'à ce jour pinces droites ou pinces courbes, notre intention a été de réserver cette dénomination à des instruments fort utiles, connus jusqu'à ce jour sous la désignation vulgaire de pinces à horloger ; nous avons fait modifier quelques-unes de ces pinces ; ce qui nous semble les avoir rendues d'un service beaucoup plus commode. Il y en a quatre espèces. Les unes sont droites, les autres sont courbes : comme nous en donnerons la gravure , il sera plus facile au lecteur de s'en faire une idée en y jetant un sim-

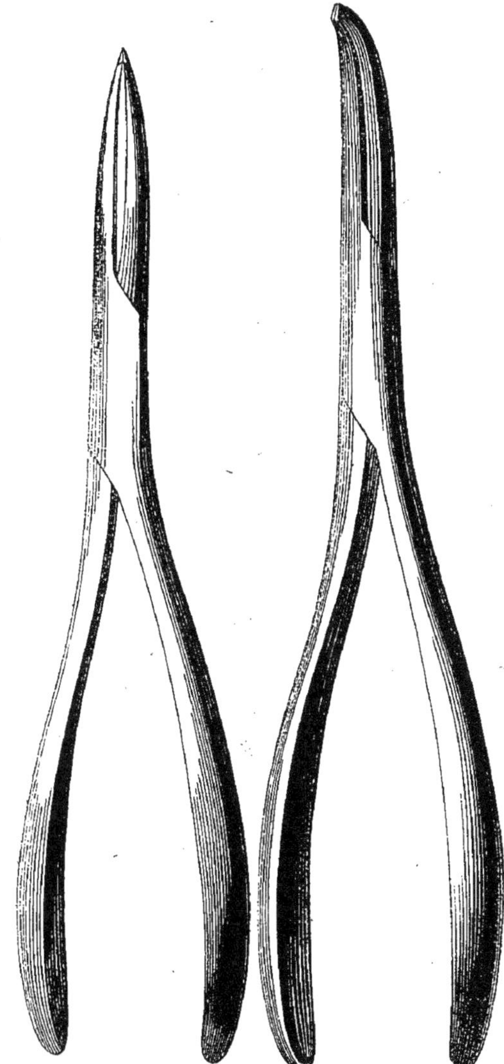

ple coup d'œil que de nous sui-vre dans une de-scription écrite, dont le sens est toujours plus ou moins difficile à saisir. Nous nous contenterons donc de donner leur façon d'agir. Il y en a deux courbes et deux droites; de cha-que paire il y en a une qui est cou-pante par l'ex-trémité de ses deux mors.

Celles qui sont mousses ont pour usage spé-cial d'enlever les esquilles que peut laisser l'ex-traction des dents, surtout celle des grosses molaires qui brisent toujours plus ou moins le bord alvéolaire. La minceur et la forme allongée de leurs mors les ren-dent très-propres à cet emploi.

Celles au contraire qui sont coupantes servent à ré-
sequer les angles et les petites éminences qu'on ob-

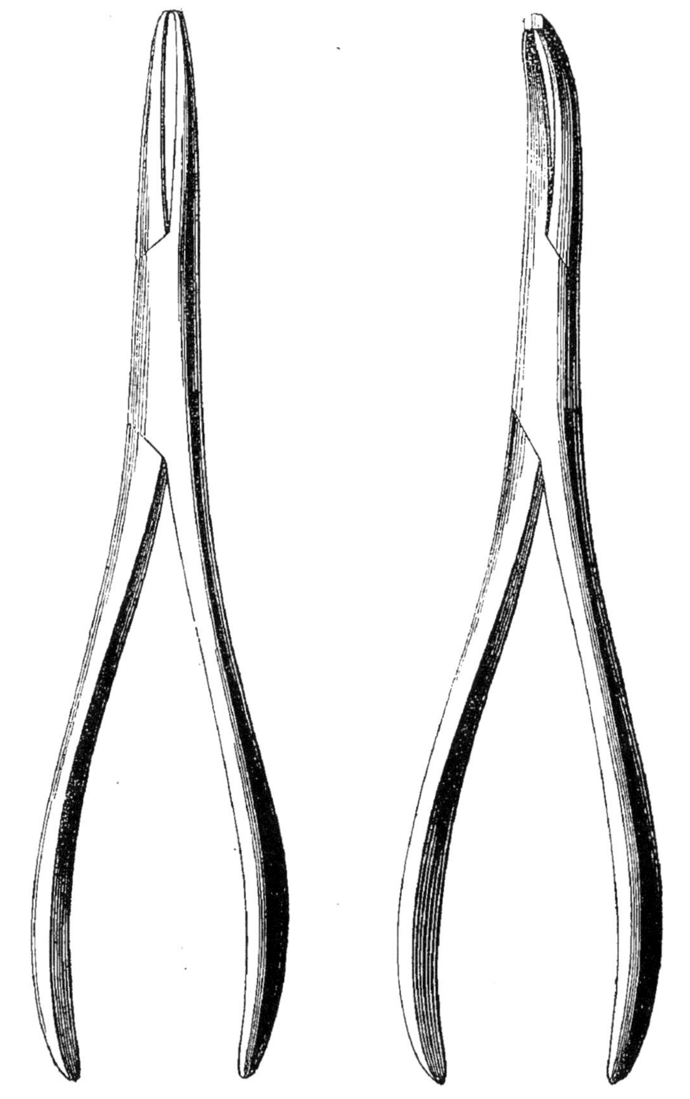

serve aux racines des dents quand par une cause quelconque leur couronne a été rompue.

Il est un cas surtout où ces pinces sont inappréciables, c'est quand les gencives s'affaissent au
point de laisser le bord osseux des alvéoles à découvert, et par conséquent le collet d'une ou plusieurs
dents qui y sont contenues. L'impression de l'air et
des corps étrangers qui vient affecter ces dernières,
rend leur présence intolérable et en nécessite l'évulsion. Après cette opération, la partie osseuse dénudée
dont nous avons parlé, entretiendrait là un foyer de
suppuration bien longtemps avant d'être détruite par
l'absorption ou la nécrose ; il est donc beaucoup plus
court d'en faire l'ablation avec les pinces coupantes.

§ VII. — Notre opinion sur la valeur des divers instruments.

La clef de Garengeot est sans contredit l'instrument qui l'emporte sur tous les autres. On a cherché
depuis à la remplacer par d'autres qui, certes, ne la
valent pas.

Quels sont les inconvénients que les innovateurs
voudraient éviter ? la rupture du bord alvéolaire. D'a-
bord il est certain qu'une main habile parvient à éviter
cet accident dont les suites sont du reste on ne peut plus
légères. Pour éviter ce mal on tombe dans un autre
beaucoup plus grave, qui est de prendre son point
d'appui sur les dents voisines, ce qui les ébranle
presque toujours. Et encore lorsqu'on a affaire à de
grosses molaires, on n'évite pas la fracture du bord
de l'alvéole, puisque les racines, la plupart du temps
divergentes, ne peuvent sortir sans produire cet

accident ; et de plus, pour peu que la couronne soit profondément cariée, on s'expose à faire une opération pour une autre, le déchapellement pour l'extraction.

Les tirtoirs et les pélicans doivent être à jamais mis au rebut, nous en dirons autant du crochet à plaque mobile de Maury.

Bref, la clef, le davier droit, courbe et à bec de perroquet, la langue de carpe, le levier simple et le pied de biche, tels sont les seuls instruments desquels un habile dentiste ait besoin pour surmonter presque tous les obstacles qui peuvent se présenter dans sa pratique. Ce sont de rares exceptions que celles qui nécessitent la confection d'un instrument spécial.

Nous le répétons, les innovateurs sont pris entre un dilemme d'où ils ne peuvent sortir, la fracture du bord alvéolaire ou l'ébranlement, quelquefois même la luxation des dents voisines. Or, comme nous l'avons dit, le premier de ces accidents est la plupart du temps inévitable, et pour y parer, on s'expose à commettre des désordres plus funestes, ou, ce qui ne vaut guère mieux, à manquer son opération, en cassant, comme on dit vulgairement, la dent au lieu de l'arracher ; et c'est une faute qui, répétée, suffit pour détruire à jamais la réputation d'un dentiste.

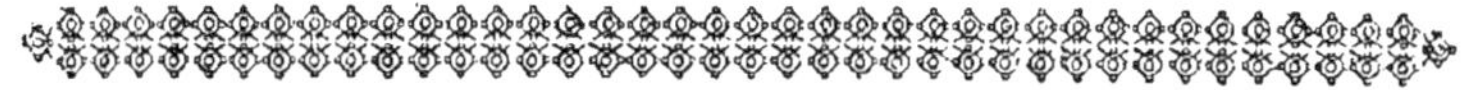

CHAPITRE XII

Ce serait une œuvre de longue haleine, si pour traiter convenablement l'extraction des dents, nous en-
treprenions de prévoir tous les cas où le chirurgien-
dentiste peut se trouver embarrassé ; nous doutons
même que ce soit chose possible. Dans un ouvrage
dont les limites dépasseraient celles que nous nous sommes imposées pour ce traité, nous croyons qu'on aurait beau passer en revue tous les cas imaginables, il
s'en présenterait beaucoup dans la pratique pour lesquels l'érudition de l'opérateur se trouverait en défaut. Il ne faut donc pas se le dissimuler, les livres
sont faits pour donner les notions indispensables afin
de s'instruire sous les yeux du maître, mais c'est par
l'expérience seule qu'on acquiert cette sagacité à l'aide
de laquelle le véritable praticien triomphe, comme en
se jouant, de toutes les difficultés qui s'offrent à lui.

Il n'est cependant pas inutile d'exposer quelques données générales sur les principaux obstacles
que l'on peut rencontrer pour l'extraction des dents

et de signaler certaines particularités relatives à la conformation de quelques-uns de ces organes ; c'est ce que nous allons faire dans le premier paragraphe de ce chapitre.

§ I. — Obstacles à l'extraction des dents.

Laforgue énumère ainsi les obstacles généraux : bouches trop petites ; maladies des lèvres ; cicatrices ; découronnement des dents ; enfoncement extrême des racines ; amollissement de la substance dentaire , et par conséquent fragilité ; longueur des racines ; leur tortuosité , leur coudure ; leur convergence et leur divergence ; adhérence des dents aux alvéoles ; résistance des parois alvéolaires ; ligne oblique interne de l'apophyse coronoïde ; volume plus grand que d'ordinaire des muscles masséter et ptérigoïdien (nous indiquerons un moyen très-facile de faire cesser cet obstacle) ; inclinaison des deux dernières dents de la mâchoire supérieure vers l'apophyse coronoïde de chaque côté ; amollissement , gonflement , carie des os ; maladies du sinus maxillaire ; positions des dents cariées hors des arcs alvéolaires ; leur enchâssement entre de bonnes dents, et enfin chute des dents dans les sinus maxillaires ou dans d'autres cavités osseuses formées par des maladies de ces os.

Cette liste est déjà fort longue, et cependant nous en avons retranché beaucoup de choses que Laforgue y avait mises et qui ne nous ont pas paru devoir être considérées comme apportant réellement un obstacle direct à l'extraction des dents.

Quant aux particularités qui concernent chaque dent, nous allons les exposer en peu de mots.

En ce qui regarde la mâchoire inférieure, toutes les dents antérieures jusqu'aux petites molaires inclusivement, présentent à leurs racines plus ou moins de divergence ou de convergence, plus ou moins de longueur ; elles peuvent être obliques ou recourbées à leurs extrémités, enfin ces dents quelquefois présentent une racine surnuméraire.

Les deuxièmes grosses molaires offrent des formes plus extraordinaires ; mais il est plus rare d'y observer la divergence des racines, et c'est le parallélisme de ces prolongements qui fait qu'une portion de leurs alvéoles se casse fréquemment et vient avec elles.

Mais nulle autre que la dent de sagesse ne présente d'anomalies plus remarquables ; la couronne plus ou moins complète, plus ou moins volumineuse, se rapproche encore assez des autres dents ; mais ce sont les racines qui se montrent sous les formes les plus extraordinaires ; doubles, rarement quadruples, elles divergent et convergent en même temps ; elles se tordent l'une sur l'autre, s'écartent, se rapprochent, se soudent ensemble, se courbent, se déjettent, enfin avortent dans le développement de leurs racines où bien les laissent croître démesurément. Ce sont autant de dispositions qu'il n'est guère possible de diagnostiquer d'avance et qui doivent toujours faire tenir l'opérateur sur ses gardes quand il va procéder à l'extraction de cette sorte de dents.

Une chose à considérer encore au maxillaire inférieur, c'est le plus ou moins de saillie de la ligne oblique ; comme elle forme avec la base de l'apophyse coronoïde, la paroi externe des alvéoles de la seconde et troisième molaires , quelquefois la résistance des racines de ces dents n'est pas à comparer à celle qu'offre le bord alvéolaire ainsi renforcé ; et pour peu que ces racines soient plus grêles que dans la majorité des cas, c'est un obstacle réel à leur évulsion. C'est alors qu'il ne faut pas espérer de les extraire entièrement avec la clef ; ce qui peut arriver de mieux, c'est de les luxer d'abord et d'achever l'extraction avec le davier.

Passons à la mâchoire supérieure.

Les dents peuvent s'y faire remarquer par la longueur de leurs racines, leur obliquité, leur extrémité recourbée en forme de crochet, et leur grande ténuité. C'est ce qu'on observe surtout pour les dents canines et cela au point qu'il devient quelquefois très-difficile d'en pratiquer l'extraction.

Les premières grosses molaires sont tricuspides et quelques-unes ont des racines qui, recourbées à leur extrémité, forment une sorte de crampon qui embrasse une forte portion de substance osseuse ; cette conformation est cependant plus rare qu'on ne le croit vulgairement.

Les deuxièmes grosses molaires n'offrent d'autre particularité que la divergence d'une ou deux racines, ou leur réunion en masse plus ou moins rapprochée.

Quant aux dents de sagesse de la mâchoire supérieure , elles sont presque toujours plus ou moins avortées ; il en est même qui présentent à peine le volume d'une petite molaire, et d'autres qui se présentent sous un état tout-à fait embryonaire.

La couronne de la dent de sagesse, au lieu d'être perpendiculaire, se déjette quelquefois en dehors, ce qui augmente singulièrement les difficultés pour placer l'instrument, et surtout pour prendre son point d'appui.

§ II. — Extraction des dents.

Le traitement tout médical que nous avons l'habitude d'employer pour la guérison des dents cariées, a singulièrement restreint pour nous les cas où nous nous décidons à en pratiquer l'extraction.

Toutes les fois qu'une dent n'est pas atteinte d'une maladie de la membrane alvéolaire, laquelle entraîne des fistules aux gencives ou l'entier ébranlement de la dent, bien que sa couronne n'ait subi d'autre altération qu'un changement de couleur, toutes les fois, en un mot, que ce n'est pas la couronne seulement qui est le siége du principe morbifique, nous recourons au moyen extrême, qui est l'extraction. Il est encore des cas où le malade ne voulant pas se soumettre à un traitement de quelques jours, nous lui enlevons de suite la dent qui cause ses souffrances.

Il n'est pas toujours aussi facile qu'on se l'imaginerait, de reconnaître la véritable dent malade. Nous devons dire que ce serait une grande imprudence d'enlever une dent sur la simple indication du patient, quelque positive qu'elle fût. Comme nous l'avons déjà noté à propos de la carie, on observe les phénomènes les plus bizarres ; et entre autres un malade qui vous désigne la dent d'une mâchoire quand c'est celle de la mâchoire opposée qui est cariée ; ces méprises toujours très-fâcheuses ont quelquefois fait extraire une dent saine pour une mauvaise. Il faut donc avoir grand soin d'examiner les dents l'une après l'autre, de les sonder légèrement si leur carie est bien apparente, ou s'il en est autrement, de les frapper tour à tour avec l'extrémité arrondie d'un stylet.

Il se présente des cas beaucoup plus embarrassants encore, où toutes les dents sont prises de douleurs aiguës, qui quelquefois sont purement névralgiques. En pareille circonstance, il faut toujours conseiller un traitement médical d'abord, quinze ou vingt sangsues à l'angle des mâchoires, des pédiluves irritants, l'inoculation de la morphine à la sortie du nerf maxillaire supérieur ou inférieur, les gargarismes émollients et narcotiques ; ce n'est que lorsque tous ces moyens ont échoué qu'il faut, soit avec la sonde, soit avec le stylet, examiner la dent qui est la plus malade.

Pour nous résumer sur les précautions préliminaires, on ne doit jamais extraire une dent sans s'être assuré par tous les moyens possibles qu'elle est réellement le siége, non-seulement de la douleur, mais encore de la carie.

En décrivant les instruments dont on fait usage pour l'extraction des dents, nous n'avons pu nous dispenser d'empiéter sur ce qui est relatif au manuel opératoire ; ce serait donc nous répéter que de traiter cette matière sur de nouveaux frais. Nous nous contenterons de mettre le lecteur au courant de quelques détails que nous avons omis dans le chapitre précédent.

Toutes les incisives, les canines et petites molaires temporaires peuvent très-bien s'enlever avec les daviers simples ou à bec de perroquet ; mais il faut pratiquer l'opération avec précaution, en évitant de presser trop fortement sur l'organe à extraire ; car, ainsi que nous en avons déjà donné l'avertissement, il pourrait se laisser couper par les mors de l'instrument, et abandonner sa racine dans l'alvéole : aussi donnerons-nous le conseil pour les molaires, quand elles sont encore dans toute leur force, d'employer la clef de Garengeot, laquelle est indispensable quand il s'agit de l'extraction des grosses molaires permanentes. Un des plus grands griefs qu'on ait soulevés contre cet instrument, c'est la difficulté de le placer par rapport à la pression qu'opère sur lui la face interne des deux joues. Rien de plus simple que de faire cesser cet obstacle ; il suffit, pour cela, de recommander au malade de tenir sa bouche à demi fermée ; les deux joues se trouvant dans un relâchement complet, le panneton de l'instrument n'éprouve plus aucune gêne de leur part. Un médecin de province, que ce genre d'obstacle avait empêché d'extraire une dent à son père, eut recours à nous; il nous prévint d'avance que nous aurions la plus grande peine à mettre l'instrument en place : nous lui répondîmes que nous n'étions pas de cet avis, et, en effet, quand il nous entendit prier son père de fermer un peu la bouche, il se frappa le front, et resta tout confus de n'avoir pas deviné un moyen aussi simple. Nous avons déjà eu occasion de le dire dans le courant de cet ouvrage, ce sont ces moyens-là dont on s'avise toujours en dernier lieu, et cependant ce sont eux qui dans la pratique journalière rendent les plus grands services.

Pour les grosses molaires de la mâchoire supérieure, il y a des opérateurs qui, ne pouvant placer les crochets à la face interne des dents et à la partie du collet ou de la racine qui peuvent offrir une résistance suffisante au renversement, les mettent à leur face externe pour les faire basculer dans la bouche.

Cette méthode a quelques inconvénients : comme les dents sont plus grosses à l'extérieur qu'à l'intérieur, elles forcent leurs voisines à s'écarter pour les laisser passer et les ébranlent au point d'amener quelquefois leur chute, leurs racines étant dans le sens contraire à la direction du renversement qu'on doit leur faire subir.

C'est-là du moins l'opinion de beaucoup d'auteurs : quant à nous, nous pensons qu'ils exagèrent les inconvénients attachés à ce procédé, et qu'il arrive rarement que le renversement d'une dent ainsi prise détermine l'ébranlement de ses voisines. On peut avoir recours à ce moyen sans aucun scrupule, après toutefois s'être assuré que la dent peut passer entre les autres, et avoir garanti la voûte palatine avec une compresse en plusieurs doubles.

Pour les grosses molaires de la mâchoire inférieure, surtout les deux dernières avant la dent de sagesse, il

faut s'assurer si la ligne oblique n'est pas trop saillante,
car, dans ce cas, on s'exposerait à les casser en voulant
les extraire. Afin de parer à cet accident, il faut luxer
la dent de l'extérieur à l'intérieur, en la saisissant par
sa face externe. Si la carie a détruit cette dernière
partie de l'organe, l'opération devient extrêmement
difficile, et on n'a plus guère qu'une ressource, celle
d'employer le levier ou la langue de carpe.

Enfin, une des plus grandes difficultés que nous
ayons déjà signalées en parlant des obstacles en général, c'est lorsque les grosses molaires de l'une ou l'autre mâchoire sont ce qu'on appelle vulgairement barrées, c'est-à-dire, que les extrémités de leurs racines
convergent l'une vers l'autre.

Chez les personnes d'une santé très-forte, une sorte
d'ossification du périoste alvéolaire réunit très-intime-
ment les racines des dents avec l'os maxillaire ; il semblerait qu'ils ne forment plus qu'une seule et même
substance ; dans ce cas, la dent ne vacille pas du tout,
et l'extraction entraîne souvent des fractures plus ou
moins considérables du bord alvéolaire. C'est un accident que l'on n'a pas à craindre chez les sujets de
douze à vingt-quatre ans, ou chez les personnes de
constitution molle et lymphatique.

En ce qui concerne l'extraction de la dent de sagesse,
il faut s'assurer si elle n'est pas légèrement vacillante ;
dans ce cas, la langue de carpe l'enlève avec la plus
grande facilité. Mais si sa solidité dans l'alvéole fait
présumer une plus grande longueur dans les racines,
il faut recourir à cette clef dont nous avons entretenu

le lecteur dans le chapitre précédent, laquelle offre un panneton muni d'une noix mobile, ce qui permet de donner au crochet une direction on ne peut plus favorable pour l'extraction de ces dents, qui, autrement, présente des difficultés presque insurmontables.

Quelle que soit la méthode que l'on adopte pour l'extraction d'une dent, il est certaines précautions qu'il est indispensable de prendre. Il faut d'abord bien saisir la dent, adapter un point d'appui qui supporte le levier de l'instrument, et ne point agir avec trop de précipitation. Quelle que soit l'espèce de dent sur laquelle on agit, la luxation doit toujours précéder l'extraction. Pour cet effet, on lui fait subir une inclinaison circulaire, en la saisissant au-dessous de sa couronne, le plus près possible des gencives.

Quand on a le génie de son art, on doit à première vue reconnaître si une dent sera difficile à extraire. Il faut, dans ce cas, prévenir le client, mais de manière à ne pas l'effrayer, et cela pour ne pas être accusé de maladresse si l'opération venait à ne pas réussir. Cette précaution est bonne à prendre quand la couronne des dents excavées par la carie menace de se broyer sous l'instrument, ou bien encore quand cette même couronne étant très-basse, indique le plus souvent que les racines sont divergentes et très-longues.

Quoique très-simple, cette opération est quelquefois contre-indiquée. Fauchard, Lucas et Barau, redoutaient beaucoup de soumettre les femmes enceintes à l'extraction des dents. En effet, on a observé des cas d'avortement, surtout chez des sujets pusillanimes et d'une très-grande irritabilité. Une seconde et plus positive contre-indication résulte de la présence d'une phlegmasie très-considérable, d'une tuméfaction volumineuse ou d'une collection purulente déjà formée dans les parois de la bouche ; il faut alors attendre la chute des accidents auxquels l'arrachement pourrait communiquer un nouveau degré de violence.

Les précautions à prendre après l'extraction d'une ou plusieurs dents sont fort simples. Avant de faire rincer la bouche il est bon de laisser couler le sang pendant quelque temps. On en favorise l'écoulement par des lotions d'eau tiède très-légèrement aromatisée. Les lotions toniques ou acidulées ne sont utiles que lorsque la plaie vient à saigner plusieurs heures après l'extraction terminée.

Des dentistes, et Maury entre autres, conseillent de rapprocher les gencives avec les doigts ; c'est pour le moins inutile, si ce n'est quand il y a un délabrement notable. Il n'en est pas de même de l'enlèvement des esquilles qu'on a pu faire en brisant le bord de l'alvéole, et dont la présence entretiendrait une suppuration plus ou moins longue.

En se rendant chez lui, l'opéré doit se tenir la bouche fermée pour empêcher l'air d'y pénétrer ; précaution qu'il doit continuer à prendre pendant quelques jours. Il est prudent de l'engager en outre à faire usage pendant le même espace temps de lotions vulnéraires, et à ne pas opérer la succion de ses gencives, afin de ne pas déterminer un nouvel écoulement de sang qui devenant plus considérable que le premier pourrait dégénérer en hémorragie. Quant à la mauvaise odeur que répand le vide laissé par la dent jusqu'à ce qu'il soit entièrement cicatrisé, c'est un désagrement auquel il est fort difficile de parer ; les pastilles aromatiques auraient l'inconvénient d'irriter les bords saignants des gencives.

§ III. — Extraction des racines.

Dans la plupart des ouvrages et articles de dictionnaires qui traitent de l'odontalgie, nous avons remarqué une lacune ; ils ne parlent nullement de ce point important de l'art du dentiste qui concerne l'extraction des racines souvent si difficile à exécuter.

Parmi les racines, les unes sont simples, les autres sont multicuspides.

Parlons d'abord des simples.

Quand elles sont branlantes et qu'elles offrent encore quelque prise, on doit s'estimer trop heureux de les enlever avec la pince. Quand elles ne sont ni trop fortes ni trop enfoncées dans les alvéoles, on peut les extraire avec le levier simple ou le pied de biche.

Les racines sont difficiles à extraire surtout à la mâchoire supérieure parce qu'elles se sont ramollies à l'endroit où elles se soudent avec la couronne et que par conséquent elles n'offrent plus la même résistance au crochet de l'instrument : or ce ramollissement s'étend quelquefois jusqu'à la moitié de l'alvéole.

Dans d'autres cas, l'absorption a réduit les parois

de la racine à l'épaisseur d'une feuille de papier , ou bien la carie a rongé plus du tiers des racines, de sorte qu'elles sont cachées dans le fond des alvéoles. La difficulté qui en résulte, augmente encore quand, dans les parties où elles ne sont pas ramollies, elles conservent encore une adhérence intime avec le périoste alvéolaire.

Toutes les fois que l'on verra les gencives enflammées, foncées en couleur, plus molles dans leur tissu , on pourra en conclure que les racines ont peu d'adhérence avec leur alvéole et que l'extraction en sera facile. Cependant, les fistules et les ulcères qu'elles causent ne ramollissent pas toutes les parties par lesquelles elles sont unies aux os maxillaires. Quelque effort que l'on fasse, elles résistent, et cependant il faut bien aviser au moyen de les extraire, car c'est leur présence qui entretient les trajets fistuleux.

Si leurs parois offrent un peu de solidité, la vis d'Angermann, modifiée comme nous l'avons fait, c'est-à-dire beaucoup moins forte et moins conique, est une bonne ressource. On peut aussi recourir aux leviers, dont on enfonce la pointe entre la racine et l'alvéole. Il arrive quelquefois que, par un léger effort d'élévation, on est assez heureux pour voir sortir la dent.

Règle générale, voici comment nous, nous procédons à l'extraction des racines : Nous nous assurons , avec un stylet, si ce qui reste de la racine offre assez de résistance pour permettre d'opérer avec le crochet de la clef, ce qui est infiniment préférable, et surtout beaucoup plus sûr; quand il en est autrement, ce qui arrive moins fréquemment que ne le disent les auteurs, nous pratiquons une incision longitudinale sur la gencive de haut en bas, ensuite nous plaçons sur elle le crochet de l'instrument en empiétant un peu sur le bord alvéolaire lui-même ; cela fait, nous appuyons fortement en faisant remonter le talon du crochet, tandis que sa pointe s'abaisse en entraînant la racine avec elle. Nous pouvons assurer que ce moyen nous a toujours réussi.

Nous venons d'énumérer les difficultés que présente l'extraction des racines. Il ne faut cependant envisager ces obstacles comme existant dans la majorité des cas ; il est, au contraire, beaucoup de sujets chez lesquels l'absorption a singulièrement diminué la longueur et l'épaisseur de ces débris dentaires, de sorte que, pareils à des corps étrangers, un travail éliminatoire a déjà secondé d'avance les efforts que doit tenter l'opérateur.

Avant de terminer ce paragraphe, il est urgent de dire un mot de l'extraction des racines multicuspides.

Ces racines ne sont-elles pas encore séparées, et tiennent-elles à une partie de la couronne, on doit les extraire comme les dents entières.

Sont-elles, au contraire, isolées les unes des autres, elles nécessitent autant d'opérations qu'elles ont de divisions distinctes. Au reste, si ce n'est cette particularité et leur position plus reculée dans la bouche, ce qui augmente les difficultés, tout ce que nous avons dit des racines simples peut très-bien s'appliquer aux racines multiples.

Quand ce sont les racines de l'avant-dernière molaire que l'on veut retirer, il faut prendre garde, en soulevant le levier, d'ébranler et quelquefois même de luxer entièrement la dent de sagesse, qui, dans certains cas, est tellement avortée, qu'elle cède au moindre effort.

Enfin, nous avons un dernier conseil à donner, c'est de n'extraire les racines que lorsqu'elles sont douloureuses, parce que leur présence empêche les bords alvéolaires de se rapprocher, les gencives de s'affaisser, et, par conséquent, les joues de se creuser, les pommettes de saillir et tous les traits du visage de se déformer.

§ IV. — Accidents consécutifs à l'extraction des dents.

Quelque soin et quelque dextérité que l'on apporte à l'extraction des dents, il arrive, moins souvent que ne le disent certains auteurs, des accidents assez graves, qu'il n'est pas toujours donné à l'opérateur de prévoir ni d'éviter. Il en est dans le nombre, cependant, qui tiennent à la maladresse ou à l'incurie de celui qui fait agir l'instrument.

Ces accidents sont 1° la meurtrissure ou la déchirure des gencives ; 2° la fracture des alvéoles ; 3° l'extirpation du germe des dents permanentes quand on enlève une bicuspide temporaire ; 4° les hémorragies ; 5° la luxation et la fracture de la mâchoire ; 6° la fracture des dents à extraire ou de leurs voisines ; 7° l'ébranlement de ces dernières ; 8° leur extraction complète.

Outre les accidents que nous venons d'énumérer, il en est un autre auquel on ne peut soustraire le malade, c'est la douleur que produit l'extraction des dents et les désordres nerveux qui en sont quelquefois la suite. Au moment où l'organe est soulevé de son alvéole, le patient éprouve une angoisse excessivement aiguë, qui, tantôt passe instantanément et tantôt se prolonge pendant un certain temps après l'opération; cette douleur peut même persévérer avec tant de vivacité, qu'elle produise des désordres notables dans le système nerveux, ainsi que nous venons de le dire tout à l'heure. Quelques personnes s'évanouissent: d'autres encore plus impressionnables, les femmes très-nerveuses surtout, éprouvent un tremblement universel, des attaques d'épilepsie, quelquefois même, beaucoup plus rarement cependant, une espèce de tétanos, et souvent un larmoiement involontaire; on a vu même les règles s'arrêter chez les femmes et des avortements survenir immédiatement après l'extraction d'une dent.

Il est certain qu'il ne dépend pas du chirurgien-dentiste de prévenir de semblables accidents; mais, par son adresse et sa promptitude, il peut atténuer de beaucoup la vivacité de la douleur; c'est donc une chose à laquelle il doit s'étudier. Il doit aussi respecter, autant que possible, l'état de grossesse pour deux raisons, d'abord, parce qu'on a eu des exemples d'accouchement prématuré, et ensuite, parce que la grossesse détermine parfois des congestions vers la tête, qui disparaissent avec elle, ainsi

que l'odontalgie, qui, dans ce cas, est tout à fait secondaire.

§ V. — Meurtrissure et déchirure des gencives.
Fracture de l'alvéole.

La meurtrissure des gencives est toujours causée par
la compression du panneton de la clef de Garengeot,
ou par le point d'appui de tout autre instrument, surtout quand on n'a pas eu la précaution d'interposer
une compresse pliée en plusieurs doubles. Leur déchirure, plus rare que l'autre accident, est presque
toujours occasionnée par les crochets, qui, trop grands,
permettent au panneton de la clef anglaise de remonter en soulevant une partie du bord libre des gencives,
ou bien encore par la rupture des alvéoles à la suite
de l'extraction des grosses molaires surtout. Il n'en
résulte presque jamais d'accidents fâcheux ; cependant,
faut-il encore prendre certaines précautions pour qu'il
ne se développe pas de phénomènes inflammatoires ;
il suffit pour cela de gargarismes émollients. Ce qui
peut en survenir de plus grave est une hémorragie toujours facile à arrêter par l'emploi de lotions astringentes et acidulées.

Il arrive assez fréquemment qu'avec la dent sortent
des portions plus ou moins étendues, soit du rebord
alvéolaire adhérent à la surface des racines, soit des
cloisons qui séparent les alvéoles des dents molaires.
Cela s'observe surtout quand les racines convergent
par leur extrémité. Quand un pareil accident arrive, il
faut autant que possible chercher à détacher les es-

quilles adhérentes à la dent avant de la montrer à la personne qu'on vient d'opérer. Quand ce n'est pas de la faute du dentiste, il doit démontrer, pour l'intégrité de sa réputation, que l'accident n'a pas d'autre cause que la conformation vicieuse de l'organe qu'il vient d'extraire. Au reste, il ne résulte ordinairement aucune suite fâcheuse de ces déperditions de substance, qui n'empêchent pas les parties de se rapprocher, de s'affaisser et de se guérir. S'il y a menace d'hémorragie ou d'inflammation, il n'est besoin que de recourir aux moyens que nous avons indiqués plus haut.

§ VI. — Hémorragie.

Les personnes qui ne se sont point occupées de chirurgie dentaire seront certainement surprises de voir l'hémorragie avec toutes ses suites les plus alarmantes, figurer au nombre des accidents qui peuvent suivre l'extraction d'une dent. Quand elle se contient dans les bornes ordinaires, loin d'éveiller l'inquiétude du praticien, elle doit être considérée comme très-salutaire. Il tombe sous le sens qu'il faut se garder d'y couper court, il est même beaucoup plus prudent de la favoriser par quelques lotions tièdes, afin de prévenir les symptômes inflammatoires qui tendraient à se développer, surtout quand les alvéoles ont été fortement fracturées.

Mais outre cette hémorragie, que nous appellerions pour ainsi dire normale, il en est d'autres beaucoup plus graves qui peuvent dépendre de la grosseur, de la situation et de la forme de la dent, de la disposition des différents vaisseaux qui s'y distribuent, de l'habitude que contractent certaines personnes de sucer leurs gencives, d'une grande fatigue après l'extraction d'une dent, et surtout d'un vice scorbutique ou d'une prédisposition à cette terrible maladie.

Ce qu'il y a de remarquable dans cette hémorragie, c'est qu'elle ne se déclare pas toujours au moment de l'opération, mais plusieurs minutes, plusieurs heures, quelquefois plusieurs jours après, ce qui ne peut s'expliquer que par deux causes, soit que le sang en caillots qui obstruait l'alvéole en soit tombé, soit que le malade ait irrité d'une façon quelconque les vaisseaux dentaires encore béants.

Le sang peut avoir deux sources différentes : ou bien il s'échappe des capillaires des gencives, dont quelques fragments d'os entretiennent le saignement ; ou bien il provient du rameau artériel qui faisait partie du pédicule de la dent extraite, et qui a dû nécessairement se rompre au moment de l'opération. Dans le premier cas, ce que l'on a de mieux à faire, c'est d'aller à la recherche des esquilles, de les extraire et d'injecter, avec une seringue, sur la place qu'elles occupaient une solution d'alumine ou de l'eau simplement acidulée. Quand, au contraire, le sang est fourni par l'artère elle-même, ce qu'on reconnaît au liquide qui s'échappe du fond de l'alvéole, sans qu'il y ait de fracture considérable aux os, ni déchirure, ni altération pathologique du tissu de la gencive, le meilleur moyen que l'on ait à employer, c'est d'obturer toute la cavité de l'alvéole avec une boulette de cire, que l'on maintient en place par la pression des mâchoires l'une contre l'autre, pression que l'on rend durable à l'aide d'un bandage en fronde, c'est-à-dire qui, du menton, vient se nouer sur le sinciput. Quand on ne prend pas toutes ces précautions, le sang, par la seule force de son jet, finit par soulever la cire qui n'adhère nullement aux parois de l'alvéole. Il y a des auteurs qui conseillent simplement de petites boules de charpie imbibées d'eau acidulée; nous aimerions mieux des morceaux d'amadou ou d'agaric saupoudrés de colophane; cependant la cire est préférable par la propriété qu'elle a au suprême degré de ne point se laisser pénétrer par les liquides et de procurer une compression plus énergique.

Lorsque, malgré ces moyens, l'hémorragie persiste avec opiniâtreté, il n'y a plus qu'une ressource, le cautère actuel; mais c'est une arme bien douloureuse et dont l'emploi n'est pas toujours suivi d'un succès plus assuré que le tamponnement avec la cire molle.

Nous devons avertir le lecteur, avant de clore ce paragraphe, d'y regarder à deux fois quand il s'agit d'extraire une dent à un sujet scorbutique; car les hémorragies qui viennent à la suite de cette opération, si légère en apparence, sont tellement rebelles, que le chirurgien s'ingénie en vain pour les combattre, et que souvent il en est à déplorer les suites les plus fâcheuses, l'épuisement et la mort.

§ VII. — Rupture du sinus maxillaire, fracture du bord alvéolaire,
luxation de la mâchoire.

Nous ne nous arrêterons pas longtemps sur ces accidents, dont deux surtout sont fort rares, et dont l'autre, la fracture du bord alvéolaire, ne se montre pas fréquemment avec une étendue telle qu'il puisse entraîner des conséquences réellement fâcheuses.

M. Duval, dans la brochure qu'il a publiée en 1802, sur les accidents qui peuvent suivre l'extraction des dents, cite plusieurs exemples où le sinus maxillaire a été rompu par la maladresse de l'opérateur. C'est une chose du reste très-facile à concevoir, quand on réfléchit à l'extrême minceur des parois de ce sinus.

Maury donne, tout au long, l'observation d'un ouvrier auquel il a donné ses soins pour une portion de la mâchoire inférieure fracturée à la suite de l'extraction d'une grosse molaire, qui fut faite avec une clef à tige droite. C'est pour parer à cet accident, qu'il fit quelques changements à la clef de Garengeot.

Ce qu'on a de mieux à faire en pareille occurrence, c'est, en cas de fracture récente, de tenter la consolidation des fragments ; si elle se fait trop longtemps attendre, et qu'il s'établisse des conduits fistuleux aux gencives, ou que ces dernières prennent un aspect fongueux, il faut se décider à enlever les portions nécrosées, si considérables qu'elles soient ; on n'a plus d'autre ressource pour obtenir une guérison radicale.

La luxation de la mâchoire est un accident qui ne présente aucune gravité ; il dépend moins de la maladresse de l'opérateur que d'une certaine disposition des surfaces articulaires et d'une direction vicieuse des branches ascendantes du maxillaire inférieur. Si, par hasard, pareil accident arrivait à une personne qui serait venue à vous pour se faire ôter une dent, il faudrait vous hâter de réduire la luxation ; pour cela, il suffit de saisir la mâchoire inférieure en plaçant le pouce enveloppé d'un linge en dedans de la bouche, et en pressant avec les autres doigts au-dessous du menton ; on appuie la main gauche au-dessous du nez ou du front, et avec la main droite on tire obliquement la mâchoire de haut en bas.

§ VIII. — Ébranlement des dents, rupture, extraction complète.

Lorsque l'usage du pélican était plus répandu que de nos jours, l'ébranlement des dents sur lesquelles on prenait son point d'appui n'était pas rare. Il n'en est pas de même à présent ; s'il arrive à un dentiste d'ébranler les dents voisines de celle qu'il veut extraire, cela n'arrive guère que par la faute du patient, qui, soit avec ses mains, soit par un mouvement inconsidéré, dérange l'instrument de l'opérateur.

Dans ce cas, il faut se conduire comme nous l'avons dit en parlant des dents luxées. (Voir pag. 149.)

Soit par la conformation des racines de la dent, soit par la mollesse de la substance qui forme la couronne, soit enfin par la maladresse du dentiste, il peut arriver qu'une dent soit fracturée à son collet. Du reste, hâtons-nous de le dire, c'est un accident beaucoup plus désagréable pour l'opérateur que grave pour le malade. En pareille circonstance, il faut donner le change au patient, ne point perdre de temps, reprendre la racine avec le crochet, si c'est possible, ou prendre vivement le levier, afin que la faute soit réparée avant, pour ainsi dire, que le client ne s'en soit aperçu. Quand par malheur ce dernier, effrayé de cet accident et perdant tout courage, ne veut plus permettre de faire de nouvelles tentatives, les antiphlogistiques et les gargarismes émollients suffisent pour conjurer le cortége des phénomènes inflammatoires. Une chose bien digne de remarque, c'est que, ainsi que le fait observer M. Bégin, et comme nous l'avons observé nous-mêmes, sur dix sujets pour lesquels on est forcé d'employer les antiphlogistiques, à peine un seul éprouve-t-il des accidents consécutifs notables; les autres voient leurs douleurs s'apaiser, les racines restées dans leurs alvéoles devenir inertes, et la mastication s'exercer sur elles avec une entière liberté. Les observations de ce genre tendent à justifier la prédilection que quelques personnes commencent à concevoir pour la section des couronnes dentaires, comparée à l'extraction.

Un accident plus grave encore que celui que nous venons de signaler, et qui est vraiment impardonnable, parce que, hormis certains cas exceptionnels, il peut être toujours attribué à l'inattention ou à l'ignorance de l'opérateur, c'est l'extraction complète d'une ou de plusieurs dents.

Quelquefois, en voulant extraire une seule dent, on en a retiré deux qui se trouvaient soudées ensemble. Nous avons en notre possession deux dents qui présentent ce phénomène. Il est évident que, dans ce cas, on ne peut s'en prendre qu'à la nature; mais, ce qui n'est pas du tout la même chose, c'est d'extraire une dent saine pour une dent cariée, une dent de remplacement pour une dent de lait.

Quand on a commis une faute aussi grave, il faut, autant que possible, la réparer, et pour cela, replacer de suite la dent extraite dans son alvéole, et l'y maintenir comme celles qui ont été luxées ou ébranlées. Nous avons eu déjà occasion de dire que, de la sorte, on réussit souvent très-bien à rendre aux dents toute leur solidité première.

Nous avons terminé tout ce qui avait rapport à la pathologie et à la thérapeutique; il ne nous reste plus maintenant qu'à développer les divers procédés qui constituent la prothèse dentaire.

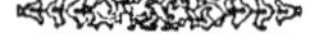

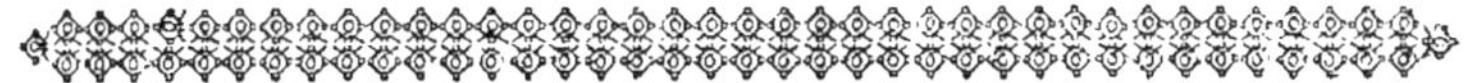

TROISIÈME PARTIE.

PROTHÈSE DENTAIRE.

CHAPITRE XIII

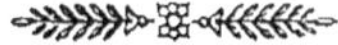

Nous abordons une des branches de l'art du dentiste, qui est à la fois une des plus difficiles et des plus importantes. Si, pour garantir la dentition de tout accident et lui assurer une durée aussi longue que celle de la vie de l'homme, il suffisait de la prendre dès le jeune âge, la suivre et la diriger jusqu'à son évolution définitive, notre tâche serait à peu près remplie. Malheureusement il n'en est pas ainsi ; les maladies, le mauvais régime, les mauvaises localités, les dentifrices que leur composition rend quelquefois plus nuisibles qu'utiles, et bien d'autres causes qu'il serait trop long d'énumérer, viennent conspirer contre les organes de la mastication, et trop souvent les détruire en totalité ou en partie. C'est pour remédier à ces inconvénients que de tout temps on a cherché à dissimuler la disgracieuse difformité que laisse après elle l'absence d'une ou plusieurs dents.

Les moyens employés jusqu'à une époque qui ne remonte pas plus haut que dix ou quinze ans, avaient acquis une certaine perfection; cependant ils laissaient encore beaucoup à désirer. L'accueil si flatteur dont le public a bien voulu honorer notre pratique, est, je pense, ce qui prouve le mieux que nos soins consacrés à cette branche de l'art, nommée scientifiquement prothèse, n'ont pas été infructueux. C'est, d'une part, en cédant aux instances qui nous ont été faites, et de l'autre, par le désir d'être utiles à la science, que nous nous sommes déterminé à livrer à la publicité le fruit de nos observations.

Avant d'initier le lecteur aux divers procédés plus ou moins ingénieux à l'aide desquels on façonne et assujettit les pièces artificielles avec un tel degré de perfection, qu'elles en imposent de la façon la plus complète aux yeux les plus clairvoyants, nous croyons devoir présenter quelques considérations sur les nombreux inconvénients qu'entraîne la perte des organes dentaires.

§ I. — Influence de la perte des dents sur les traits du visage, sur la mastication et sur la voix.

Les ostéides qui garnissent si agréablement la bouche humaine, ne périssent jamais tout d'un coup : ils se détruisent les uns après les autres ; tantôt ce sont les grosses molaires qui commencent à nous faire défaut, tantôt ce sont les incisives ; mais quelle que soit la série qui succombe la première, les mâchoires changent toujours de forme, et des rides sillonnant prématurément la face, nous avertissent qu'elle a perdu quelques-unes des dimensions qui en faisaient le caractère : or, c'est sa conformation primitive que la prothèse dentaire se propose de lui restituer.

Nous allons passer rapidement en revue les changements qui s'observent après la chute des dents. Lorsque ce sont celles de la mâchoire supérieure, les bords alvéolaires se retirent vers le centre du palais, et les chairs de la face suivent ce mouvement. Les parties de la face qui sont formées par les maxillaires supérieures se décomposent d'une façon plus ou moins bizarre, et les phénomènes suivants en résultent.

Lorsque les incisives supérieures seules viennent à manquer, l'ouverture labiale remonte dans le milieu, prend une direction oblique, la lèvre inférieure saillit ; les cartilages du nez se rapprochent, et le lobule du même organe tombe plus bas que les ailes, ce qui fait dire vulgairement que le nez et le menton se marient ensemble. Quant au palais, il tend à reprendre la forme qu'il avait dans l'enfance, et les bords de sa circonférence reviennent d'autant plus sur eux-mêmes que l'évulsion violente d'un plus grand nombre de dents a été suivie d'une plus grande déperdition de substance osseuse ; accident qui accompagne surtout l'extraction des molaires.

Il peut arriver que toutes les dents de la mâchoire supérieure soient absentes : dans ce cas, les dents inférieures font saillie en avant ; et comme l'arc sur lequel elles sont implantées a conservé toute son étendue, tandis que le diacranien est considérablement diminué, l'harmonie nécessaire à la mastication est rompue. Celui qui présente cette fâcheuse particularité ne peut broyer ses aliments, il est réduit à ne pouvoir plus que les imbiber de sa salive, qui, chose remarquable comme prévoyance de la part de la nature, est versée beaucoup plus abondamment par les organes sécréteurs ; ce qui fait que les aliments peuvent être digérés par l'estomac, bien qu'ils y arrivent fort peu divisés.

M. Delabarre, dans son excellent ouvrage sur la prothèse dentaire, a intercalé une dissertation fort remarquable touchant l'influence du palais sur les modifications de la voix. Il compare la voûte palatine, augmentée de la série complète des dents supérieures, au pavillon d'un cor. Un instrumentiste, en bouchant cette partie évasée, rend les sons plus aigus, plus sourds ou plus graves, selon qu'il opère cette obstruction d'une façon plus ou moins hermétique ; de même, quand la voûte palatine vient à diminuer d'étendue, et surtout à perdre de sa concavité, les accents de la voix deviennent aigus, efféminés ; un surbaissement démesuré, produit par la perte totale des dents supérieures, donne à la parole ce timbre nasillard si caractéristique chez les personnes très-âgées. En ne considérant le palais que relativement aux individus qui sont encore à la fleur de l'âge, et dont la bouche est encore entièrement pourvue d'une denture intacte, M. Delabarre affirme que de sa forme dépendent toutes les nuances infinies qu'on observe dans la voix. Les individus doués d'une voix de basse-taille ont, selon lui, des dents régulières et un palais vaste, sous lequel les sons semblent se promener à loisir ; tandis qu'une voix flûtée et gutturale résulte d'une voûte aplatie, qu'elle soit d'ailleurs large ou étroite. Enfin, une voix nasonnée sort d'une bouche dont le palais, au lieu d'être en arc arrondi, présente un angle.

Ce sont là des remarques qui sont certainement loin d'être oiseuses, et nous invitons nos confrères à ne les jamais perdre de vue quand il s'agit de façonner des pièces artificielles d'une certaine étendue. Nous dirons même que, puisqu'à l'aide de ressorts les dentistes sont assez heureux pour modifier la forme de la voûte palatine, dans certains cas de nasonnement de la voix, ils ne doivent pas oublier que rien ne leur est plus facile que d'étendre l'arc antérieur du bord alvéolaire supérieur, et de lui retirer cette forme anguleuse à laquelle M. Delabarre attribue le défaut de l'organe vocal dont nous nous occupons dans ce moment.

Quant à l'influence de la perte de toutes les dents inférieures sur la physionomie, la voici : La chute des huit ou dix dents antérieures diacraniennes renfonce seulement la lèvre inférieure, et apointit le menton : mais elle ne produit pas des changements aussi notables que ceux qui suivent la perte des dents supérieures.

Cette perte, jointe à une semblable faite à la mâchoire cranienne, donne une forme carrée à la partie moyenne de la face, et lui imprime un air chagrin.

La perte des dents molaires seulement aplatit les joues, fait paraître la figure plus longue, allonge les lèvres en saillie et la bouche en museau. Les joues deviennent flasques et pendantes, l'ouverture labiale s'étend davantage, et, quoique le grand diamètre de la face diminue sensiblement, l'angle facial n'en est nullement modifié.

Pour ce qui est de la mastication, l'anéantissement des dents inférieures oblige la mâchoire à opérer de très-grands mouvements d'élévation pendant l'acte de la mastication, lequel néanmoins est plus difficile lorsque ce sont les dents supérieures seulement qui manquent. Un des inconvénients les plus graves, c'est l'écoulement involontaire de la salive, qui n'est plus contenue par l'arcade dentaire inférieure.

Il ne nous reste plus qu'à parler de la voix; le timbre n'en est pas changé : mais il n'en est pas de même de la prononciation. Les consonnes gutturales, telles que le G, prennent un son qui tient le milieu entre celui qui leur est propre et celui du Gh et du Ch. La parole devient laborieuse, et le bout de la langue sort fréquemment de la bouche pour venir se promener sur les lèvres.

Maintenant que nous avons parlé des inconvénients, disons quelques généralités sur les remèdes.

§ II. — Dents artificielles.

On est convenu de nommer artificielles les dents que l'on adapte à la place de celles qui ont été détruites

par une cause quelconque. Quand elles sont habilement rapportées, et surtout fixées d'une manière solide,
elles rendent presque le même service que les dents naturelles ; elles réparent de façon à s'y méprendre une
brèche toujours fort déplaisante à voir, et plus déplaisante encore à montrer quand il s'agit d'une canine ou
d'une incisive ; elles rendent à la prononciation sa
clarté et son agrément, et elles empêchent la salive
de se répandre sur les parties inférieures du visage ;
mais, quoi qu'en disent certains auteurs, quand il
s'agit de la mastication des aliments, il n'en est plus
de même ; il faut les triturer avec beaucoup de précaution, et encore il suffit d'un petit os aventuré sous
la dent artificielle pour la briser elle-même ou rompre ses points d'appui.

Un autre avantage des dents artificielles, c'est de
contribuer au maintien et à la solidité des dents qui
échappent aux ravages de la carie, surtout quand ces
dernières sont longues et susceptibles de se déchausser.
De plus, elles contiennent le bord alvéolaire et s'op-
posent au rétrécissement de la voûte palatine ; mais,
afin de remplir le but pour lequel elles sont employées,
on exige d'elles certaines conditions.

Elles doivent d'abord, autant que possible, ressem-
bler, quant à la forme et à la couleur, aux dents détruites et à celles qui les avoisinent. Il faut en outre
que, tout en étant maintenues avec la plus grande solidité, elles prennent leur point d'appui sur les dents
voisines, sans les gêner et sans nuire aux autres parties
de la mâchoire. Une chose surtout à laquelle il faut

porter la plus grande attention , c'est à ce que les ressorts et crochets offrent assez de surface pour ne pas couper le collet des dents sur lesquelles on les contourne.

Nous pensons ne pas devoir insister plus longtemps sur les avantages immenses de la prothèse dentaire, comme le dit le spirituel auteur de l'*Hygiène de la bouche;* toutes les personnes qui ont eu le malheur de perdre de bonne heure leurs dents, et surtout celles de devant, sentent l'avantage de la ressource précieuse que notre art présente à cet égard. Ah ! mesdames, ajoute-t-il plus loin, si je n'étais arrêté par la crainte d'être soupçonné de plaider autant les intérêts du chirurgien-dentiste que la cause de la vérité, qu'il me serait facile de prouver qu'il n'est pas un homme qui n'aime à retrouver dans une épouse tendrement chérie, quelque chose qui , au défaut de la réalité, lui rappelle les trésors d'une bouche qu'il a tant aimée ! M. Taveau en dit plus long encore ; mais nous ferons grâce au lecteur du reste de la tirade un peu trop amoureusement scientifique.

Il n'est pas besoin de dire que ces sortes de dents exigent la plus grande propreté, et que, malgré les soins les plus ponctuels, quand on a affaire à des sujets dont les digestions sont habituellement laborieuses, et dont la salive est dans les conditions requises pour fournir une grande quantité de tartre, les dents artificielles finissent par perdre leur éclat, à se corroder ou se détériorer complétement, surtout quand ce sont des pièces en hippopotame : aussi est-il indispensable de les renouveler au bout d'un certain temps. Les dents dites incorruptibles ou minérales sont encore celles qui se conservent le plus longtemps ; elles ne répandent aucune mauvaise odeur, et, quand elles périssent, le plus souvent c'est par leur monture.

§ III. — Substances propres à remplacer les dents.

Pour confectionner les dents artificielles, les dentistes mettent à contribution le règne animal et le règne minéral. Dans le premier, se trouvent les os de quelques animaux, leurs dents, et même celles des hommes; dans le second, on rencontre les terres, les quartz, les talcs et les oxydes.

Il est des cas qu'une sorte d'instinct pratique vous fait mieux deviner qu'on ne saurait le préciser, où l'homme de l'art fait le choix de telle substance à l'exclusion de telle autre. Par exemple, si on n'a qu'une seule dent à placer antérieurement, et que la nuance de celles du client soit de nature à ne pas être parfaitement imitée par une pièce factice soit en hippopotame, soit en composition terro-métallique, on doit absolument faire usage d'une dent humaine : car toutes les fois qu'on se trouvera dans l'impossibilité d'imiter la nature, il faut employer des choses naturelles.

Nous nous proposons d'éliminer beaucoup de matières dont on a depuis long-temps reconnu les inconvénients et que, par une routine condamnable, on s'amuse encore à conserver et commenter dans les ouvrages de prothèse dentaire. De ce nombre sont les os de bœuf dont on s'est servi, non pour faire des dents, mais des bases de gencives ; les dents de bœuf, de cheval, de cerf, etc., dont l'émail n'a nullement la nuance convenable ; l'ivoire, qui est dépourvu d'émail et se corrompt très-promptement quand il est placé dans la bouche ; enfin, le nacre de perle ; le simple bon sens aurait dû empêcher les dentistes d'y jamais songer.

En fait de matières animales, nous n'admettons que les dents d'hippopotame et les dents humaines.

§ IV. — Dents d'hippopotame.

C'est de l'Afrique et des parties les plus reculées de l'Asie, que nous viennent les dents d'hippopotame. Il n'y a pas longtemps qu'on a eu l'idée de les substituer à l'ivoire. Son grain, beaucoup plus serré, plus fin, et plus facile à travailler, justifierait sur tous les points cette préférence, si malheureusement cette substance n'était pas aussi facilement attaquable par les propriétés corrosives de la salive chez certains individus. Nous avons eu occasion d'en examiner les effets aussi délétères que rapides chez une de nos clientes qui, au bout de deux ou trois mois, nous a rendu un râtelier complet dans un tel état de délabrement qu'il n'était vraiment plus possible d'en faire usage. Cette matière peut s'employer avec ou sans émail.

Les dents incisives de l'hippopotame sont courtes, semi-cylindriques antérieurement et présentant en arrière un sillon profond. Leur émail est souvent fort beau , très-épais et sa couleur , lorsqu'il est poli, ressemble beaucoup à celle des dents humaines. Leur forme demi-cylindrique permet d'y tailler des pièces de plusieurs dents émaillées, qui coïncident bien avec le cercle de la partie labiale de la denture : de sorte qu'on trouve quelquefois des tranches dans lesquelles on peut sculpter six ou même huit dents.

Les défenses ou dents lanières sont beaucoup plus grosses et plus longues ; elles sont recourbées ainsique les défenses des sangliers d'Europe. Leur poids est quelquefois de trois à quatre kilogrammes ; malheureusement ce sont les plus rares, leur poids ordinaire est d'un kilogramme, d'un kilogramme et demi. Par leur face externe elles sont aplaties, et bombées par leur face interne ; et comme la moitié seulement de cette dernière face est émaillée, cette disposition les rend impropres à rendre les mêmes services que les précédentes. Cependant il ne faudrait pas conclure de là qu'on ne pût en tirer aucun parti ; car, au contraire, elles ont assez de volume pour permettre de les couper par morceaux et d'en confectionner, soit des dentiers complets non émaillés, soit des bases sur lesquelles on rapporte des dents humaines.

Quand à l'aide d'une coupe transversale, on divise une dent d'hippopotame par le milieu, on y rencontre un sillon plus ou moins développé, et dont la profondeur dépend tout à fait de l'âge de l'animal. Or, il ne faut pas oublier que c'est là la partie faible de la dent qui nous occupe ; on doit donc faire en sorte de ne pas laisser subsister ce sillon dans une pièce artificielle, et si le morceau est disposé de telle sorte que l'on ne puisse éviter cette partie défectueuse, on doit au moins combiner la pièce de manière que les mouvements de la bouche ne laissent point apercevoir cette portion de la dent, parce que dans cet endroit elle a les plus grandes dispositions à se putréfier et à s'altérer avec beaucoup de promptitude.

Les dents que l'on doit rechercher de préférence, sont celles dont la substance interne est plus compacte, plus blanche, plus unie, et moins croisée que celle des autres espèces d'ivoire. Les meilleures sont blanches, arrondies, émaillées dans la partie moyenne et interne de leur longueur; elles n'ont point de grosses côtes, de profondes gouttières, et ne sont point fendues dans le sens de leur courbure. Pour les conserver dans le meilleur état possible, une sage précaution est de les tenir à l'humidité; on doit même, quand on les travaille, éviter de les exposer, soit au soleil, soit à la chaleur du feu, soit même au grand air. Si on ne se conformait pas à ces préceptes indispensables, on s'exposerait à les voir se gercer et se fendre dans beaucoup d'endroits, particulièrement sur les points dépourvus d'émail.

La dent d'hippopotame, comme nous l'avons dit, est une matière assez convenable pour fabriquer les pièces artificielles; il ne faut pas cependant se faire illusion et oublier que, malgré le choix qu'on ait pu faire d'un morceau sans défaut, son extrême blancheur, qui d'abord frappe la vue, se change plus ou moins promptement en une teinte bleuâtre ou jaunàtre. C'est ce qui a donné l'idée à certains artistes de rapporter des dents humaines sur les bases des gencives formées de cheval-marin, c'est vulgairement le nom que l'on donne à l'hippopotame.

Quand on se décide pour ce dernier procédé, il faut prendre soin de ne pas laisser *le fil* de l'os perpendiculairement, il doit être horizontal et en travers, parce qu'ainsi les substances osseuses offrent beaucoup plus de solidité.

Maggiolo nous a laissé un très-bon article sur la préparation des dents lanières de l'hippopotame. Quand on parvient à s'en procurer d'assez volumineuses, on les scie en deux dans toute leur longueur, et dans chaque partie on débite les pièces dont on a besoin. Quant à l'émail, comme il est plus nuisible qu'utile, on l'en dépouille, en le faisant partir par écailles à l'aide d'un ciseau sur lequel on frappe à coups de marteau. Cela fait, on serre l'hippopotame à la cave, afin qu'il se conserve sans se fendre, et qu'il ne soit pas trop sec quand il s'agira de le sculpter.

Si l'on n'a besoin que d'une pièce partielle de deux ou plusieurs dents, on se sert d'une incisive que l'on coupe en rouelles d'une certaine hauteur et dont on blanchit l'émail sur la meule.

On se sert aussi quelquefois des dents de baleine et de morse qui, dans le commerce, se trouvent quelquefois mélangées avec celles de cheval-marin. Elles sont assez fortes, mais elles diffèrent essentiellement des dents d'hippopotame par leur forme, et surtout sont bien inférieures pour l'usage.

Par tout ce qui précède, on voit que l'hippopotame n'imite jamais parfaitement la nature, trop blanc au début, il ne tarde pas à prendre une couleur bleuâtre qui trahit l'artifice du dentiste.

§ V. — Des dents humaines.

Il y a des dentistes, M. Delabarre entre autres, qui ont émis quelques scrupules à l'égard de l'emploi des dents prises sur les cadavres. Comme, pour la plupart, les dents sont enlevées à des sujets destinés, dans nos amphithéâtres de dissection, à être dépecés de mille manières, nous ne voyons pas en quoi la soustraction de quelques dents ajoute à la profanation que l'on fait subir à ces malheureuses dépouilles sorties des hôpitaux de la capitale. Aussi, nous qui avons partagé l'indignation de tous les dentistes français quand il s'est agi de la transplantation dentaire, notre manière de voir n'est pas la même pour l'emploi des dents humaines.

De toutes les substances tour à tour préconisées pour la prothèse, les dents humaines sont sans contredit celles qui remplissent mieux le but, car elles remplacent des dents de même nature, et, pendant un certain temps du moins, elles se marient tellement bien avec les voisines, qu'il n'est guère possible de s'apercevoir de l'artifice.

Non-seulement, comme nous venons de le dire, ces dents proviennent des individus morts dans les hôpitaux, mais encore à la suite des armées, il se trouve

des gens qui, pareils aux requins qui suivent un na-
vire à la piste, attendent la fin des batailles pour soustraire leurs meilleures dents aux morts qui jonchent le
terrain. Ici j'avoue que ce commerce a quelque chose
de plus pénible à penser, et cependant ce sont certainement celles dont l'usage est le plus durable. Dans
les hôpitaux, il semblerait qu'elles participent en quelque chose à la décomposition successive opérée par la
maladie, tandis que sur le champ de bataille elles
appartiennent à des sujets succombés en jouissant de
toutes les prérogatives de la santé et de la vigueur de
l'âge. Ce dernier point est plus important qu'on ne
pense : c'est de dix-huit à quarante ans qu'elles offrent toute la dureté et toute la consistance désirables,
qu'elles sont en état de résister beaucoup plus longtemps à l'action corrosive de la salive et des gaz qui
s'échappent de l'estomac. Quand on prend des dents
sur des sujets plus jeunes, elles sont trop tendres ; le
canal en est trop large, et elles résistent malaisément
aux causes de destruction qui les assiégent. Quant à
celles des vieillards, elles sont, il est vrai, très-dures,
leur canal est presque entièrement oblitéré; mais elles
ont le très-grave inconvénient d'avoir une teinte jaune
qui ne va qu'en augmentant, et surtout d'être sujettes
à se fendre. Ainsi donc, les dents des sujets adultes
sont ce qu'il y a de plus parfait, surtout quand elles
ont été extraites depuis peu de temps. Il ne faut pas
oublier qu'une carie commençante sur une dent artificielle continue à faire des progrès absolument comme
si c'était une dent vivante ; c'est une raison pour ap-

porter l'attention la plus scrupuleuse à ce qu'elles soient bien saines. Nous ferons aussi observer que lorsque les dents sont rougeâtres ou noirâtres à l'intérieur, elles se noircissent très-promptement dans la bouche et durent très-peu de temps, en comparaison de celles qui réunissent les conditions énumérées plus haut.

Il ne suffit pas de savoir choisir les dents, il est encore un art de les conserver. Pour cela, il faut leur faire subir une préparation qui les mette en état d'être employées plus tard, avec le plus d'avantage possible. Le premier point est de les enlever du sujet sans écorner aucune parcelle d'émail, ensuite d'en détacher les portions d'alvéoles, de périoste ou même de tartre qui pourraient y être attachées. Cela fait, on les perce à l'extrémité de leurs racines pour les appareiller par *bouches*, à l'aide d'un fil que l'on passe dans le trou qui vient d'être pratiqué. Appareiller par *bouches* veut dire réunir ensemble les dents qui ont appartenu au même individu.

Quand elles ont été ainsi disposées, on les fait tremper pendant sept à huit jours dans de l'eau commune que l'on a soin de changer toutes les vingt-quatre heures. S'il reste quelques corps étrangers sur la dent, on les enlève avec de la pierre ponce dont on saupoudre un morceau de bois tendre. C'est ici le lieu de recommander, contrairement à l'avis de certains auteurs, de ne point enlever les petites taches jaunes qui se trouvent sur l'émail, car il se rencontre des cas où ces taches sont précieuses pour rassortir avec d'autres dents qui présentent la même particularité.

Ordinairement, les dents que l'on choisit sont les huit supérieures, les quatre incisives, les deux canines et les deux premières petites molaires. Cependant, il est bon de prendre aussi quelques assortiments de la mâchoire inférieure pour les cas où il s'agit de confectionner un dentier complet inférieur.

Ce qui est plus important que tout le reste, c'est de les conserver pures et intactes dans l'état où viennent de les mettre ces préparations préliminaires. Pour cela, il faut les serrer dans une substance capable de les préserver des influences de l'air, du chaud et du froid. Les uns proposent du grès fin, du son, les autres de la sciure de bois ; quant à nous, nous n'avons qu'à nous féliciter d'avoir opté pour la graine de lin, qui remplit parfaitement le but désiré.

Nous ne parlerons de l'eau alcoolisée dans laquelle quelques dentistes ont l'habitude de plonger les dents en réserve, que pour faire sentir combien ce procédé est mauvais. Les dents ainsi conservées se jaunissent et se fêlent, si on a le malheur de les laisser quelques heures exposées à l'air.

Nous ne terminerons pas ce paragraphe sans donner le conseil de ne jamais employer les dents trouvées dans les cimetières, parce que, étant restées pendant plusieurs années en terre, leur émail est toujours sans éclat : en outre, quand on veut les travailler, elles se cassent au moindre choc, et, portées, elles noircissent et s'altèrent promptement par la salive.

Quel que soit, en fait de ressemblance, le degré de perfection auquel on puisse arriver avec les dents humaines, on ne peut cependant pas se dissimuler qu'elles ont cela de commun avec toutes les substances animales, qu'à raison de leur perméabilité, elles s'amollissent, elles se carient, et se décomposent plus ou moins rapidement ; elles se ternissent, changent de de couleur, et donnent toujours à la bouche une odeur fort désagréable. Ce sont ces inconvénients, malheureusement trop réels, qui ont donné l'idée de faire des dents avec des terres susceptibles de durcir par la cuisson, de s'émailler à peu près comme la porcelaine. On leur a donné le nom d'*incorruptibles*.

§ VI. — Dents minérales.

Vers la fin de cette troisième partie, nous nous proposons d'entrer dans quelques détails sur la manière de fabriquer les dents minérales ; le faire maintenant, ce serait entraver la marche de nos idées et nuire à leur enchaînement ; nous nous contenterons donc, pour le moment, de l'historique pur et simple des dents minérales.

M. Duchateau, pharmacien à Saint-Germain-en-Laye, avait un dentier d'ivoire dont il éprouvait beaucoup de gêne ; en 1774 il s'imagina, pour le remplacer, de construire un dentier en porcelaine. Il s'adressa, pour cet effet, à la manufacture de porcelaine de Guerhard, à Paris ; mais les premiers essais ayant été infructueux, tant à cause du retrait qu'éprouva la porcelaine lors de la cuisson, que par la difficulté d'empêcher ces dentiers de *gauchir* ou de se *voiler*.

M. Duchateau employa la porcelaine tendre. Afin de perfectionner ces essais de pâte, et surtout de s'éclairer pour le mode d'application du dentier, il s'adressa à plusieurs artistes distingués, et entre autres à M. de Chemaut, alors dentiste à Paris.

La composition de cette pâte tendre reçut une addition de terres colorantes qui la rendirent plus fusible et plus susceptible encore d'être cuite à un simple feu de mouffle. Ce fut après plusieurs tâtonnements qu'ils obtinrent une pièce d'un blanc gris, tirant sur le jaune, et ayant très-peu de retrait. Ce résultat fut celui qui remplit le mieux le but que se proposait le pharmacien de Saint-Germain-en-Laye ; en un mot, il put en faire usage. Encouragé par ce premier succès, il voulut construire des dentiers pour les personnes de qualité ; mais, étranger entièrement à l'art du dentiste, il ne réussit pas dans son entreprise. Cependant, en 1776, l'Académie de Médecine, à laquelle il communiqua ce nouveau procédé, remercia l'auteur, et lui accorda les honneurs de la séance.

M. de Chemaut prit cette idée où M. Duchateau l'avait laissée ; il améliora cette même composition, en employant le sable de Fontainebleau, la soude d'Alicante, la marne, l'oxyde de fer rouge et le cobalt. En un mot, il réussit à fabriquer plusieurs dentiers et à les mettre en place, si bien qu'environ douze ans après il obtint de Louis XVI un brevet d'invention. O Americo Vespuce, c'est toi qui donnas ton nom à la Colombie ! Ainsi va le monde, les inventeurs s'épuisent en méditations, se ruinent en essais dispendieux, et ce ne sont jamais eux qui recueillent le fruit de leurs labeurs opiniâtres ! ! !

Depuis lors MM. Desforges et Maury ont fabriqué et appliqué ces sortes de dents avec un très-grand succès. Nous-même nous en faisons un très-grand usage, et nos clients n'ont jamais eu à s'en plaindre.

Si l'on nous demandait, au résumé, notre opinion sur les diverses substances employées à la confection des pièces artificielles, nous dirions :

1° Que l'hippopotame est ce qu'il y a de préférable quand il s'agit d'exécuter des travaux importants par leurs dimensions. Il est surtout précieux pour façonner des bases sur lesquelles on adapte des dents humaines.

2° Que les dents humaines par cela même qu'elles remplacent des organes de même nature, sont journellement employées avec le plus grand avantage.

3° Que les dents incorruptibles avec le degré de perfection où elles sont arrivées de nos jours, ne laissent rien à désirer, quant à l'imitation de la nature, à leur durée et à l'emploi qu'on en peut faire dans toutes les circonstances.

Il y a des auteurs qui ont soutenu, Gariot entre autres, que l'affaire du dentiste se résumait à poser les pièces et à indiquer la manière de les faire, mais qu'il devait laisser le soin de les confectionner à des ouvriers salariés à cet effet. On ne saurait trop s'élever contre une pareille manière de voir. Pour réussir en quoi que ce soit, il faut au besoin pouvoir mettre la main à l'œuvre, et avoir assez d'activité et d'amour de son art pour le faire souvent. C'est le simple bon sens qui nous indique un précepte que nous nommerons trivial : en toute chose pour devenir maître, il faut avoir été apprenti. Le public, qui en cela est le meilleur juge que nous puissions invoquer à l'appui de notre dire, quand il fait l'éloge d'un bon dentiste, ne manque jamais d'ajouter qu'il construit ses dentiers lui-même. Ainsi donc avant d'embrasser cette profession, il faut bien consulter ses goûts, ses aptitudes et avoir acquis la conviction qu'on est doué d'une habileté naturelle en fait de conceptions mécaniques.

§ VII. — **Sur quelques reproches adressés aux dents artificielles.**

On dit assez généralement, et ce n'est pas sans raison, que les dents artificielles sont tout à fait impropres à remplir un des principaux usages des organes qu'elles remplacent, savoir, la mastication. En effet, si on mangeait sans beaucoup de précaution sur une dent factice en broyant des aliments un peu durs, on courrait grand risque d'ébranler les dents naturelles qui l'avoisinent, ou de luxer entièrement la racine dans laquelle son pivot est implanté.

C'est-là un reproche un peu puéril ; il est certain que, quelque perfectionnés que soient les moyens mécaniques employés, il est impossible qu'un organe postiche rende les mêmes services que l'organe auquel il supplée d'une façon plus ou moins imparfaite, mais de ce qu'un invalide ne peut plus lutter à la course avec sa jambe de bois, doit-on en conclure que cette dernière ne lui est d'aucune utilité. Il en est de même pour les pièces artificielles qui offrent cela de remarquable que plus leur dimension est étendue, plus elles offrent de résistance aux efforts de la mastication. Beaucoup de vieillards qui ont passé cet âge où l'on recourt au dentiste dans un but de coquetterie, se sont fait construire, par nous, des dentiers complets pour broyer la croûte du pain, qui, comme tout le monde sait, est plus nourrissante que la mie. Aucuns n'ont été trompés dans leur attente, et nous avons eu souvent la douce satisfaction de les voir revenir dans notre cabinet, pour nous remercier avec effusion du service que nous leur avions rendu, en leur rendant une santé qui était devenue misérable et chancelante par suite de digestions mauvaises et laborieuses; ce qui ne manque jamais d'arriver à la suite d'une mastication imparfaite.

Voilà donc un des principaux griefs réduit à sa juste valeur ; quant aux services que peuvent rendre les dents artificielles, ils sont incontestables, mais un des plus signalés est sans contredit la prononciation, à laquelle elles rendent sa clarté et sa précision, chose facile à comprendre après ce que nous en avons dit au commencement de cette troisième partie.

Un reproche auquel il serait plus difficile de répondre, c'est la mauvaise odeur que répandent dans la bouche les dents faites en matière animale. Elles nécessitent de grands soins de propreté, et de plus de la part des personnes qui les portent, la précaution de les renouveller aussitôt qu'elles commencent à entrer en décomposition, ce qui arrive au bout d'un temps plus ou moins long, suivant les qualités plus ou moins actives du mucus buccal. Lorsque la salive est tellement acide qu'elle détruit les pièces animales en un laps de temps si court qu'on ne serait, pour ainsi dire, occupé qu'à les renouveler, ce qu'on a de mieux à faire est d'employer les dents minérales, car elles sont réellement incorruptibles, et elles n'exigent pas plus de soins que celles qui vivent naturellement dans leurs alvéoles.

Les personnes étrangères à l'art se figurent que la pose d'une dent artificielle est quelque chose de fort douloureux, c'est une appréhension chimérique, dénuée de toute espèce de fondement. Cet inconvénient, grave sans doute, n'a jamais lieu toutes les fois que la pièce est posée par un bon praticien, lorsque les gencives sont saines, sans gonflement ni irritation, et que la racine n'est le siége d'aucune maladie ni à l'intérieur, ni du côté du périoste alvéolaire. Mais, c'est surtout à l'état des gencives qu'il importe de faire la plus grande attention.

On peut aussi reprocher aux dents animales dans lesquelles sont vissés des pivots en platine, de devenir vacillantes par suite de l'élargissement de leur pas de vis. Il est toujours temps de recourir aux dents minérales, qui ne peuvent manquer qu'à la suite d'un choc assez violent pour les briser.

Enfin, beaucoup de personnes pensent que les pièces artificielles sont un très-grand assujettissement en ce qu'on est contraint de les retirer de la bouche tous

les soirs. Il n'en est rien, il ne faut, au contraire, jamais les retirer même pour les nettoyer; ce que nous disons là concerne surtout les pièces partielles dont les
pivots ou crochets demandent à n'être point dérangés
pour conserver toute leur solidité. Il n'en est pas de
même des dentiers complets, qu'il faut nettoyer hors
la bouche; mais cependant moins souvent qu'on ne se
l'imagine.

Pour en finir avec les quelques généralités qui sont
l'objet de ce paragraphe, nous donnons le conseil à
nos confrères d'avertir la personne à laquelle ils auront
posé une pièce artificielle, qu'elle éprouvera dans les
premiers instants une sorte de difficulté, d'embarras,
dans les mouvements de la langue et dans l'articulation des sons; mais que peu de jours suffiront pour
l'accoutumer à la présence de ce nouvel hôte, et pour
rendre la prononciation beaucoup plus facile et le son
de la voix beaucoup plus agréable qu'avant.

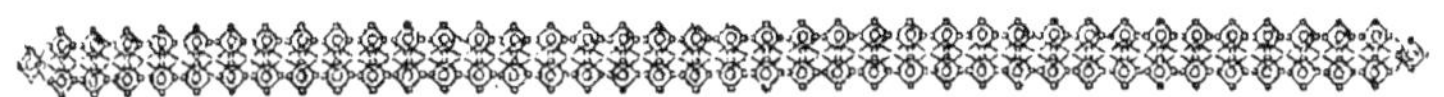

CHAPITRE XIV

Dans le chapitre précédent nous sommes entré dans des généralités que nous avons crues indispensables pour donner aux néophytes de notre profession, une première idée de tout ce qui concerne la prothèse dentaire. Maintenant nous allons aborder chaque particularité, et dans les détails circonstanciés que nous donnerons avec toute la précision dont nous serons capable, nous puiserons dans une longue pratique les éléments nécessaires pour guider les premières tentatives de quiconque voudra professer notre art. Nous allons commencer par expliquer la manière de prendre les empreintes.

§ I. — Meilleurs procédés pour prendre les empreintes.

Nos premiers maîtres, auxquels l'idée n'était pas encore venue de prendre l'empreinte de la bouche dont ils devaient réparer les parties détruites par la carie, étaient dans la nécessité d'avoir sans cesse leur client sous la main, et de faire mille essais sur la bouche

elle-même, avant d'arriver à un résultat satisfaisant;
ce qui ne laissait pas d'être fort pénible pour le dentiste et surtout pour le patient, qui, outre la perte d'un
temps considérable, était forcé de se résoudre à ouvrir
et fermer la bouche, un très-grand nombre de fois
avant d'être délivré de cette véritable torture.

C'est assurément une grande amélioration que d'en
être venu à prendre avec une exactitude géométrique
l'empreinte de la bouche dans laquelle on doit placer
une pièce plus ou moins compliquée. L'artiste, ayant
sous les yeux le moule sur lequel il doit adapter sa
pièce, est à même d'en considérer la forme à loisir et
de proportionner sur lui les dimensions, la configuration et la direction de son travail.

Avant de se mettre à préparer la dent factice, la première chose à faire est donc de disposer convenablement l'emplacement qu'elle doit occuper, d'en prendre
ensuite le modèle, ainsi que celui des dents voisines,
et quelquefois même de lever l'empreinte des dents de
la mâchoire opposée, afin de mieux combiner les rapports qu'auront les dents artificielles avec les dents naturelles de cette même mâchoire.

Il y a des dentistes qui, pour lever une empreinte,
emploient la cire à modeler, colorée en rouge. Sa
composition est de dix parties de cire et d'une partie de térébenthine. Quoique cette cire ait l'avantage
d'être très-liante, elle présente aussi, d'un autre
côté, le grave inconvénient de se ramollir très-aisé-
ment, de sorte que, quelque précaution que l'on prenne
en retirant l'empreinte, elle arrive toute déformée et

dès lors le plâtre ou tout autre substance que l'on y coule, donne une image entièrement inexacte de la série dentaire.

Pour nous, notre opinion est que la cire vierge, telle qu'on la trouve dans le commerce , remplit parfaitement le but qu'on se propose ; on y ajoute, pour la colorer en rouge, de la cochenille, de l'orseille ou de l'orcanette. L'habitude nous instruit assez de la quantité qu'il en faut prendre pour remplir le vide que laisse la dent et pour envelopper une, deux et même trois de celles qui l'avoisinent de chaque côté. On fait préalablement chauffer la cire au bain-marie, ou même simplement à la chaleur du feu en la pétrissant avec la pulpe des doigts , et quel que soit celui de ces deux procédés que l'on emploie, il faut attendre que la masse entière soit bien pénétrée par le calorique, jamais cedendant jusqu'au point d'entrer en fusion. Il faut aussi éviter de la faire saisir par la chaleur, parce qu'alors les parties superficielles entreraient en fusion avant que les parties moyennes ou centrales, si vous aimez mieux, n'eussent seulement ressenti l'impression de la chaleur. Dans ce cas, elle se montrerait friable et cassante sous les doigts, au lieu d'offrir une pâte moelleuse et ductile, se laissant malaxer avec toute la souplesse qu'elle doit avoir. Or, il n'y a qu'un moyen sûr de l'amener à cet état, c'est le bain-marie, et nous n'en employons pas d'autre dans notre pratique.

La cire étant convenablement ramollie, et le conduit de la racine étant préparé, comme nous le dirons tout à l'heure, on y introduit un pivot en bois qui remplisse le canal dentaire avec assez d'exactitude, pour en bien conserver la direction ; de plus on l'arrange de façon à ce qu'il dépasse les autres dents d'une ou deux lignes. Bientôt on prend la cire convenablement échauffée, on lui donne une forme allongée, cylindrique, de la grosseur du doigt environ, on la présente à la portion de la mâchoire dont on veut avoir le modèle, on appuie dessus régulièrement et on dirige les différentes pressions de manière à recouvrir les dents voisines et leurs gencives inclusivement. Cela fait, on laisse une minute environ l'empreinte dans cet état, afin de donner à la cire le temps de se refroidir un peu.

Avant de retirer la cire, il y a une précaution assez essentielle à prendre, c'est d'appuyer avec le doigt de bas en haut à l'endroit où correspond le pivot qu'on a eu soin d'amincir un peu à son extrémité ; par cette petite manœuvre il dépasse nécessairement, c'est alors qu'on le saisit avec une pince plate, afin de le faire sortir d'une ligne environ ; ce qui demande encore beaucoup de précaution et une certaine habitude, pour que, dans cette traction légère, sa direction ne soit pas changée. Il ne reste plus maintenant qu'à sortir l'empreinte de la bouche en prenant garde de changer en rien sa forme en la pressant entre ses doigts. Aussitôt qu'elle est dehors, on repousse la petite cheville avec le doigt pour la remettre en place et se faire idée de la longueur qu'on devra donner au pivot métallique.

Avant de procéder à la seconde opération, qui est le moulage, on attend que l'empreinte soit suffisamment

refroidie, et l'on évite de la déposer sur un corps trop
froid, tel que le marbre , parce qu'en se refroidissant
inégalement , la forme du moule varie et perd de son
exactitude ; un tissu de laine est donc le meilleur endroit pour mettre refroidir la cire vierge. Il ne reste
plus qu'à délayer le plâtre qui doit être assez liquide
pour descendre de lui-même au fond des petites cavités
que les dents ont laissées dans la cire. Toutes les fois
qu'on est pressé d'avoir son moule, et que par conséquent on désire que le plâtre se solidifie promptement,
le meilleur moyen est d'ajouter à l'eau qui sert à le
délayer, le quart d'une dissolution de sel marin jusqu'à
saturation. Une bonne précaution pour que le modèle
obtenu soit plus solide, c'est d'implanter des fils d'ar -
chal dans le moule à chaque dent qu'il doit représen-
ter. De cette façon on pourra façonner dessus les plaques qui doivent supporter les pièces artificielles, sans
avoir la crainte de voir se briser les dents en plâtre, ce
qui n'arrive que trop souvent quand on néglige ce que
nous venons de recommander. Pour couler le plâtre,
on le laisse glisser couche par couche, en commençant
par l'endroit où se trouve un *plein* qui répond au vide
de la mâchoire. Si on versait le plâtre trop vite et en
trop grande quantité, l'air n'aurait pas le temps de
s'échapper et il formerait des porosités et des soufflures qui déparent toujours le modèle, en même temps
qu'elles nuisent à sa solidité et à son exactitude.

Une chose importante que nous avons omis de mentionner dans cette description déjà fort compliquée,
c'est, avant de couler le plâtre, de former sur l'empreinte

un *bandeau* avec du mastic de vitrier ou plus simplement avec un peu de carton que l'on plie de façon à ce que le plâtre ne puisse s'échapper nulle part. Ce *bandeau* doit avoir un pouce de haut environ, on comprend que c'est là un garant de solidité pour le modèle.

Le plâtre dont on se sert doit être du plâtre fin, dit *à figures ;* on a la précaution de le remuer le moins possible, parce qu'autrement on y ferait pénétrer une grande quantité de bulles d'air, ce qui amènerait inévitablement des soufflures. Quant aux fils de fer dont nous avons parlé pour rendre les dents du modèle plus solides, on les implante dans le plâtre quand il est encore à l'état liquide. La tâche du dentiste n'est pas tout à fait achevée, il faut encore sortir son modèle du moule en cire; pour cela, on enlève d'abord le mastic ou les cartes à jouer, on ramollit un peu la cire avec de l'eau chaude, quand bien entendu le plâtre a acquis le degré de dureté nécessaire, et on enlève l'empreinte du moule avec la plus grande facilité. On peut encore arriver au même but en enlevant la cire par morceaux sans la faire ramollir préalablement, mais on court risque de briser quelques portions de son empreinte, et quand cette portion est indispensable, il faut recommencer sur de nouveaux frais. Il vaut donc mieux agir avec précaution, cela demande un peu plus de temps et de patience, mais d'un autre côté, c'est beaucoup plus sûr.

§ II. — Préparation d'un moule en métal.

Lorsque le moule que l'on veut préparer a beaucoup de *dépouilles*, ce qui veut dire, en terme de fondeur, qu'il est exempt de ces saillies et de ces rentrées qui sont un obstacle à sa libre sortie d'un milieu qui l'envelopperait hermétiquement, sauf la partie par où on doit le saisir, c'est chose très-simple que le procédé dont on fait usage. On prend un petit bloc de terre glaise, qu'on a la précaution de tenir toujours humide, on y enfonce avec soin le moule en plâtre, et pour que l'empreinte en soit bien exacte, on rapproche la terre glaise de chaque côté du moule; on retire ensuite ce dernier avec soin, pour ne pas agrandir le trou, et lorsque le métal fondu est au moment de se figer, on le verse lentement dans le moule.

Ce que nous venons de dire s'applique surtout aux moules en plomb; mais, quand il s'agit d'un moule en cuivre, il faut employer le procédé que mettent en usage les fondeurs, c'est-à-dire prendre du sable de fondeurs, légèrement humecté, le presser fortement contre le moule, pour qu'il prenne l'empreinte de toutes ses parties, et, si ce moule n'a point de dépouilles, faire autant de noyaux de sable qu'il faut de reliefs. Une fois l'empreinte exactement prise, on y ménage un conduit pour y verser le cuivre en fusion, après avoir eu la précaution de faire sécher un peu le sable, pour faciliter l'écoulement du métal. Il ne faut pas s'étonner si ces sortes de moules ne présentent pas la même précision que les précédents, les pièces qui les composent varient toujours un peu ; cela nécessite une réparation attentive, d'après leurs modèles. Voici comment cela se pratique : d'abord on fait dérocher la fonte obtenue dans un peu d'eau seconde, et comme elle est généralement rugueuse, on la nettoie avec du grès très-fin et un morceau de bois tendre.

Le but qu'on se propose en coulant des moules en métal, c'est d'avoir à sa disposition une matière assez consistante pour estamper dessus des plaques d'or ou de platine. Mais, pour arriver à ce résultat, il faut nécessairement le contre-moule ; car, pour estamper convenablement une plaque, on doit la placer entre deux corps beaucoup plus résistants qu'elle, afin qu'à l'aide de la pression qu'on lui fait subir avec un lourd marteau, on puisse lui faire prendre exactement la forme que l'on désire.

Occupons-nous donc du contre-moule. Il est indispensable qu'il soit d'un métal beaucoup plus mou que celui du moule. Ainsi donc, que le moule soit fait avec de l'alliage de bismuth, avec de l'alliage d'étain et de plomb, en fonte de cuivre, ou mieux encore en fonte de fer, le plomb très-pur est ce qu'il y a de préférable pour faire le contre-moule.

Il y a deux manières d'exécuter le contre-moule. La première consiste à prendre, comme plus haut, un bloc de terre glaise un peu humide ou bien du sable fin, contenu dans une boîte, ensuite à poser dessus le métal bien à plat, et à l'y enfoncer de quatre ou

cinq lignes environ. Cela fait, on l'entoure avec un
morceau de fer-blanc ou de carte à jouer, en laissant
entre lui et le moule un intervalle de quelques lignes
environ : cet entourage, bien entendu, doit être arrangé de telle sorte qu'il soit impossible au plomb de
s'échapper. Enfin, quand tout est prêt, on verse le
métal dessus, jusqu'à la hauteur d'un centimètre ou
deux. Le second procédé est plus simple encore. On
fait, dans la terre glaise, un creux dont la forme varie
suivant celle du premier moule, on y verse du plomb
fondu, et quand ce métal est sur le point de se figer,
on y enfonce le moule de manière à ce que toutes les
parties qui doivent servir pour estamper s'en trouvent
suffisamment recouvertes. Dans l'un et l'autre cas, on
laisse refroidir les moules, et quand tout le calorique
s'en est dégagé, on les sépare à coups de marteau.

§ III. — Pose des dents artificielles.

Quel que soit le nombre de dents qui manquent à une
mâchoire, il est toujours possible de les remplacer :
qu'il y en ait deux, trois ou quatre, que ce soit toute
une arcade dentaire et même les deux à la fois, on est
parvenu à ajuster ces pièces avec une si grande perfection, que, pour la vue et pour quelques-uns de leurs
usages, elles peuvent remplir l'office des dents auxquelles elles succèdent. Il y a différents procédés pour
les maintenir en place, ce sont ou des pivots ou des
plaques métalliques, ou des bases en cheval marin
que l'on fixe à l'aide de ligatures, de crochets ou de

ressorts. Tout cela est subordonné à la disposition de l'emplacement primitivement occupé par la dent naturelle.

Toutes les incisives, les quatre canines et les deux premières petites molaires, peuvent être remplacées par des dents à pivot, toutes les fois du moins que leurs racines subsistent ou présentent, par leur état sanitaire, un point d'appui convenable; quand il en est autrement, il faut recourir aux plaques métalliques, moyen toujours compliqué et inférieur au précédent.

Nous allons commencer par traiter de la manière de poser une dent à pivot.

§ IV. — Dents à pivot.

Avant de poser une dent à pivot, la première chose à faire est de préparer son emplacement; et le procédé diffère selon que la dent existe encore en totalité ou en majeure partie, et selon qu'elle n'offre plus que quelques parcelles plus ou moins aiguës qui sont les débris de la couronne.

Pour donner un exemple du premier cas, il arrive tous les jours qu'une personne dont une ou plusieurs incisives ont leur émail détruit par une carie qui ronge la face antérieure de ces organes, veuille faire disparaître la difformité fort disgracieuse résultant des taches qui altèrent leur couleur, ou des cavités qui altèrent leur forme. Lorsqu'on a affaire à une pareille dent, il ne faut pas, comme le conseillent certains dentistes, employer une pince coupante pour enlever la couronne, sous prétexte que l'opération est moins douloureuse :

outre que la secousse qui en résulte fait pour le moins autant souffrir qu'un trait de scie passé rapidement, on court risque de broyer la racine, qui alors n'est plus susceptible de recevoir un pivot. C'est donc à la scie qu'il faut avoir recours ; mais, avant de la mettre en œuvre, on doit commencer par toucher la dent avec la pointe d'un stylet ou l'extrémité d'une sonde, et s'assurer si le nerf dentaire existe encore ; on peut quelquefois le reconnaître rien qu'à la vue. Si cette petite épreuve vous démontre que l'organe vasculo-nerveux n'a pas été détruit, il est bon de prévenir le patient qu'il y a une légère douleur à supporter ; quand il consent à la subir, on examine si au niveau du collet l'espace qui sépare la dent cariée de la voisine permet d'y introduire la scie ; dans le cas contraire, il faut faire agir la lime, bien entendu en n'attaquant que l'organe malade ; cela fait, on s'arme d'une scie très-fine dont nous donnons ici la figure, et on opère la section de toute la circonférence de la dent, en suivant exactement le contour de la gencive : pour éviter que l'instrument s'engage, on le mouille fréquemment pendant l'opération, qui, avec une scie convenable, ne doit durer qu'une demi-minute.

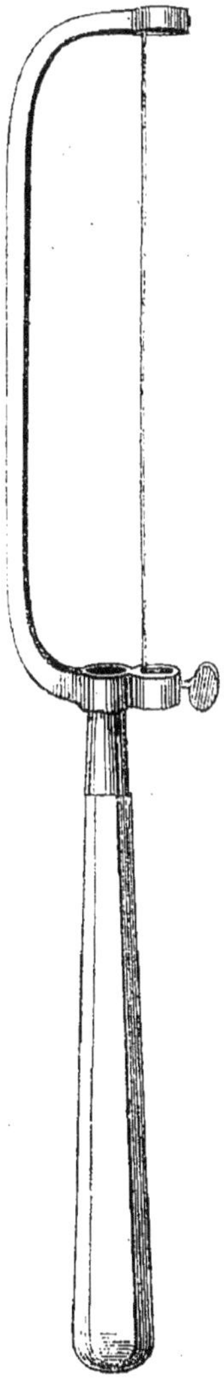

Malgré toute l'attention qu'on y a mise, la section ou bien n'est pas assez régulière, ou bien n'a pas été faite assez près de la gencive, il faut prendre alors une lime ronde et non pas une rugine, et avec cette lime, effleurer la racine de manière que la gencive, la dépassant un peu, puisse recouvrir le point de jonction compris entre la racine et la pièce artificielle.

Si le nerf est encore sensible, ainsi que nous le supposions tout à l'heure, il faut prendre un stylet d'acier très-aigu et non trempé, recourbé d'un demi-millimètre à son extrémité ; et avant de procéder à la petite opération, on fait solidement appuyer la tête du patient contre soi et sur le dos du fauteuil, passer le bras gauche sur sa tête, soulever la lèvre avec le pouce, et glisser l'index en dedans du palais, de façon à ce que la racine se trouve comprise entre les deux doigts ; ces précautions prises, on introduit très-promptement et sans tâtonner le stylet jusqu'à l'extrémité de la racine. C'est le moment où le plus souvent la personne opérée lève subitement sa main vers la vôtre pour l'arrêter dans son impulsion ; le praticien doit s'y attendre, et, quand il prend bien son temps avant que la main malencontreuse ne l'atteigne, la sienne a déjà couru au-devant, et l'instrument a déjà rempli son but ; il ne reste plus qu'à le retirer en le tournant vivement sur lui-même, de sorte que son extrémité recourbée entraîne avec elle le nerf dentaire.

Par la cavité du canal dentaire, la nature elle-même semble avoir indiqué le meilleur moyen de remplacer les dents en y introduisant un pivot, mais

ce canal a besoin d'être préparé par l'art convenablement. A cet effet, on se sert d'un équarrissoir d'acier

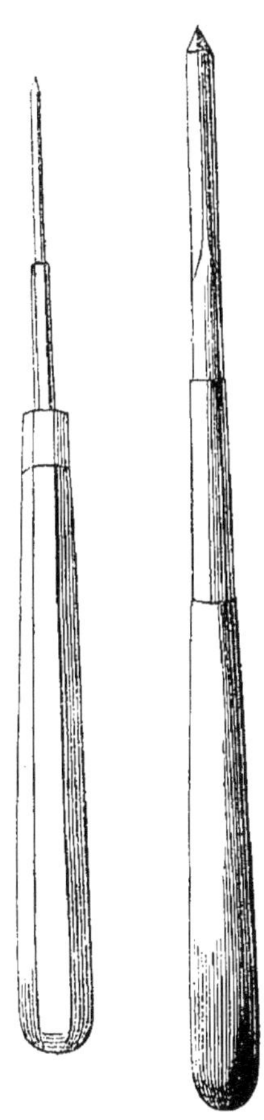

non trempé, de deux centimètres de long, à trois faces,
à bords tranchants et montés
sur un manche octogone,
long de quatre à cinq centimètres. Nous rejetons les
équarissoirs à cinq pans,
parce qu'ils s'empâtent beaucoup plus promptement par
le détritus de la dent, et
que, par conséquent, ils sont
beaucoup plus sujets à se
casser durant l'opération, ce
qui est un accident diaboli-
que. Il importe encore d'avoir
plusieurs équarissoirs de diverses grosseurs. Le premier
dont on se sert doit être plus
mince par le bout que vers sa
base, c'est-à-dire de forme
conique, et cela se conçoit:
comme la pointe qui le précède dans son travail de
perforation s'engage sans peine dans le canal déjà existant, on est plus assuré de bien suivre sa direction. Le
second, plus gros, doit être un peu moins conique, et
enfin le troisième ou le quatrième, selon les cas, doit
être exactement cylindrique d'un bout à l'autre, pour
que le pivot, cylindrique aussi, s'y adapte avec plus

d'exactitude et de solidité. On conçoit qu'un pivot conique aurait une tendance toute naturelle à tomber de son
propre poids. Bien que l'équarrissoir soit triangulaire,
si on n'avait pas soin de le retirer et de le tremper
dans l'eau de temps en temps, il pourrait s'enclaver et
même se casser. Quand enfin le trou a été bien foré,
on prend un stylet entouré d'un peu de coton et imbibé
d'esprit de vin, pour nettoyer l'intérieur du canal,
où il reste toujours du détritus, petite opération qui
a encore l'avantage de dessécher complétement la
cavité qui vient d'être agrandie.

Nous demandons grâce au lecteur pour les *encore*,
les *enfin*, les *ainsi*, à l'aide desquels nous sommes
forcé de recoudre nos phrases, mais il y a une si pro-
digieuse quantité de détails que nous ne pouvons guère
nous arranger autrement. Ainsi, il nous reste encore
à dire que, dans ce qui précède, nous n'avons parlé
que dans la supposition où le nerf dentaire existerait encore ; quand la cavité de la carie a pénétré jusqu'au canal, souvent le ganglion vasculo-nerveux s'est
détruit de lui-même, ce qui est fort heureux, car l'o-
pération est entièrement insensible.

Maintenant abordons le second cas, c'est-à-dire celui où toute la couronne a été anéantie, ou peu s'en
faut. La scie devient inutile, la pince coupante et la
lime suffisent pour enlever les petits débris qui peuvent dépasser la gencive. Nous ferons observer que ces
sortes de racines sont souvent moins durables que celles dont la couronne avait persisté.

§ V. — Manière de poser les dents à pivot.

Et d'abord, posons en principe que pour quelque travail que ce soit, le dentiste doit s'accoutumer à lever l'empreinte de la portion de mâchoire dont il veut remplir le vide. C'est le moyen le plus assuré de donner à son ouvrage toute la perfection et toute la solidité désirables. Nous ne saurions donc trop blâmer la méthode de Maury qui consiste à préparer l'emplacement, à prendre des mesures pour la longueur du pivot et à embarbouiller l'arcade dentaire et le palais du patient avec de la couleur rouge pour prendre sur lui les mesures que nécessite l'emboîtement exact de la dent avec la racine, outre que c'est fort long, ce doit être aussi assommant pour le dentiste que pour le client.

Il est donc mille fois préférable de faire un pivot, de l'enfoncer jusqu'à l'extrémité de la racine et de prendre son moule ainsi qu'il a été dit plus haut. Une fois cette besogne faite, le client peut s'en aller, le dentiste n'a plus besoin de lui que pour poser la pièce, sans les tâtonnements que nous venons de blâmer si fort.

Une fois qu'on a son modèle en plâtre, on prépare la dent qui est naturelle ou minérale, selon qu'on l'a jugé convenable. Comme nous ne donnerons la manière de souder les pivots des dents minérales qu'en parlant des pièces composées, pour le moment, nous supposerons que la dent dont on a fait choix est une dent humaine. Dans ce cas, on commencera par scier la racine, à peu près à la hauteur de son collet ; mais avant tout il la faut bien choisir, de la même espèce et du même côté que celle à remplacer. Il est bon qu'elle provienne d'un individu à peu près du même âge que celui auquel on la pose ; il est indispensable qu'elle soit de la même teinte, et c'est une chose dont on ne peut s'assurer qu'après l'avoir fait macérer pendant une demi-heure environ dans de l'eau chaude. Après l'avoir sciée au niveau de son collet, on recouvre la place du moule où manque la dent vivante, d'une couche de couleur rouge pas trop épaisse, et on y applique la dent par son extrémité supérieure ou inférieure, si c'est une dent de la mâchoire inférieure. En la présentant ainsi, on voit de suite quelles sont les portions qu'il faut enlever, soit avec la lime, soit avec la rugine, pour qu'il y ait coaptation parfaite, car il ne faut pas perdre de vue que c'est de là que dépend la solidité et la durée du travail. Ces essais, souvent nombreux, demandent une grande patience, et nous doutons que sur le vivant on ne soit jamais arrivé à atteindre le même degré de justesse et d'exactitude, que sur un moule en plâtre que l'on a sans cesse sous la main et sous les yeux.

Pour ce qui concerne le pivot, le pivot en bois vous donne sa grosseur, sa longueur et sa direction, mieux que toutes les mesures que l'on saurait prendre. C'est donc sur ce pivot que l'on se modèle pour façonner la petite tige d'or ou de platine qui doit servir de moyen d'union entre la racine et sa nouvelle couronne. On introduit une de ses extrémités dans une filière à coussinet,

pour y pratiquer un pas de vis, lequel sert à l'introduire et le fixer dans la dent, qu'on a eu soin de tarauder de part en part, afin d'unir ensemble la vis et la
rivure, ce qui est pour la solidité une double garantie.

Maintenant que la dent et son pivot ont été préparées, il s'agit de fixer ce dernier dans la racine. Maury
conseille d'y pratiquer avec un canif quelques petites
entailles. Nous croyons ce conseil de peu d'importance ;
il parle aussi de l'entourer avec un des épidermes
blanchâtres qui recouvrent l'écorce extérieure du bou-
leau. « Ces espèces de pellicules, dit-il, composées
presque entièrement de résine, résistent à la plus
longue macération. » Et plus loin : « Elles valent
mieux que le liége, le bois très-serré, les filaments
d'amiante, et elles n'ont pas, comme le fil, le coton
ou la soie, l'inconvénient de s'altérer facilement et de
contracter une odeur fétide. » De nos jours, on a dé-
laissé à juste titre toutes ces substances, pour prendre
le plomb, l'or et le platine, passés au laminoir, et
réduits en feuilles minces, assez épaisses cependant
pour être contournées sur le pivot, et y offrir quelque
résistance. Quand le pivot est ainsi garni d'une feuille
métallique, on saisit la dent avec les doigts ; il est des
dentistes qui ont pour cet usage un davier en ivoire :
on la présente à l'orifice du canal dentaire, et on l'y
enfonce assez vivement pour que les feuilles métalliques n'aient pas le temps de se déchirer et de se
rebrousser sur le pivot. Cela fait, on s'assure de la
solidité de la dent, par quelques tractions et quelques
secousses légères.

Il est un point important que nous avons omis dans le cours de cette description ; c'est de mettre la dent en place avec son pivot non garni, afin de s'assurer préalablement si les dents de l'autre mâchoire ne viennent pas heurter sur elle ; car c'est un choc de tous les instants, qui serait aussi pénible pour le client que nuisible à la durée de la pièce. Dans le cas où elle serait poussée en avant par une des dents opposées, il faudrait l'ôter, l'user sur la meule, ou l'amoindrir avec la rugine, et faire ensuite une nouvelle épreuve.

Pour les feuilles métalliques, nous défendons l'emploi de feuilles de plomb, quand il s'agit d'une dent animale, et la raison, la voici : c'est que le plomb s'oxydant à la longue, quelques parcelles s'introduisent dans les porosités de la dent artificielle, et lui donnent une teinte noirâtre, qu'il est essentiel d'éviter. Lorsqu'on s'est servi d'une dent minérale, le même inconvénient n'existe plus, et nous dirons, au contraire, que, si l'oxydation du plomb donne une vilaine teinte aux dents animales, il prête au pivot une solidité telle qu'il devient fort difficile de l'arracher. Nous ne saurions trop en recommander l'usage, quand on n'a pas fait choix d'une substance animale.

Quand nous voulons donner à une dent à pivot toute la solidité qu'elle est susceptible de recevoir, et de plus ménager la racine sur laquelle nous l'implantons, quand, à cause des teintes noirâtres ou jaunâtres qu'elle a prises dans la bouche, nous désirons la remplacer par une dent artificielle, nous préparons la racine en y pratiquant un trou un peu plus grand que de coutume ; dans ce trou, nous fixons à vis un cylindre en or, creux par conséquent et taraudé dans toute sa longueur extérieurement et intérieurement. Cela fait, nous enclavons dans la dent postiche qui doit remplacer la dent perdue, un cylindre taraudé à l'extérieur seulement et d'un diamètre égal ; la difficulté est de donner aux deux cylindres la même direction, et de les placer exactement vis-à-vis l'un de l'autre. Pour arriver à cette précision, on n'a qu'à se guider sur l'empreinte, qui donne à la fois le lieu exact et la direction du pivot, qui a été préalablement mis dans le cylindre, absolument comme pour les empreintes ordinaires. Lorsque les deux tubes sont prêts, on confectionne

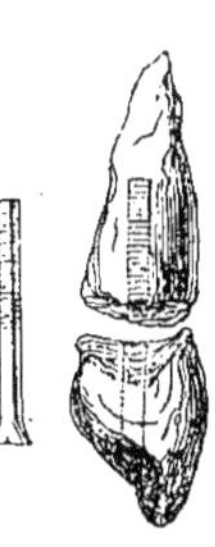

une vis à portée et à tête noyée, d'une grosseur proportionnée au diamètre des cylindres, on met la dent factice en place, on tourne la vis qui va se fixer dans la racine, et la pièce artificielle se trouve serrée contre cette racine avec une force et une précision qu'on chercherait en vain à obtenir par tout autre procédé.

On concevra sans peine que l'on pourra changer trois et quatre fois la dent factice, sans donner à la racine ces secousses et ces tiraillements qui compromettent singulièrement sa durée. On n'a pas non plus à craindre la brisure du pivot dans le canal dentaire, accident si fastidieux pour le patient et pour le dentiste.

Toutes les fois que la personne qui s'adresse à vous

est en position de faire le sacrifice que nécessite un travail aussi long et aussi compliqué, vous ne sauriez mieux faire que de lui proposer de remplacer sa dent par une pièce ainsi confectionnée.

On n'est pas toujours assez heureux pour trouver une racine en bon état ; c'est alors qu'il faut que l'esprit du dentiste s'ingénie pour découvrir quelque procédé qui puisse remédier à cet obstacle. Il y en a qui conseillent d'enfoncer dans la racine de petits coins en bois ; c'est un mauvais moyen, car la salive et les débris alimentaires ne tardent pas à en faire un foyer de putréfaction ; le moins mauvais est, à nos yeux, un petit entonnoir de métal qui empêche le pivot de vaciller à l'orifice de la racine, tandis qu'il va chercher à son extrémité ce qui reste encore de solide dans sa substance, pour s'assurer un point d'appui.

Il se rencontre des racines plus ou moins cariées dans leur longueur, ou pour mieux dire dont le périoste alvéolaire est atteint vers l'extrémité de leur canal d'une phlegmasie purulente qui donne lieu à un suintement plus ou moins continu. Cette affection, qui s'observe surtout chez les sujets jeunes encore, de vingt à trente ans par exemple, a été considérée jusqu'à présent comme une contre-indication formelle à la pose des dents à pivot. Une demoiselle fort jolie qui se trouvait dans ce cas, et qui cependant désirait beaucoup faire disparaître une petite brèche qui déparait son sourire, nous fournit l'idée d'un pivot creux d'un bout à l'autre, et cela afin que la matière puriforme pût s'écouler sans peine à travers ce conduit de nouvelle espèce. Nous avons donc ployé une petite lame de platine sur elle-même, en y ménageant un pertuis longitudinal, et, pour le reste, nous nous sommes conduit comme si c'était un pivot ordinaire, excepté que nous avons taillé l'extrémité supérieure en bec de flûte, afin que le canal ne fût pas obstrué ; et de plus nous avons rivé l'extrémité inférieure, en nous servant d'un poinçon dont la pointe était très-obtuse, de façon à renverser en dehors les bords du petit tube. Le résultat a pleinement répondu à nos espérances, et depuis lors nous avons plusieurs fois employé le même moyen, qui ne nous a jamais manqué.

Le plus fâcheux accident qui puisse arriver, quand on pose une dent à pivot, c'est de voir la tige métallique, qui fait sa solidité, se briser dans le canal dentaire. Pour y remédier, il existe deux moyens : quand le pivot est un peu plus qu'à fleur de l'orifice de la racine, et cependant n'offre pas assez de prise aux mors de la pince ; la première consiste en une fraise qui use cette racine circulairement, afin de dégager un peu plus l'extrémité du pivot. Mais quand c'est dans l'intérieur même de la racine, à une hauteur plus ou moins grande que le pivot s'est rompu, alors j'ai recours à de petits tubes en acier, terminés en dents de scie par leur extrémité, et qui sont une fraise en miniature. J'en choisis un dont le trou puisse à peine contenir le pivot, celui-là n'est que pour commencer ; ensuite j'en prends un autre plus petit encore, et avec ce dernier j'use le pivot seulement, je l'amincis jusqu'à la hauteur de deux millimètres, sans attaquer en rien la racine elle-même, qui doit être respectée pour servir de point d'appui à une nouvelle pièce. Enfin, pour terminer l'opération, je me sers d'un autre tube d'un calibre un peu plus petit que le dernier, et taraudé à son intérieur. Je visse cet instrument avec précaution sur l'extrémité amincie du pivot, qui s'y trouve assez solidement fixé pour permettre son extraction; elle se pratique de la manière suivante : Je soutiens les deux voisines avec l'index et le pouce de la main gauche, et puis avec l'autre main je tire doucement le manche de mon instrument dans la direction la plus droite possible; ordinairement le pivot cède du premier coup.

Soit par une prédisposition personnelle, soit par une affection quelconque de la racine ou de l'alvéole, à la suite de l'opération, en quoi consiste la pose d'une dent à pivot, il survient soit un abcès aux gencives, abcès qui peut se changer en fistule, soit une phlegmasie générale dite fluxion, soit une douleur simulant l'odontalgie. Avant d'enlever la dent qui peut causer ces désordres, il faut essayer de combattre la maladie avec les antiphlogistiques et les révulsifs, les sangsues à l'angle des mâchoires, les gargarismes, les bains locaux avec une décoction de fleurs de guimauve, rendue légèrement narcotique avec une ou deux têtes de pavot; les pédiluves irritants sont aussi un très-bon moyen.

D'après ce que nous avons dit des dents à pivot, on se persuadera sans peine qu'une dent ainsi placée est sans contredit la plus solide et celle que l'on peut le plus aisément dissimuler ; malheureusement le mauvais état des racines ou leur destruction complète empêche quelquefois de recourir à ce procédé, et alors il faut s'en tenir aux plaques, aux ligatures, aux crochets et aux ressorts, que nous décrirons après avoir donné la manière d'estamper les plaques et de poser les ligatures.

§ VI. — Manière d'estamper les plaques.

Nous ne reviendrons pas sur la manière d'obtenir les moules et contre-moules qui servent à estamper les plaques. Pour faire subir à ces dernières cette sorte d'opération, on fait *grosso modo* un patron, soit avec du papier fort, soit avec une feuille de plomb d'un millimètre d'épaisseur, environ ; on place cette découpure entre les deux moules et on l'estampe légèrement. Quand on s'est ainsi procuré ce nouveau patron, on s'en sert pour découper la plaque véritable avec le plus grand soin possible. C'est le meilleur moyen d'économiser sur la quantité d'or ou de platine que l'on doit employer.

Il est indispensable de commencer par faire recuire la feuille métallique, afin de lui donner plus de souplesse, ensuite on lui fait prendre l'empreinte du moule, soit avec les doigts, soit avec des pinces dont les mâchoires sont arrondies. Lorsque cette première empreinte est arrivée au point voulu, on met la plaque entre le moule et le contre-moule, puis, pour qu'elle ne se déforme pas, on frappe dessus à petits coups de marteau. Ceci n'est encore que pour l'amener à la dernière opération, qui consiste à mettre tout l'appareil sur un *tas en fer*, et à le recouvrir d'un autre *tas* dit *à poignée*, afin de frapper dessus avec un lourd marteau : ce procédé permet d'estamper la plaque beaucoup plus régulièrement que si l'on frappait directement sur le contre-moule.

Il ne reste plus qu'à réparer avec la lime la plaque ainsi estampée. Si les dentistes n'avaient pas adopté un moyen aussi ingénieux, il leur serait impossible de poser dans la bouche leurs pièces artificielles avec l'admirable précision qu'on leur reconnaît de nos jours.

§ VII. — Des ligatures.

Avant de parler des plaques qui devraient naturellement venir après la manière de les estamper, il est indispensable de dire un mot des différentes ligatures usitées pour assujettir certaines pièces artificielles.

On compte au nombre de quatre les diverses ligatures ordinairement employées pour maintenir en place les dents artificielles, savoir : le cordonnet de soie écrue, un autre cordonnet appelé racine chinoise, le pite ou crin de Florence, et enfin les fils de platine ou d'or bien purs.

Nous devons commencer par avertir le lecteur que les ligatures long-temps employées, non-seulement pour fixer les pièces, mais encore attacher les dents elles-mêmes sur des bases en hippopotame ou sur des plaques métalliques sont un exécrable moyen auquel il faut autant que possible, ne recourir que pour des cas exceptionnels et d'une façon tout-à-fait provisoire.

Ainsi le cordonnet de soie écrue n'est pas à dédaigner quand il s'agit d'adapter une pièce pour la première fois et que l'on veut serrer la pièce contre les dents voisines, surtout quand ces dernières sont excessivement courtes, ou bien qu'elles sont, au contraire, excessivement déchaussées.

Dans tous les cas, il faut bientôt remplacer le cordonnet de soie écrue par le fil de pite qui lui est infiniment préférable comme nous le démontrerons tout à l'heure. Mais, dans l'emploi de ce moyen, il y a une véritable difficulté à vaincre, c'est d'acquérir l'habileté nécessaire pour former le nœud de telle sorte qu'il se trouve exactement logé dans l'intervalle qui existe entre les deux dents. A cet effet, on noue les deux chefs en faisant passer l'un en avant de la mâchoire et l'autre en arrière, et l'on dirige l'entrecroisement des fils de manière à ce qu'il s'arrête et se fixe juste sur le côté de la dent. Le but qu'on se propose en agissant de la sorte, c'est que les extrémités du fil qui présentent une certaine raideur ne blessent ni la langue ni les lèvres.

Maintenant, disons un mot du cordonnet de soie pour en faire saillir les inconvénients. La soie écrue s'altère moins promptement, il est vrai, que les ligatures faites avec la soie ordinaire, le chanvre ou le lin; mais quand elle est appliquée sur les dents, elle est très apparente, et quand elle est plus torduc que d'ordinaire elle se gonfle beaucoup, et se raccourcit au point de couper la dent dans un laps de temps assez court, si on n'y fait pas attention.

Le fil de pite, appelé aussi crin de Florence, n'est rien autre chose qu'une préparation faite avec les vers à soie pris au moment où ils vont filer. On les trempe dans du vinaigre, et après les avoir allongés d'environ deux pieds, on les met sécher sur une planche en les fixant par les deux extrémités. Infiniment plus solide que la soie écrue, cette ligature a encore l'avantage d'être très-transparente, ce qui empêche qu'elle ne s'aperçoive sur les dents. Elle présente cependant un inconvénient, au rebours du cordonnet, l'humidité la fait allonger; c'est une chose que l'on peut cependant éviter en ayant soin d'en conserver dans l'eau une certaine quantité, ou d'en faire tremper dans de l'eau chaude une demi-heure d'avance.

On ne fait plus actuellement usage de la racine chinoise, nom baroque donné à du cordonnet de soie écrue bien tors, fortement étiré, et empreint ensuite de résine copal.

Quant aux ligatures de métal, on ne doit les employer que très-rarement. A peine est-il permis d'y recourir pour de très grandes pièces, et quand il s'agit d'appliquer la ligature sur les grosses molaires. Au reste, ainsi que nous l'avons recommandé pour les autres ligatures, il faut, quand on saisit les deux extrémités du fil d'or ou de platine, que l'on a eu soin de faire recuire préalablement, il faut, dis-je, les tordre ensemble avec la pince, de façon à ce que cette sorte de nœud se trouve caché entre l'intervalle de deux molaires , car autrement il blesserait encore bien plus les lèvres ou la langue que le fil de pite.

Les fils métalliques se dissimulent plus difficilement que les autres ligatures, et de plus ils coupent avec une grande promptitude les dents sur lesquelles on les applique.

§ VIII. — Plaques, crochets et ressorts.

En parlant de la manière d'estamper les plaques , nous avons déjà exposé les principales conditions qu'elles doivent remplir pour recouvrir aussi exactement que possible l'emplacement occupé par les dents naturelles. Nous avons donc peu de chose à ajouter. Ces plaques sont toujours en or ou en platine ; il faut qu'elles s'adaptent avec une grande précision au bord alvéolaire, et que dans certains cas elles le dépassent de plusieurs lignes à sa surface interne. Il est bon, en outre, de ménager la pression qu'elles exercent, afin qu'elles ne dépriment pas trop les gencives, et qu'elles ne déchaussent pas les dents voisines.

Les crochets, qui, à défaut de pivots, sont un des moyens d'attache les plus solides et les plus durables, se fabriquent comme les plaques avec de l'or. Ce sont de petites branches semi-rondes que l'on soude aux pièces artificielles pour les fixer aux dents voisines. La direction de ces espèces de griffes embrassantes doit toujours être prise sur le moule en plâtre , d'après la disposition des gencives elles-mêmes, au-dessous des-

quelles on les fait remonter, afin qu'elles ne décèlent
pas la présence d'une pièce artificielle, quand le client

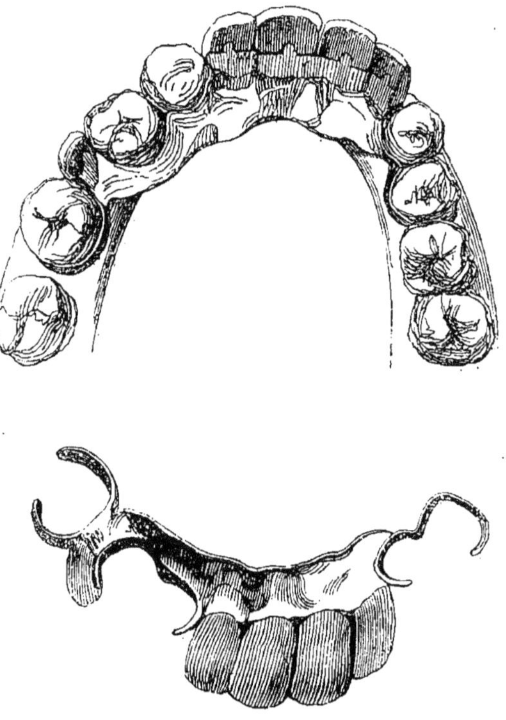

sourit ou bien ouvre la bouche. Ces lames métalliques
doivent toujours être récrouies , afin qu'elles acquièrent plus de consistance, et quant à leur forme , elle
varie nécessairement selon la forme et la disposition
des gencives elles-mêmes. On se trouve quelquefois,
mais d'une manière toute exceptionnelle, dans la nécessité de les laisser un peu visibles, parce qu'en les
faisant trop étroites, on est exposé à couper tout à
fait la dent déjà usée par une pièce précédente , sur
laquelle on les contourne avec plus ou moins de force.

Les ressorts que l'on ne peut composer qu'avec de l'or à 0,750 millièmes, ne diffèrent des crochets qu'en ce qu'ils sont souvent beaucoup plus longs, et qu'ils enjambent pour ainsi dire par dessus deux, trois et même quatre dents, en les contournant avec beaucoup d'exactitude, pour aller se cramponner sur une dent plus éloignée, qui offre un point d'appui plus solide, et qui permet de mieux dissimuler le moyen d'attache. C'est ici que nous ne saurions trop recommander de prendre l'empreinte de presque toute la mâchoire qu'il s'agit de compléter, afin de façonner, avec toute la précision désirable, les divers contours que doit présenter le ressort.

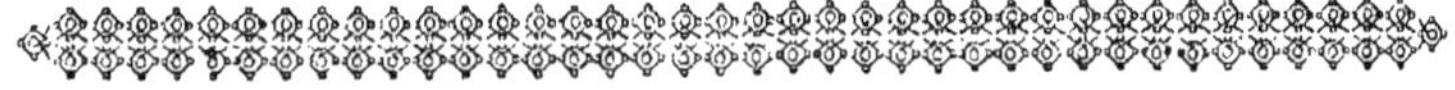

CHAPITRE XV

PIÈCES COMPOSÉES.

Nous arrivons à une partie fort intéressante de la prothèse dentaire, c'est celle qui s'occupe des pièces composées. On est convenu de donner le nom de *pièces* à plusieurs dents unies entre elles de différentes manières, et fixées dans la bouche par des ligatures, des plaques, des crochets ou des ressorts.

Les pièces composées se fabriquent, soit en les sculptant en entier dans un morceau de cheval marin, soit en montant des dents humaines ou minérales sur une base d'hippopotame ou sur des plaques métalliques. Ce dernier procédé est préférable.

§ I. — Pièces de plusieurs dents sculptées dans un morceau
d'hippopotame.

Ainsi qu'il le faut faire, toutes les fois que l'on est pour prendre une empreinte, on dispose d'abord convenablement la portion de mâchoire qui doit supporter la pièce artificielle. S'il se trouve quelques débris de dents qui dépassent les gencives, on les enlève avec la pince coupante, et on achève de les égaliser avec la lime. Cette méthode vaut beaucoup mieux que celle qui consiste à enlever les racines découronnées; car, ainsi que nous l'avons dit précédemment, les racines soutiennent toujours les gencives. Ces premières dispositions étant prises, on lève l'empreinte en procédant comme nous l'avons déjà enseigné.

Il est inutile de couler le moule en métal : les moules en plâtre sont même préférables pour confectionner les pièces en hippopotame. Maury conseille de prendre deux empreintes parfaitement semblables, afin de se précautionner de deux moules, dont l'un sert à ébaucher la pièce, et l'autre à l'achever avec plus d'exactitude. On ne doit pas oublier que le plâtre renfle en séchant, de sorte que la brèche est plus étroite sur le moule que sur le vivant. Les auteurs conseillent simplement d'enlever trois ou quatre millimètres de chaque côté avec un grattoir; ce moyen ne saurait donner assez de précision à cette espèce de patron; nous conseillons plutôt de prendre de la cire semblable à celle dont on se sert pour prendre les empreintes, et d'en remplir exactement l'intervalle où manquent les dents à remplacer. De cette façon, on sera assuré d'être juste et exact quand la cire s'adaptera parfaitement à la brèche du moule. Maintenant il s'agit de choisir le morceau d'hippopotame; il doit toujours être plus grand que l'intervalle à combler; il doit de plus être émaillé à sa face antérieure, et cela afin que, pour figurer les dents à remplacer, il n'y ait plus qu'à entailler et à limer l'émail à sa superficie.

Cela fait, on reprend son moule, que l'on recouvre d'une couche de couleur rouge, un peu gommée et délayée dans de l'eau. Voici pourquoi on l'enduit de cette couche de couleur, c'est afin qu'en y appliquant la pièce, on voie les points par où elle touche au moule et les points par où elle n'y touche pas. En effet, il est facile de concevoir qu'en portant la lime sur tous les points colorés, on viendra à bout de faire emboîter exactement le moule par le morceau d'hippopotame ; ce dont on acquiert la certitude quand il n'en reste plus une seule portion qui ne revienne enduite de couleur, après avoir appliqué la pièce sur le plâtre qui sert à guider la lime ; et quelquefois, mais plus rarement, la rugine.

Une fois que la base est convenablement ajustée, on peut, sans crainte, commencer à figurer les dents:

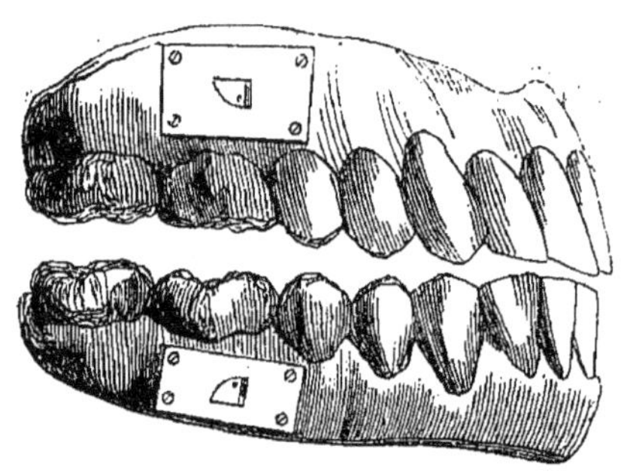

Il est inutile de dire qu'il faut leur donner la longueur, la largeur, l'aspect et, en un mot, la forme des dents naturelles, qu'elles doivent imiter avec le plus de vérité possible.

Nous ne nous croyons pas obligé de conduire dans

cet ouvrage la main du sculpteur, c'est une chose qui ne peut s'apprendre qu'en se mettant à l'œuvre ; aussi nous dispenserons-nous de donner des préceptes qui ne feraient que grossir ce livre, sans aucune utilité pour le lecteur.

Ce que nous venons de dire s'applique à toutes les pièces composées, quel que soit le nombre des dents qu'elles sont destinées à remplacer.

§ II. — Base d'hippopotame, dents naturelles.

Qu'il s'agisse de sculpter des dents sur le morceau d'hippopotame, ou d'y incruster des dents naturelles, la première chose à faire est toujours d'asseoir convenablement sa base sur le bord alvéolaire, avec les précautions que nous venons d'indiquer à l'instant.

Quant à la face qui sert à l'incrustation des dents, nous ne décrirons pas ici la manière dont on sculpte les festons des gencives, nous proposant d'entrer à cet égard dans les plus grands détails, au § 3 de ce même chapitre.

Cette opération achevée, on choisit les dents naturelles, et, autant que faire se peut, on les assortit de manière à ce qu'elles ressemblent aux dents qu'elles doivent remplacer, bien entendu quelles seront du même ordre, de la même espèce et de la même série. On scie leurs racines à une hauteur convenable, et on les place sur le cheval marin, dans leur position respective, en les y maintenant avec de la gomme laque,

laquelle, est bien préférable à la cire à cacheter. Cependant avant de les fixer ainsi provisoirement, il
faut les percer de deux trous avec un foret, ce qui
vaut mieux que de les percer pendant qu'elles sont en
place. En effet, on conçoit qu'on est beaucoup plus sûr
de diriger le foret à son gré pour forer l'hippopotame,
quand le trou de la dent guide le trajet de l'instrument. Les trous étant percés, on y introduit deux
goupilles, dont on rive une extrémité sur le talon de la
dent, et l'autre [sur la gouttière de la base en hippopotame. Quelquefois on emploie une forte vis au lieu
d'une goupille, surtout pour les incisives et les canines : on comprend que, dans ce cas, on ne fore qu'un
seul trou au milieu de la dent.

Il ne reste plus, après cette incrustation faite, qu'à
colorer la base de cheval marin, de manière à imiter
les gencives. Cependant on ne procède à cette coloration qu'après avoir parfaitement poli la pièce avec de
la prèle mouillée et puis avec de la poudre très-fine
de pierre-ponce étendue sur un linge mouillé. On lave
ensuite la pièce en la frottant avec une brosse douce
afin d'enlever tous les corps étrangers, et l'on s'occupe
de colorer l'hippopotame en s'y prenant de cette façon:
On passe d'abord une couche d'acide hydrochlorique étendu d'eau. On trempe ensuite la pièce dans
l'eau commune, et après l'avoir bien essuyée, on étend
dessus avec un pinceau plusieurs couches d'un vinaigre appelé vinaigre rouge de maille.

Lorsque les dents humaines présentent quelques
taches ou quelques inégalités qu'il est souvent à pro-

pos de respecter, on les enlève avec la pierre ponce en
poudre, et on les polit avec le blanc d'Espagne.

§ III. — Base d'hippopotame, dents incorruptibles.

La base d'hippopotame reste toujours la même quant
à la gouttière à l'aide de laquelle on enclave le bord
alvéolaire. La face par laquelle on adapte les dents
demande seule une autre préparation. Selon le nombre de dents qui manquent, on pratique un nombre

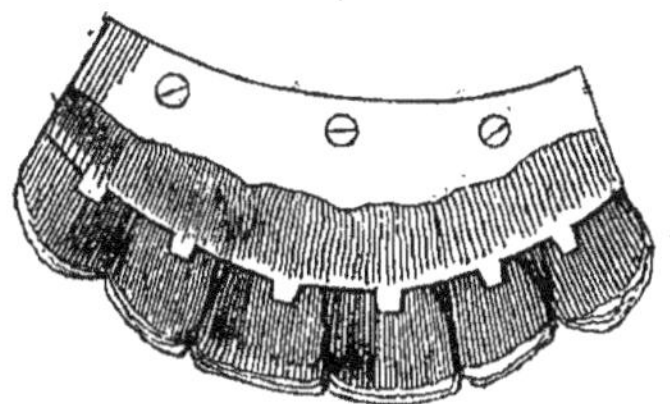

égal de coches arrondies, au-dessous de la face antérieure de la base artificielle, afin d'y simuler les fes-

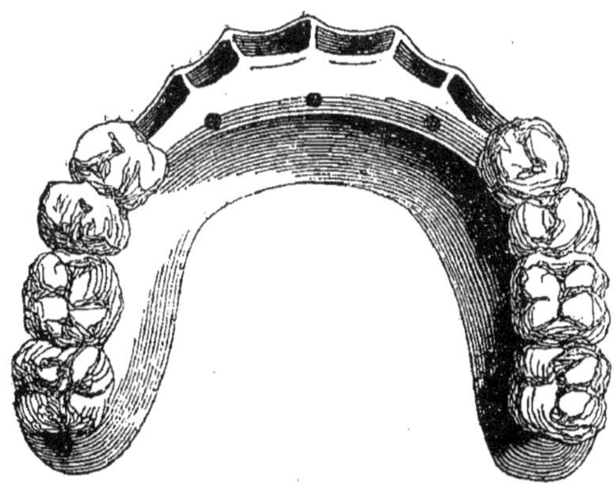

tons des gencives. On a soin que ces festons dépassent
de la longueur d'un demi-millimètre, de manière à

recouvrir l'extrémité supérieure de la dent minérale, pour que l'œil n'aperçoive pas le point de réunion. Quand ce premier travail est achevé, on colle, en arrière de sa base, jusque vers le milieu de sa face libre et inférieure, une bande de cire qui sert à ajuster avec justesse et harmonie les dents incorruptibles. Pour les maintenir dans la position qu'on leur a donnée et pouvoir en même temps prendre les mesures indispensables pour ajuster leur face postérieure, on pose en avant d'elles une nouvelle bande de cire, et on retire celle qui se trouve à leur face postérieure.

Ce changement permet de marquer avec la pointe d'un instrument et de circonscrire avec une entière exactitude la place que chacune d'elles occupera; un peu plus en arrière, à trois ou quatre millimètres de distance, on tire une autre ligne pour creuser dans l'intervalle compris entre cette ligne et la partie postérieure des dents une rainure profonde d'un millimètre environ et qui doit servir à l'incrustation d'une plaque métallique dont nous allons enseigner l'usage un peu plus bas. On façonne alors cette plaque pour l'adapter à la rainure qui vient d'être creusée, et quand elle est achevée, on s'occupe d'y souder, toutes à la fois, les dents minérales qui ont été préparées d'avance; ce n'est point ici le lieu de dire comment se pratique cette soudure, nous remplirons cette lacune quelques pages plus loin.

Les dents étant bien et solidement soudées, on met la plaque métallique en place, et on y pratique deux ou trois trous *fraisés*, afin de la fixer dans la base d'hippopotame, à l'aide de vis qu'on appelle en terme d'art vis noyées, c'est-à-dire, qu'avec un instrument consacré à cet usage, on élargit les bords supérieurs du trou pour que la tête de la vis s'y perde entièrement et ne vienne d'aucune façon blesser les gencives.

On pourrait à la rigueur se contenter de deux ou trois goupilles ; mais les vis sont infiniment préférables.

Nous ignorons si ce procédé a été employé par quelques-uns de nos confrères ; mais, ce qu'il y a de certain, c'est qu'il ne nous a été communiqué par personne, et que nous l'avons imaginé après avoir rejeté successivement tous les moyens dont parlent les auteurs, moyens qui sont plus insuffisants les uns que les autres.

Lorsque les gencives offrent une grande déperdition, et que, dans ce cas, il est nécessaire d'employer une base en cheval marin pour combler le vide, la plaque métallique, incrustée dans cette matière éburnée, est un moyen d'autant plus précieux que, lorsque cette substance a été corrodée par l'action de la salive, rien n'est plus aisé que de dévisser la plaque où les dents sont soudées, et de l'adapter sur une base nouvelle.

§ IV.— Dents naturelles montées sur des plaques métalliques.

Lorsqu'on a plusieurs dents à remplacer, si les racines de chacune d'elles présentent toutes les garanties de solidité désirables, on y implante des dents à pivot. Maintenant, si dans le nombre il y en a une ou deux qui soient malades, on est forcé de recourir à un autre moyen dont l'explication demande quelques développements.

1° Quand sur six racines, par exemple, on en trouve deux malades, on se garde bien de mettre quatre pivots à la pièce : on plombe exactement deux ou trois d'entre elles, afin de pouvoir en tirer parti, quand les deux autres racines dont on se sert viendront à faire défaut.

2° Quand on n'a à sa disposition qu'une seule bonne racine, de deux choses l'une, ou bien cette racine est à l'une des extrémités de la brèche, et alors on soude à la plaque un pivot d'un côté, et de l'autre un crochet ou un ressort ; ou bien cette racine est au milieu, et alors la plaque aura un pivot médian et deux crochets ou deux ressorts extrêmes.

Les plaques peuvent servir de point d'attache, soit à des dents naturelles, soit à des dents minérales. Lorsque ce sont des dents naturelles, voici le procédé que nous employons habituellement : Après que la plaque a été convenablement estampée, on la fixe sur un moule en plâtre avec de la gomme laque ; on détermine la place que doit occuper chaque dent, et en recouvrant de couleur rouge successivement chaque point que doivent occuper les dents, on prépare leur collet avec la lime, de façon à ce qu'il s'adapte exactement entre les éminences que les moules ont imprimées à la feuille de métal. Quand cette petite opération est achevée pour chacune d'elles, on les perce d'un ou plusieurs trous selon le besoin, puis on les colle sur la plaque avec de la gomme laque, de façon à ce qu'elles guident le foret qui doit percer le métal lui-même.

Il ne reste plus alors qu'à les fixer définitivement, soit avec une ou deux goupilles soudées à la plaque et rivées sur le talon de chaque dent, soit avec une vis ; mais ce moyen ne vaut pas l'autre, parce que les mouvements imprimés par la langue suffiraient pour faire pivoter les dents sur elles-mêmes, surtout des dents naturelles, dont la salive est si prompte à ramollir le tissu.

Beaucoup de dentistes échouent dans la confection de leurs pièces artificielles, parce qu'ils n'ont pas soin de tailler l'extrémité supérieure de leurs dents de façon à ce que, faisant une légère saillie en haut ou en avant, elles viennent s'appliquer si exactement sur la gencive, qu'elles semblent en sortir ; c'est un avis salutaire que nous donnons une fois pour toutes, quel que soit le genre de dents et l'espèce de travail que l'on ait à façonner.

§ V. — **Manière de travailler les dents minérales.**

Avant la cuisson des dents minérales, on implante à leur face postérieure trois petits crampons entre lesquels passe une rainure longitudinale. Ces crampons de platine adhèrent au corps de la dent de la façon la plus intime, et ils servent à y souder soit un pivot, soit une plaque métallique quelconque.

Ordinairement ces sortes de dents n'ont point de talon ; on a reconnu que c'était plus avantageux ; de cette façon on est moins exposé à les voir heurter par les dents de la mâchoire opposée ; enfin, elles occupent moins de place dans la bouche, et on a plus de facilité à les monter sur les pièces. Il est bon cependant, surtout quand c'est une seule dent à pivot, de leur former un talon en métal, ce qui est très-facile avec la soudure.

Avant de donner la manière de tailler les dents minérales, nous devons avertir le lecteur que, lorsqu'il s'agit d'une dent à pivot, nous la soumettons de suite au frottement de la meule ; mais, quand c'est pour confectionner une pièce de plusieurs dents, par des raisons que nous exposerons plus bas, nous commençons par remplir de soudure en fusion la rainure qui règne tout le long de leur face postérieure, et puis nous les taillons comme si la soudure n'y était pas.

Pour tailler les dents qui nous occupent, il faut se servir d'une meule en grès, assez dure, de vingt-quatre à trente-cinq centimètres de diamètre, semblable enfin à celles des émouleurs. Cette meule, à laquelle on pratique plusieurs angles sur une de ses faces en enlevant sur son épaisseur, à l'aide d'une tige d'acier non trempée, présente une sorte de moulure qui est d'un très-grand avantage pour la taille des dents ; elle tourne verticalement et plonge dans une auge remplie d'eau. On peut y ajouter tous les accessoires que l'on juge convenables, tant pour recevoir les dents qui peuvent vous échapper des doigts, que pour s'opposer au jaillissement de l'eau.

Indépendamment de cette meule, on doit se munir

d'un tour semblable à celui des tailleurs de verre. On
y adapte d'autres meules de grès de Lorraine, moyen-
nement dures, de deux à douze centimètres de diamètre, sur six à huit millimètres d'épaisseur. On a soin
de les humecter avec de l'eau toutes les fois que l'on
veut s'en servir. Maury préfère les meules en fer
doux, d'abord parce qu'elles s'usent beaucoup moins
vite que celles en grès, ensuite parce qu'on peut leur
donner moins d'épaisseur, et qu'elles sont d'un diamètre beaucoup moins grand. Le même auteur préconise encore des meules en tôle d'acier, épaisses d'un
millimètre à peine et très-commodes, toutes les fois
que l'on veut user les bords latéraux des dents, quand,
par exemple, elles sont montées, et qu'on désire indiquer leur séparation.

Ainsi donc les dents minérales peuvent se tailler
sur tous les sens, excepté à leur surface émaillée qu'il
faut respecter, à moins qu'elle ne soit trop luisante,
et que, pour lui donner une teinte plus ou moins mate,
on ne la frotte avec de la pierre ponce mouillée.

Il est des cas où ces dents sont trop bombées ; pour
obvier à cet inconvénient, on ne peut faire autrement
que de les aplatir sur la meule ; mais, pour leur rendre
leur poli, on les expose au frottement d'une meule en
bois que l'on mouille et saupoudre de pierre ponce
très-fine, et l'on achève de leur rendre leur aspect
lisse et uni, en employant de la poudre de pierre ponce
beaucoup plus fine, dont on se sert sans la mouiller.

§ IV. — Manière de souder un pivot aux dents minérales.

Nous avons signalé les trois petits crampons implantés dans la dent minérale, il nous reste maintenant à exposer le moyen d'opérer leur soudure avec les pivots ou les plaques. On se conduit comme pour les objets de bijouterie; mais pour réussir dans cette petite opération, il est certaines précautions que nous croyons nécessaire d'indiquer au lecteur.

Si on chauffe trop brusquement les dents auxquelles on veut souder un pivot de métal, on s'expose à les fêler ; ce qui arrive quand , avec le chalumeau , on n'a pas soin de diriger sur elles un jet de flamme bien modéré, et dont on augmente graduellement l'intensité. Un écueil à éviter, c'est celui de dépasser le degré de calorique voulu; ce qui expose à faire trop étaler la soudure et à retirer à la pièce toute espèce de solidité. Enfin, il ne faut pas oublier que, sous le feu du chalumeau, l'émail des dents minérales devient rouge et s'attendrit au point que son contact avec quelques corps durs pourrait le tacher ou le ternir : c'est donc une chose à éviter avec le plus grand soin.

Pour la soudure du pivot, il existe deux procédés; ou bien on glisse de suite la tige métallique dans la rainure mentionnée à la face postérieure de la dent, et on la soude, sans autre préambule, ou bien on commence, ainsi que pour les pièces composées, par remplir cette rainure d'une soudure de platine, qui sert ensuite de moyen d'adhésion pour le pivot. Nous pensons que la disposition du canal de la dent à remplacer est pour beaucoup dans le choix de l'un ou l'autre de ces deux procédés. On conçoit que, selon que la dent a besoin d'être plus ou moins portée en avant, on soudera avec ou sans le platine préalablement fondu dans la rainure.

Quel que soit le moyen que l'on ait adopté, on gratte avec soin les deux objets à souder, on les enduit de borax, et on les ajuste, en y mettant pour soudure de l'or à quatorze ou dix-huit carats, en quantité suffisante. Puis on fixe la dent sur un morceau de pierre ponce, dont les nombreuses anfractuosités sont on ne peut plus propices pour établir solidement la dent et son pivot. Si l'on veut d'abord remplir la rainure de platine, on lime ce métal au niveau de la dent, et on y soude ensuite un pivot dont la longueur est calculée sur celle du canal dentaire qui doit le contenir. Le meilleur moyen de tenir le pivot en place pendant l'action de la flamme de la lampe à esprit de vin, c'est de le fixer sur la pierre ponce par son extrémité libre avec du blanc d'Espagne, légèrement délayé. Il en est qui conseillent d'entourer la dent et le pivot avec un fil de fer recuit et très-fin. Si l'on veut que la tige métallique soit engagée dans la rainure elle-même, ce qui convient surtout quand la dent minérale offre une certaine épaisseur, il n'y a qu'une soudure à faire au lieu de deux. Il est bon, dans tous les cas, pour donner plus de solidité au travail, de former à l'endroit d'où part le pivot une espèce de talon avec une lame de métal qu'on y soude en second lieu, et pour que cette deuxième soudure ne fasse pas fondre la première, il suffit de recouvrir avec du blanc d'Espagne délayé la portion que l'on veut respecter. Le même moyen est excellent pour empêcher que l'émail, attendri par l'action de la flamme, ne subisse le contact d'un corps dur quelconque.

§ VII. — **Dents minérales montées sur des plaques métalliques.**

Pour monter des dents minérales sur une plaque métallique, la première chose à faire est d'estamper cette plaque, à l'aide du procédé que nous avons déjà fait connaître. Lorsque cette pièce, convenablement préparée, a été essayée sur la mâchoire pour laquelle elle est destinée, voici comment on s'y prend pour y fixer les dents minérales.

Maury donne le conseil de souder des pivots sur la plaque, à l'endroit où correspondent les dents, d'engager ces pivots dans la rainure qui existe à leur face postérieure, et de souder ensuite. Nous croyons ce procédé mauvais, parce qu'il est loin d'offrir la solidité nécessaire pour résister aux efforts de la mastication. Celui que nous pratiquons depuis longtemps nous paraît de beaucoup préférable, et c'est celui que nous soumettons au lecteur.

Nous posons la plaque estampée sur le moule, et, avec de la gomme laque, nous ajustons provisoirement les dents minérales, dont les rainures ont été remplies de soudure de platine, et dont nous avons taillé les côtés et la face postérieure, en usant sur la meule la matière vitrifiée et le métal en même temps. Lorsque ces dents ne laissent plus rien à désirer pour la symétrie et la direction, nous coulons du plâtre, mélangé d'un tiers de grès, tout le long de leur face antérieure, ce qui est le meilleur moyen de les empêcher de bouger d'aucune façon pendant la soudure. Pour cette dernière opération, nous ne nous contentons pas de souder seulement le talon de la dent minérale, nous la fixons en outre par une lame circulaire qui occupe au moins les trois quarts, quelquefois même les quatre cinquièmes de sa face postérieure dans le sens vertical.

Cette espèce de soudure étant une opération assez compliquée, nous sommes forcé d'entrer dans des détails assez minutieux, pour lesquels nous réclamons toute l'attention du lecteur.

Le point de jonction entre la plaque et chaque dent minérale forme un angle droit qui doit être rempli par la soudure et imiter une sorte de talon métallique ajouté après coup, de telle sorte qu'au lieu d'un angle cette partie de la pièce forme une gouttière. Pour obtenir ce résultat, il ne s'agit que d'y mettre de la soudure en quantité suffisante.

Maintenant, autant il y a de dents, autant il faut préparer de petites plaques de platine que l'on dispose sur la face postérieure de chaque dent, et qui doivent s'unir ensemble au feu de la lampe par de la soudure que l'on met sur leurs interstices.

Lorsque toutes ces choses sont convenablement arrangées, on met la pièce maintenue par le plâtre sur de la braise et avec le chalumeau qui augmente graduellement l'intensité de la flamme de la lampe à esprit de vin, on souffle jusqu'à ce que toutes ces différentes soudures entrent en fusion et ne forment plus qu'un seul tout de chaque portion distincte.

On peut également appliquer ce procédé à la confection d'un dentier complet, excepté que, pour les grosses molaires, il en faut un autre que nous donnerons en temps et lieu.

Lorsque la soudure est achevée, pour terminer le travail et lui donner le degré de perfection qu'il doit avoir, on déroche toute la pièce, on égalise le métal avec une lime excessivement douce, et avec le brunissoir on lui donne la dernière façon. Dans cet état, on peut mettre sans crainte dans la bouche, la langue n'y trouvera aucune aspérité qui puisse rendre sa présence incommode.

Il est des dentistes qui, pour donner à leur travail quelque chose de plus flatteur à l'œil, dorent le platine avec l'or fin en poudre dont se servent les doreurs sur porcelaine. Ils broient cette poudre avec un peu d'eau gommée à laquelle ils ajoutent un cinquième environ de borax calciné, et quand ils en ont étendu une petite quantité sur la plaque de platine, ils la font passer au feu de moufle et la brunissent avec une dent de loup.

Maury dit avec raison que, pour avoir un ouvrage bien fait en ce genre, il ne faut économiser ni le temps ni la matière ; on doit en outre employer le moins possible d'or au titre , surtout pour la fabrication des pièces à longs ressorts de platine, parce qu'il a le grave inconvénient d'aigrir ce métal et de le rendre excessivement cassant.

§ VIII. — Pièces à série interrompue.

Les dents perdues, soit par la carie , soit par le déchaussement des gencives, ne se trouvent pas toujours les unes à côté des autres : fréquemment, au contraire, il se rencontre des bouches offrant plusieurs brèches séparées par quelques organes intacts et solides. Le problème à résoudre dans cette circonstance , c'est de faire une pièce façonnée de telle sorte qu'elle soutienne les dents bonnes qui restent. On conçoit que les brèches et les organes qui les séparent, peuvent présenter mille dispositions différentes qu'il serait fastidieux et inutile à la fois de prévoir. Il nous suffira donc d'établir en préceptes ces règles applicables à tous les cas. On lèvera l'empreinte de toute la portion de la mâchoire endommagée, et l'on se munira de deux moules, l'un en plâtre, l'autre en métal. Sur le moule en plâtre, on taillera un patron qui réponde exactement à chaque anfractuosité, on étalera ce patron sur une plaque métallique, et on découpera cette dernière d'après lui. Cela fait, on estampera cette même plaque en se servant du moule métallique comme il a été dit précédemment. De cette façon , on aura une plaque munie d'échancrures pour enchâsser les organes persistants ; mais ce n'est point assez, il faut de plus ren-

forcer avec le même métal que celui qui la compose,
les endroits où elle est échancrée, et cela pour deux

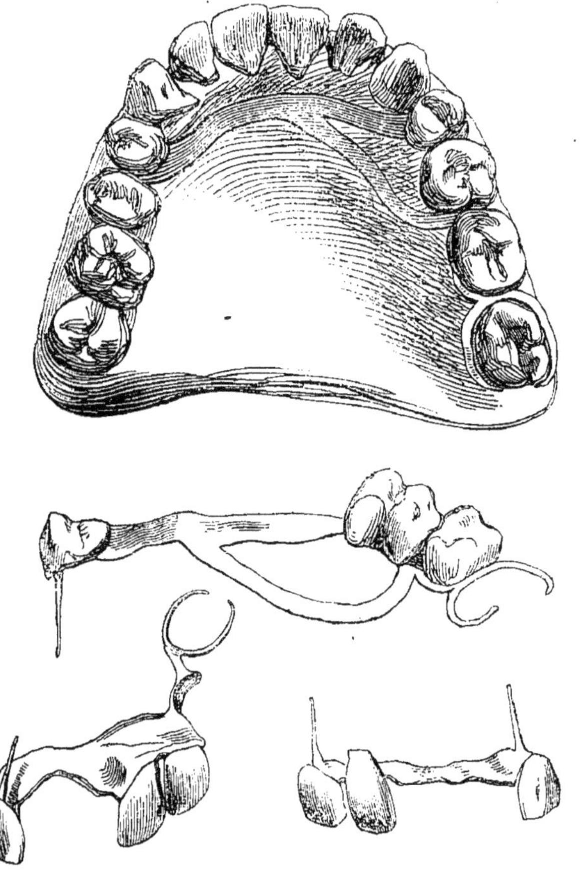

raisons : la première, c'est que cette opération augmente la solidité de la pièce; la seconde, c'est qu'elle
empêche l'échancrure trop tranchante de couper la
dent. Pour plus de sûreté, on devra même donner une
forme perpendiculaire aux rebords qui contournent
chaque dent saine.

Quelquefois on arrive au même résultat en découpant des plaques isolées, les estampant et les unissant à l'aide de ressorts appropriés que l'on soude au chalumeau ; mais le premier mode est préférable.

On comprend qu'avec une empreinte bien prise, il n'y a pas de variété si bizarre dont un dentiste même ordinaire, ne puisse triompher avec les simples préceptes que nous venons de donner.

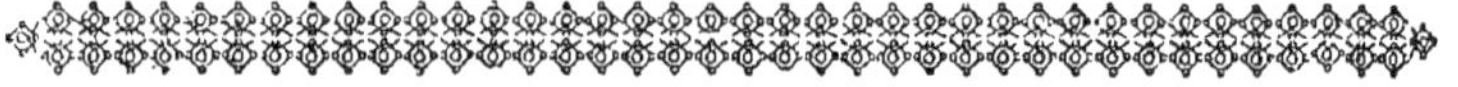

CHAPITRE XVI.

A mesure que nous avançons dans la prothèse dentaire, les travaux dont nous avons à nous occuper, deviennent de plus en plus intéressants par leur importance et leur complication. Jusqu'alors les pièces les
plus volumineuses que nous ayons eu à confectionner
n'avaient guère plus de cinq ou six dents, celles qui
vont faire l'objet de ce chapitre régneront sur toute
une arcade dentaire, quelquefois même sur toutes les
deux en même temps.

Nous aurons aussi à appeler l'attention du lecteur
sur les obturateurs, sortes de coupoles métalliques
imaginées pour obvier aux perforations du palais con-
génitales ou accidentelles.

§ I. — Dentiers en général.

Les dentiers appelés aussi râteliers sont des pièces
dont la destination, ainsi que nous le disions tout à
l'heure, est de réparer la perte totale de toutes les
dents d'une mâchoire et même de toutes les deux à la

fois. On les assujettit le plus généralement à l'aide de ressorts dont nous donnerons plus tard la description.

Comme les maxillaires ne sont pas toujours dégarnis de toutes leurs dents et que les mâchoires ne se ressemblent jamais, il s'ensuit qu'il doit exister des variétés infinies dans la manière dont sont construits les dentiers ; ils diffèrent encore les uns des autres par leur forme, leur volume et les moyens propres à les fixer, suivant qu'ils doivent occuper une seule mâchoire ou toutes les deux. On les construit avec les mêmes matières que celles qu'on a coutume d'employer pour les pièces partielles. Dans les cas les plus simples, ce sont des dents naturelles ou bien des dents minérales montées sur des cuvettes d'or ou de platine ; quand il y a de grandes déperditions de gencives par suite de l'affaissement des bords alvéolaires, on est obligé de recourir aux bases d'hippopotame incrustées de l'une ou l'autre espèce de dents.

La première chose à faire, même avant de lever l'empreinte, c'est d'extraire les dents ou les racines chancelantes qui pourraient exister, et si ces dernières ont conservé toute leur solidité, de les limer à ras de la gencive, afin qu'elles ne viennent pas gêner la coaptation du dentier. Plusieurs fois déjà, dans le cours de cet ouvrage, nous avons fait sentir combien il est utile et avantageux de ne pas enlever de racines saines et indolores; leur présence soutient les gencives et s'oppose à cet affaissement des maxillaires qui apporte des changements si disgracieux dans les traits du visage. Il importe aussi que les gencives ne soient ni rouges, ni saignantes, et qu'elles présentent assez de fermeté pour que l'application de la pièce n'en détermine pas l'affaissement. Quand l'emplacement est ainsi préparé, on se dispose à lever l'empreinte.

§ II. — Moule de la mâchoire supérieure ou inférieure,
pris séparément.

Si pour les pièces partielles l'empreinte est déjà indispensable, à plus forte raison pour les dentiers dont l'exécution serait sans ce secours absolument impossible.

Quand on désire prendre l'empreinte d'une arcade dentaire dans son entier, il faut se munir d'une sorte de gouttière en melchior ou en argent, ayant la forme d'un fer à cheval, et présentant un manche assez court vers sa partie moyenne ; c'est ce qu'on nomme porte-empreinte. On remplit cet instrument de cire préparée et chauffée comme il a été dit au paragraphe des empreintes partielles. On le saisit par son manche et après l'avoir introduit dans la bouche, on recommande au client de mordre dessus, avec l'index on repousse la cire vers les gencives en priant la personne de tenir les mâchoires bien fixes et bien fermées pour que le moule ne vacille en aucune sorte.

Ensuite, on lui fait ouvrir les mâchoires avec précaution et sans trop écarter les maxillaires l'un de l'autre, de peur que, par cet écartement, l'entrée de la bouche venant à se resserrer, on n'éprouve quelque difficulté pour retirer le porte-empreinte. Cela fait, on laisse refroidir la cire et on coule le plâtre.

La présence de quelques dents à la mâchoire dont on veut avoir le modèle , ne change rien au procédé que nous venons d'indiquer.

Je n'ai pas besoin de dire non plus que la manière de lever l'empreinte de la mâchoire supérieure ou de l'inférieure, ne diffère que dans la présentation du porte-empreinte , dont on tourne la gouttière, soit en haut , soit en bas.

§ III. — Moule articulé.

Lorsqu'il ne reste plus à l'une ou l'autre mâchoire assez de dents pour en guider la fermeture exacte , une chose qui étonnera peut-être au premier abord ceux qui n'y ont pas réfléchi, c'est qu'il est très-difficile de lever une double empreinte avec justesse et précision. Il est donc illusoire en pareille occasion d'essayer de prendre cette empreinte en faisant mordre les deux mâchoires en même temps dans la cire préparée à cet effet; les moules que l'on obtient par ce procédé sont plutôt faits pour induire l'artiste en erreur que pour le guider dans son travail.

Quant à nous, convaincu depuis long-temps que ce moyen donne des résultats défectueux en ne reproduisant jamais les rapports que les maxillaires ont entre eux , nous commençons par prendre séparément l'empreinte de l'une et l'autre mâchoire. Nous coulons les moules en plâtre , puis deux autres en fonte de cuivre ou de fer qui sont indispensables quand il s'agit de confectionner un dentier complet. A l'aide de ces derniers moules dont nous nous sommes procuré le contre-moule en plomb, nous estampons les cuvettes métalliques, et nous fixons *de suite* sur chacune d'elles nos porte-ressorts, mais en ne les y soudant que *très-légèrement*, d'une façon toute provisoire, et cela pour une double raison que nous expliquerons plus tard.

Avant d'aller plus loin, nous croyons devoir constater deux faits : 1° règle générale, les dents inférieures tendent à rentrer, tandis que les supérieures tendent à faire saillie ; 2° un autre point non moins important à noter, c'est qu'un côté des arcades dentaires est souvent plus développé que l'autre ; de telle sorte que des mesures prises sur l'empreinte d'après le milieu géométrique ne se rencontreraient nullement avec celles qui existent dans la nature, puisque d'une manière presque constante une moitié de la voûte du plancher de la bouche ne répond nullement à l'autre, soit pour l'étendue, soit pour la configuration. Ces détails trouveront leur utilité plus tard.

La pièce estampée, les porte-ressorts en place, nous adaptons à ces derniers des ressorts permanents, et non point des ressorts provisoires, comme le conseillent certains dentistes, parce que, quand ils ne sont plus de même métal que ceux avec lesquels on a ajusté les pièces, on n'est point assuré que leur mode d'action sera le même. Les choses ainsi disposées, nous figurons en cire toutes les dents sur la cuvette inférieure, et sur la cuvette supérieure, nous soudons trois petits pivots de même métal que la cuvette, lesquels étant placés, l'un au milieu, les deux autres au centre de

chaque portion latérale , serviront à prendre la longueur et la direction des dents.

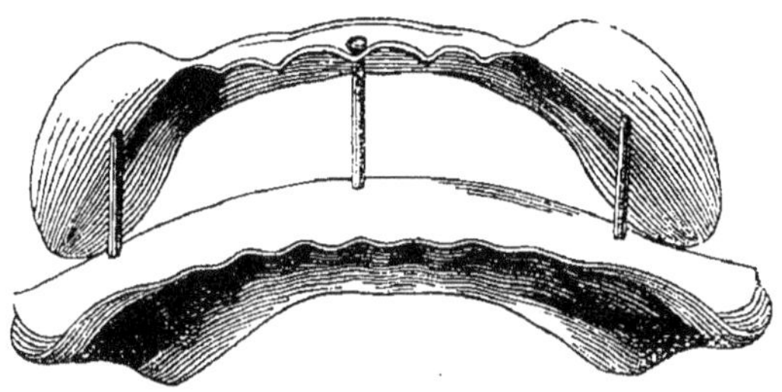

Maintenant il s'agit de montrer au lecteur à quoi
servent les préparatifs dont nous venons de l'entretenir.
Nous introduisons les deux cuvettes dans la bouche,
et quand elles sont en place, nous recommandons au
client de fermer légèrement et le plus naturellement
possible les deux mâchoires. C'est alors le moment de
nous assurer si la direction des trois pivots ou piliers
de métal s'harmonise bien avec celle des dents figu-
rées en cire. Si, comme cela s'observe presque toujours, le contraire arrive, nous rectifions cette direction en rapprochant ou écartant les dents en cire, et
en faisant suivre les mêmes mouvements aux trois pivots de la cuvette supérieure, qui ont été placés là dans
cette intention.

Tout en prenant ces mesures, on se rend compte si
les porte-ressorts sont fixés au point qui leur convient ;
c'est là le motif pour lequel nous les avons soudés
provisoirement.

Mais revenons au but principal : il ne suffit pas de
s'être assuré de la véritable direction des dents, il faut
encore reconnaître la longueur qu'on devra leur don-

ner. Ici, le seul guide que l'on puisse prendre, c'est le tact et l'habileté du coup d'œil; car en cela on ne peut guère consulter que la physionomie de la personne qui s'est confiée à votre adresse et à vos capacités naturelles. Ceci demande quelques développements.

Il est certain que la longueur des dents a une influence énorme sur l'aspect et l'expression du visage; c'est ce qui fait que l'on doit les tenir plus ou moins longues, selon que la figure est plus ou moins développée dans le sens vertical ou dans le sens transversal. Si elles sont trop courtes, et que la face ait beaucoup de largeur; si elles sont trop longues, et que la face soit naturellement très-allongée, dans l'un et l'autre cas, il est facile de comprendre que l'on exagérera d'une façon fort déplaisante un défaut qui existait déjà dans la nature. Nous étions donc dans le vrai, en disant que le sentiment et le goût de l'artiste sont la seule chose qu'il doive prendre pour guide.

Ainsi une fois leur direction exacte donnée aux pivots et aux dents de cire, il ne s'agit plus que de limiter leur longueur. Comme on a eu soin de faire excéder les pivots, on les raccourcit plus ou moins avec la pince coupante, en observant à chaque fois l'aspect que prennent les traits du visage. Quand on est arrivé au point que l'on juge convenable, on est sûr d'avoir la hauteur totale de l'intervalle qui doit séparer les deux cuvettes l'une de l'autre, et sans s'occuper de la hauteur partielle, soit des pivots, soit des dents de cire, on mesure la longueur de ses dents d'après le milieu de la distance qui existe entre les deux cuvettes. Mais avant de retirer ces dernières de la bouche, il y a encore deux choses à faire.

Il faut prier le client d'appuyer légèrement la mâchoire supérieure sur l'inférieure, afin que l'extrémité des trois pivots laisse son empreinte sur la série des dents en cire.

Ensuite, il faut d'un coup d'œil embrasser l'ensemble du visage, et, d'après une ligne qui, passant par le milieu de la racine du nez, tomberait sur la symphise du menton, marquer avec une pointe d'acier le milieu des deux cuvettes. Le lobule de la lèvre supérieure est un guide dont il faut quelquefois se défier, le premier moyen lui est préférable.

Ces deux précautions étant prises, il s'agit de retirer l'une et l'autre pièce, ce qu'il faut faire avec un soin extrême, pour n'apporter aucun dérangement dans les dents de cire.

Lorsque le tout est sorti sans encombre, on détache les ressorts, et l'on pose la cuvette inférieure sur le moule en plâtre qui a servi à l'ajuster. Mais préalablement on pratique des *encoches* assez profondes à la partie postérieure de ce même moule, et on a soin de l'humecter. Quand il est ainsi préparé, on forme derrière lui une espèce de très-petite auge avec une feuille de plomb assez mince pour être pliée aisément. Dans cette auge, on coule du plâtre qui prolonge le moule en y formant un talon, à chaque angle duquel on pratique deux trous ou *repères*, pour recevoir les *tenons* qui seront ajoutés au moule supérieur.

Celui-ci s'obtient de la façon suivante : On pose la cuvette supérieure sur l'inférieure, en réappliquant l'extrémité des trois pivots dans les petits trous qui sont empreints dans la cire et qui font office de *repères.* Sur cette cuvette, on pose le moule qui lui appartient, et de peur qu'il ne bouge, ce qui ne manque pas d'arriver quand le plâtre travaille en se desséchant, on le fixe assez solidement avec plusieurs tours d'un fil de fer très-fin et recuit. Enfin, on huile toute la partie nouvellement ajoutée au moule inférieur, et on coule du plâtre liquide sur l'un et l'autre moule en même temps. Bien entendu que le moule supérieur a subi les mêmes préparations que l'autre moule, pour faciliter l'adhérence du nouveau plâtre.

On comprend que, les repères du moule inférieur recevant les tenons du moule qui lui correspond, leurs justes rapports deviennent invariables, et l'artiste est en possession d'un modèle exact pour poser et ajuster ses dents.

Au milieu de cette foule de détails, il en est un que nous avons omis, c'est de laisser à la partie moyenne des deux moules un jour pour pouvoir examiner comment se comporte la face postérieure des dents, alors qu'on les colle avec la gomme laque sur les cuvettes.

Enfin, une dernière chose à faire, quand le moule de rapport est ainsi obtenu, c'est de couper les trois pivots de métal, devenus inutiles, et de les limer avec soin pour qu'il n'en reste plus aucune trace.

Tel est le procédé que nous employons pour nous

procurer le moule de rapport ; il est entièrement neuf, et nous croyons avoir rendu un véritable service à nos confrères en le livrant à la publicité.

§ IV. — Dentier complet. Bases et dents en hippopotame.

Il existe, pour les dentiers en hippopotame, deux méthodes également bonnes. L'une, beaucoup plus expéditive que l'autre, donne les meilleurs résultats entre les mains d'un homme habile, et auquel la pratique a donné ce tact et cette habitude qui constituent le véritable chirurgien-dentiste. On commence par découper dans une dent d'hippopotame un morceau assez grand pour y tailler un dentier complet. Mais, avant de s'occuper de sculpter la pièce, il faut prendre l'empreinte de la mâchoire supérieure et inférieure en même temps, s'il s'agit d'une bouche entièrement dégarnie. D'après le moule en plâtre que l'on se procure à l'aide du procédé indiqué plus haut, on creuse les deux bases en les appliquant sur le modèle enduit d'une couleur rouge, jusqu'à ce que la pièce s'adapte exactement aux gencives.

Cela fait, on la dégrossit, en laissant chaque partie qui la compose cinq ou six millimètres plus longue qu'il ne faut; avec de la gomme laque, on colle de chaque côté les porte-ressorts, et on y attache les ressorts provisoirement. Quand les choses sont ainsi préparées, on introduit le dentier dans la bouche, on le met en place, et, après une inspection attentive, on le dégrossit de nouveau dans les portions où on le juge nécessaire. Dans cette opération, le praticien n'a pour ainsi dire d'autre guide que le coup d'œil ; c'est à lui d'examiner la physionomie de son client, et, d'après l'aspect que prennent les traits du visage, de juger ce qu'il faut retrancher dans la largeur et la longueur des deux pièces du dentier. Il a soin cependant de laisser à chacune d'elles deux ou trois millimètres de trop en longueur ; il prend son milieu, et quand il l'a marqué avec un crayon, il sort le dentier de la bouche, pour se mettre à ébaucher les dents. Ici on n'a besoin d'avoir d'autre maître que la nature, et surtout il ne faut pas oublier que les dents de la mâchoire supérieure répondent non pas à chaque dent congénère de la mâchoire inférieure, mais bien aux interstices qui séparent chaque dent, de telle sorte qu'une incisive supérieure réponde à deux moitiés d'incisives inférieures ; enfin, tout le monde sait que les dents de devant croisent seules sur les dents inférieures, et que les molaires tombent d'aplomb les unes sur les autres en engrenant réciproquement leurs tubercules. Lorsque l'ébauche des dents est faite, on essaie le dentier de nouveau, on regarde bien s'il ne fait pas saillir une joue plus que l'autre, auquel cas on n'aurait qu'un coup de râpe à donner, car aucune espèce de dentier n'offre plus de ressource que les dentiers en hippopotame ; et si, au contraire, on voit que l'ouvrage prend une bonne tournure, on lui donne la dernière main, en formant les tubercules des dents supérieures, et en creusant dans les dents inférieures ces dépressions où les tubercules vont se loger. En faisant ainsi engrener les molaires les unes dans les autres, le dentier perd ce qu'il avait de trop en longueur, et il se trouve n'avoir plus que les dimensions nécessaires, et de plus il en résulte un abaissement qui fait croiser les incisives supérieures sur les inférieures.

Ce procédé, comme nous l'avons dit en commençant, est très-expéditif; mais il expose un débutant à se fourvoyer quelquefois d'une manière tellement irrémédiable, qu'il est forcé de recommencer toute sa besogne, en prenant deux autres morceaux de cheval marin.

Avant de parler du second procédé, nous croyons devoir donner quelques préceptes pour la confection des bases; l'assise, c'est-à-dire la portion qui enclave les gencives devra être aussi large que possible, afin qu'elle emboîte parfaitement les organes que nous venons de nommer; elle ne doit pas cependant avancer dans le palais de manière à gêner les mouvements de la langue. Enfin, il est avantageux que les dentiers complets s'étendent le plus profondément possible, parce que, touchant beaucoup de points, et étant environnés de plus de parties molles, ils sont moins susceptibles de déplacement. Plus la denture inférieure sera pesante, mieux elle se maintiendra en place. Plus la denture supérieure sera légère, plus les ressorts pourront être doux, et moins ils exerceront de pression. Voilà des règles générales, qui toutefois sont subordonnées à la conformation de la bouche à laquelle on a affaire.

Le second procédé consiste simplement à estamper

deux plaques d'argent vierge ou autre métal moins coûteux, et à se conduire absolument comme nous l'avons dit en parlant du moule de rapport. De cette façon on a la direction exacte des dents supérieures et inférieures : c'est de la besogne et du temps de plus sans doute, mais on en est récompensé par la sûreté du guide qu'on se donne.

Le moule articulé représentant la mâchoire avec toute l'exactitude, la précision désirables, l'on est plus à même d'essayer son ouvrage, et d'y apporter les modifications nécessaires. Cependant, hâtons-nous de le dire, chaque artiste affectionne le procédé dont il a fait choix, et tous sont également bons entre les mains qui s'y sont exercées par l'habitude.

§ V. — Dentiers complets. Bases en hippopotame, dents humaines ou dents incorruptibles.

Nous ne répéterons pas ce que nous venons de dire tout à l'heure pour établir les bases de façon à ce qu'elles s'appliquent exactement sur les bords alvéolaires ; on sent que le procédé doit être absolument le même, qu'on emploie des dents en hippopotame, des dents humaines ou des dents minérales. Quand la pièce est bien assise, on sculpte de chaque côté les deux grosses molaires, et on laisse entre elles l'intervalle nécessaire pour placer les dix dents antérieures, savoir : les quatre incisives, les deux canines et les quatre petites molaires. En parlant des pièces partielles avec bases en cheval marin, nous nous sommes étendu longuement sur la manière d'y fixer , soit les dents humaines, soit les dents minérales ; nous y renverrons donc le lecteur.

Nous n'avons pas besoin d'ajouter que les dents doivent être semblables aux dents naturelles qu'elles remplacent, leur être par conséquent égales en nombre, disposées rigoureusement de la même manière sur chaque pièce du dentier, et surtout ne point jurer avec l'âge du sujet. Nous avons eu déjà occasion de dire que les bases en cheval marin sont un très-bon moyen quand il y a déperdition dans les gencives , et que les dents naturelles ou minérales sont beaucoup préférables aux dents taillées dans le morceau d'hippopotame lui-même, qui ne tarde pas à changer de couleur et à brunir sous l'action de la salive. D'un autre côté, les bases en hippopotame sont ce qu'il y a de mieux pour une personne qui n'a point encore fait usage d'une denture artificielle ; les gencives n'étant point encore endurcies au contact d'un corps étranger, une cuvette en or ne serait pas supportable. Ce qu'il y a surtout d'inappréciable dans l'hippopotame , c'est que, lorsque la gencive est plus sensible à un endroit qu'à un autre , si c'est un point assez limité dont l'inflammation cause la douleur, on la fait cesser en enlevant la portion de la base qui blesse cet organe ; il suffit, pour cela, d'un ou deux coups d'échoppe.

§ VI. — Denliers complets. Cuvettes métalliques, dents naturelles
ou minérales.

Ces sortes de dentiers, surtout quand on emploie
les dents minérales, sont les plus inattaquables par
l'action de la salive, et par conséquent les plus solides
et les plus durables. Pour les confectionner, nous
n'avons pas grand'chose de nouveau à apprendre au
lecteur, car il n'y a guère d'autres procédés à employer
que ceux déjà indiqués précédemment.

On estampe les deux cuvettes et l'on y adapte, selon
le choix du dentiste, des dents naturelles ou des dents
minérales. Lorsque ce sont des dents naturelles, on
les goupille absolument comme s'il ne s'agissait que
d'une pièce partielle. Nous ferons observer que, pour
les grosses molaires, on fait usage tantôt de grosses
molaires naturelles, tantôt d'un morceau de cheval
marin qui, à lui seul, forme deux et même trois dents.
Quand on emploie les dents naturelles, ce serait un
avantage inappréciable de se procurer une *bouche* complète; mais il faut au moins avoir toutes les molaires
d'un même sujet, parce que, se répandant par toutes
leurs faces, elles présentent un engrenage naturel que
l'art ne pourrait que très-imparfaitement imiter, et
encore n'en viendrait-on à bout qu'en entamant la
couche d'émail qu'il est si important de conserver
dans toute son intégrité.

Lorsqu'on emploie les dents minérales, on les soude
sur la cuvette métallique à l'aide de moyens indiqués au § 7 du chapitre XIV. Nous y renverrons donc

le lecteur. Il est cependant un point qui demande un procédé dont nous n'avons rien dit, c'est quand il s'agit des grosses molaires. On peut faire usage, pour les remplacer, de grosses molaires minérales indépendantes. Pour les ajuster, on les maintient avec de la cire, comme il a été dit pour les pièces partielles. Quand elles sont convenablement rangées, on coule du plâtre mêlé de grès à leur face antérieure ; de cette façon, elles sont fixées sur la cuvette assez solidement pour permettre au dentiste de percer le métal en introduisant le foret dans le trou qui existe à l'intérieur de chaque dent. Ce trou, qui la traverse de part en part et dans le sens perpendiculaire, est plus évasé vers la surface triturante, pour le motif que nous allons expliquer tout à l'heure. On soude un pivot dans les trous qui ont été pratiqués à la cuvette ; cela fait, on introduit chaque pivot dans le trou des dents minérales, on le coupe à ras, et, comme par leur extrémité ils trouvent le canal de chaque dent plus évasé,

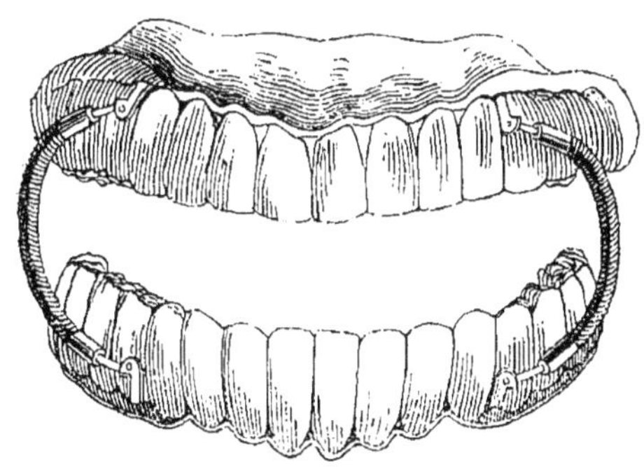

on les coiffe d'un petit tube du même métal, de forme un peu conique et faisant office de virole. On soude le

tout ensemble, et la dent se trouve fixée d'une manière invariable.

La soudure demande certaines précautions : il n'en
faut pas mettre une trop grande quantité, et de plus
il est indispensable de diriger son coup de feu de telle
sorte, que la soudure ne glisse pas jusqu'au collet de
la dent, ce qui ne manquerait pas de la faire éclater
en deux, c'est infaillible.

En décrivant les pièces partielles, nous avons parlé,
à l'occasion des dents minérales, d'une sorte de bandeau qui les recouvre jusqu'aux deux tiers, et leur
donne une très-grande solidité. Pour les grosses molaires, la même précaution est indispensable : si on
veut qu'elles rendent au client de véritables services
sans encourir les risques d'une brisure plus ou moins
prochaine, il ne faut jamais omettre de les *sertir* jusqu'à deux millimètres de leur surface triturante, c'est-
à-dire de les envelopper d'un large collier de même
métal que le reste de la pièce, collier qui leur prête
une solidité telle, qu'elles peuvent résister à tous les
efforts masticatoires. Il est si important de les renfor-
cer de la sorte, que, lorsque cette espèce de *coupelle*
ne les enveloppe point assez haut, elles se brisent
juste au niveau du métal qui les embrasse.

Le collier de renfort n'a pas besoin d'être d'une
très-grande épaisseur, même il doit se terminer en s'a-
moindrissant, afin que la langue ne sente rien qui la
heurte et la blesse à l'endroit où le métal cesse d'envelopper la dent minérale.

Maury conseille, dans son ouvrage, d'employer le

platine de préférence à l'or. Nous croyons que cet auteur, d'ailleurs fort recommandable, s'est complétement trompé sur ce point. L'or, au contraire, est bien préférable au platine ; outre qu'il est plus léger, son élasticité lui permet de revenir sur lui-même quand il a subi un choc quelconque, tandis que le platine, ainsi que nous l'avons déjà fait observer, reste dans la position fausse que ce même choc peut lui faire prendre.

Nous sommes d'autant plus surpris de l'assertion de Maury, que de son temps le platine était loin d'être travaillé avec autant de perfection que de nos jours.

§ VII. — Bandeau pour fixer les dentiers supérieurs.

On nomme *bandeau* une lame métallique, disposée de manière à pouvoir s'appliquer exactement le long de l'arcade dentaire inférieure , pour soutenir les porte-ressorts attachés à un dentier unique, qui occupe le bord alvéolaire supérieur. Il est des personnes qui perdent toutes leurs dents d'en haut, sans que celles du bas aient leurs rangs assez éclaircis pour demander un dentier qui les remplace. Elles peuvent même les conserver en nombre complet, ou bien, s'il leur en manque, ce n'est que parmi les grosses molaires, ce qui est invisible, et n'est pas d'une grande gêne pour la mastication, surtout quand un des deux côtés n'est pas dégarni d'une manière notable.

Dans ce cas, on confectionne un dentier supérieur, et, après avoir pris l'empreinte de toutes les dents

inférieures, sur leurs moules, on adapte une lame ou
bandeau, qui prend avec précision le contour de

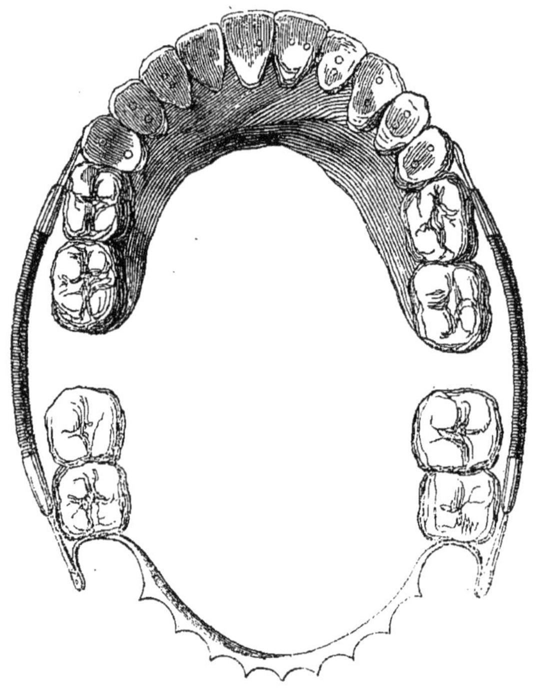

chaque dent, ou lui laisse assez d'épaisseur pour qu'à
l'aide de cuvettes, on puisse souder dessus quelques
dents, dans le cas où il viendrait à en manquer à la
mâchoire inférieure. Pour donner aux bandeaux une
grande solidité, et surtout les empêcher de froisser
douloureusement les gencives dans les efforts masticatoires, on soude sur les côtés correspondant aux
grosses molaires une espèce de calotte qui vient s'appuyer sur leur couronne, de telle sorte que les bandeaux y sont comme suspendus. Mais ces calottes
avaient un inconvénient, les matières alimentaires se

glissaient entre elles et la dent, ce qui pouvait amener la destruction de cette dernière. Nous y avons entièrement paré, en faisant ces calottes à jour : comme les dents molaires sont coniques, il suffit que la calotte ait la forme d'une bande circulaire, dont la circonférence soit plus étroite en haut qu'en bas, pour que le bandeau soit aussi invariablement suspendu que si c'était une calotte complète.

Maury parle de poser cette calotte sur les petites molaires. Nous pensons qu'il vaut mieux choisir les grosses molaires, et réserver pour les autres des espèces de crochets qui s'y cramponnent par derrière et d'une manière tout à fait invisible.

Nous ne saurions trop insister sur l'utilité des calottes à jour, ou, pour employer une expression plus juste, des cercles métalliques autour de la couronne des dents, afin d'empêcher les bandeaux de froisser la partie interne des gencives au point de rendre la présence du dentier insupportable. La modification que nous y avons apportée, garantissant de toute carie ultérieure la dent sur laquelle on les applique, on ne doit nullement craindre de faire usage d'un moyen aussi précieux pour assurer la solidité des bandeaux.

§ VIII. — Ressorts à spirales, manière de les faire.

Jusqu'à présent, pour fixer les pièces composées, nous avions fait usage de pivots, de ligatures ou de crochets ; les moyens que l'on emploie pour faire tenir les dentiers dans la bouche diffèrent essentiellement des moyens que nous venons d'énumérer ; ce sont des ressorts autrefois assez compliqués et incommodes, mais aujourd'hui fort simples, et ne présentant aucuns des inconvénients de ceux qui furent usités avant eux. Ce sont les ressorts dits à *spirales*, qu'il serait plus exact de nommer ressorts à *hélices ;* mais, puisque l'usage depuis longtemps a fait confondre les spirales avec les hélices, nous ne changerons pas leur dénomination.

Avant d'arriver à faire les ressorts d'une manière aussi simple, les dentistes s'étaient tourmenté l'esprit pour construire des mécaniques excessivement compliquées, telles que les ressorts à leviers, à jambes de sauterelles, d'autres plus simples, mais tout à fait insuffisantes, telles que les ressorts cylindriques, élastiques, etc., etc., entre autres défauts, toutes ces pièces avaient celui de pincer la face interne des joues, et d'y déterminer une inflammation chronique qui pouvait dégénérer en un ulcère de mauvais caractère ; ils étaient aussi d'une exécution très-difficile, ce qui rendait leur emploi impraticable entre les mains des dentistes peu exercés.

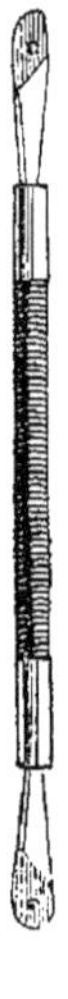

Ce sont donc les ressorts à spirales qui, de toutes manières, méritent la préférence. Ils se font avec du fil d'or à dix-huit carats, que l'on contourne sur un mandrin d'acier trempé et bien poli, de manière à ce que les anneaux qu'il forme aient assez d'élasticité pour être flexibles dans tous les sens. Ce fil ayant une grosseur telle que trois ou quatre traits de filière lui donneront le diamètre convenable, on le recuit pour la dernière fois, et l'action de la filière l'écrouit assez pour faire ressort. Après cette première opération, on le déroche dans de l'eau seconde, très-affaiblie et bouillante, on le polit ensuite avec un morceau de peau, empreint d'abord de pierre ponce très-fine, puis d'un peu de rouge à polir.

Quand cette opération est terminée, on l'aplatit par une de ses extrémités, que l'on saisit avec des pinces à coulant, pour l'introduire, avec le mandrin également plat par un bout, dans un trou que l'on a pratiqué dans un morceau d'ivoire ou de bois, fixé sur l'étau, et servant de point d'appui au mandrin. On tend alors le fil, on y attache, avec des pinces dont les mors sont garnis de papier, un poids d'environ deux livres, puis, avec d'autres pinces, on le tourne sur le mandrin, de manière à ce que les anneaux se trouvent plus ou moins rapprochés les uns des autres, suivant le degré d'élasticité que l'on veut donner au ressort (Maury).

M. Delabarre propose un moyen qui ne diffère pas beaucoup de celui de Maury. Il consiste à fendre un morceau de bois que l'on serre dans l'étau, et à engager dans cette fente le fil d'or destiné à être contourné, ayant soin d'en laisser passer environ un pouce en dessus. Ce petit bout est pincé dans une tenaille à boucle, conjointement avec un mandrin d'acier cylindrique et gros comme une forte épingle. Alors, en faisant tourner la pince dans les doigts, le fil d'or se roule sur l'acier, et les anneaux qu'il forme sont très-rapprochés. Il est bon que la spirale destinée à être placée à droite, soit contournée en ce sens, et que celle de gauche le soit en sens contraire [1].

Jusqu'à présent, nous n'avons entretenu le lecteur que des spirales proprement dites ou corps de ressorts, maintenant nous allons parler des porte-ressorts et des têtes de ressorts.

§ IX. -- Porte-ressorts.

Les porte-ressorts sont des bouts de fil d'or ou de platine, d'un millimètre environ de diamètre sur dix ou seize de long. A l'une de leurs extrémités, on soude une virole très-plate, en même métal, à un millimètre de laquelle on en soude une seconde : le reste de la tige est occupé par un pas de vis qu'on y pratique.

Maury conseille, quand il s'agit d'une base en cheval marin, d'appliquer ces porte-ressorts en pratiquant tout simplement un trou dans l'endroit jugé convenable pour les recevoir, et de le tarauder ensuite pour les y visser. Quand on s'en tient à ce procédé, la salive ne tarde pas à se glisser entre le cheval marin et la tige du porte-ressort, à détériorer la matière dont

[1] Nous avons donné la manière de faire les ressorts : quant à nous, nous préférons nous les procurer tout faits. Les fabricants prenant très-peu de façon, il est plus avantageux de les leur acheter. Le temps qu'on passe à les fabriquer soi-même vous fait perdre certainement bien plus que la valeur du prix que vous les vendent les marchands de platine.

est fait le dentier, si bien que, chez les personnes dont les sucs buccaux ont beaucoup d'acidité , les porte-ressorts se trouvent hors de service au bout de quelques mois. Il est donc préférable, selon nous, de faire entrer dans l'hippopotame, avec beaucoup de force, une charnière en platine ou en or, taraudée intérieurement pour recevoir le pas de vis du porte-ressort. Pour donner plus de solidité à cet appareil, il est encore deux opérations à lui faire subir. On fraise de chaque côté le trou qui traverse l'hippopotame, et, avec un rivoir dont la pointe est très-obtuse, on renverse les bords des deux extrémités du tube ; cela fait, on pratique avec un petit foret un trou qui, partant du milieu de la face supérieure de la base, passe par le centre du tube de platine, et arrive jusqu'à la face inférieure de cette même base. On y enfonce à force une petite cheville métallique, que l'on rive par ses deux extrémités, et comme le tube se trouve obstrué par cette cheville, on la coupe avec un équarrissoir. Ces deux moyens sont une grande garantie pour la solidité du tube. On conçoit que, de cette façon, le travail offre de bien plus grandes garanties de solidité.

Il existe encore un autre procédé pour fixer les porte-ressorts dans les pièces en hippopotame. On prend une plaque en platine, d'un centimètre de haut sur un centimètre cinquante millimètres de long, et sur cette plaque, on soude une oreille en platine, dont nous donnerons la description tout à l'heure, et qui est destinée à donner un point d'appui mobile à la tête de ressort. Nous allons faire voir les avantages de cette

méthode. Quand on veut essayer un dentier, on se
contente de coller, avec de la gomme laque, la plaque
à la place présumée où doit jouer le porte-ressort. Si
on reconnaît que l'endroit n'est pas le point voulu pour
que le dentier fonctionne comme il faut, il suffit de
décoller la plaque et de la remettre ailleurs provisoirement encore, jusqu'à ce qu'on ait rencontré la vraie
position. Alors on prend une pointe d'acier, et on
marque avec soin le contour de la plaque ; on grave
dans l'hippopotame la place qu'elle doit occuper assez
profondément pour dissimuler son épaisseur, de telle
sorte qu'il n'y ait d'autre saillie que celle de l'oreille
porte-ressort. Il est inutile de nous étendre longuement sur les avantages incontestables de ce procédé.
La plaque, tenue par quatre petites vis en or, à têtes
noyées, est d'une solidité parfaite, et elle permet de
faire tous les essais nécessaires avant de la fixer définitivement, tandis que la charnière dans laquelle on
visse les porte-ressorts forme un trou difficile à bien
boucher, quand il se trouve qu'on a mal pris ses
mesures.

Il nous reste à décrire la manière de faire l'oreille
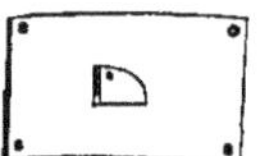
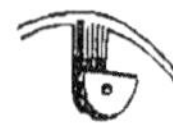
porte-ressort. On prend une feuille en
platine, assez épaisse pour pouvoir contenir la tête d'une petite vis noyée, on
lui donne de six à sept millimètres de
long sur quatre ou cinq de large ; cette
plaque est ployée en deux sur sa largeur,
de façon à ce que la tête du ressort, qui a environ un
millimètre d'épaisseur, puisse jouer dedans. On ar-

rondit en arrière un des angles de la portion ployée,
puis on soude l'autre partie sur la plaque métallique
qui doit être incrustée dans l'hippopotame.

Cela fait, à peu près au milieu de l'oreille, on perce
un trou qui la traverse, ainsi que la plaque sur laquelle
elle est soudée. Du côté libre de l'oreille, on évase
le trou pour recevoir la tête d'une vis noyée, et avec
un taraud, on forme un pas de vis, seulement dans la
partie qui est soudée à la plaque, afin d'y engager l'extrémité d'une vis dite à portée, et qui doit servir de
pivot à la tête du porte-ressort.

Lorsqu'on aura affaire, non pas à une base en matière animale, mais à une cuvette métallique, au lieu
d'une plaque oblongue, on se servira d'une bande en
platine, de deux à trois millimètres de largeur, et dont
le plus ou moins de longueur sera subordonné à la
distance à laquelle on voudra mettre l'oreille porte-
ressort. Il est des cas où il faut la placer tout près du
bord des gencives, quelquefois il faut qu'elle soit
presque au niveau de la surface triturante des dents;
mais le plus souvent c'est dans le milieu de l'intervalle qui sépare cette surface du collet de la dent artificielle. Bien entendu que la bande métallique se soude
sur la cuvette.

§ X. — Têtes de ressorts.

Voici comment Maury s'exprime à l'égard des têtes
de ressorts : on les fait avec un fil d'or ou de platine,
de quinze à dix-huit lignes de long, et deux fois gros

comme le fil à ressort ; on le contourne sur lui-même avec des pièces rondes, très-déliées, et on en forme une espèce d'anneau, portant latéralement deux petites branches, et dans lequel on peut faire entrer aisément la tige qui constitue le porte-ressort ; on aplatit ensuite avec le marteau cet anneau, puis on en amincit les branches avec la lime, jusqu'à ce qu'elles puissent entrer dans le corps du ressort en spirales. Cet anneau, ainsi aplati, peut très-bien s'adapter à un dentier.

Eh bien ! nous ne craignons pas de nous tromper, en affirmant que ces têtes de ressorts sont entièrement mauvaises. Voici comment nous procédons : nous prenons un bout de fil d'or ou de platine, et nous lui donnons les dimensions suivantes : un millimètre d'épaisseur sur deux de largeur du côté par lequel il doit entrer dans l'oreille ; l'autre extrémité, qui sera soudée dans une petite boîte que nous allons décrire, est d'un millimètre carré environ.

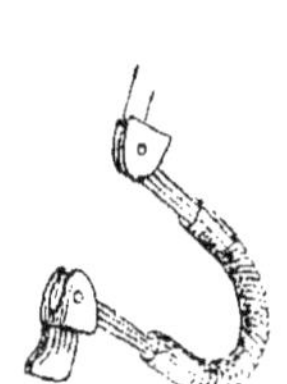

Pour faire la petite boîte dont il s'agit, nous prenons une feuille d'or, épaisse d'un demi-millimètre, longue de quatre, et assez large pour qu'en la contournant sur un mandrin en acier, elle forme un cylindre creux, dont la capacité présente un diamètre un peu moins grand que celui du cylindre extérieur, formé par le ressort destiné à y entrer avec effort. Quand la feuille d'or est ainsi arrondie, nous soudons à une de ses extrémités une plaque qui en ferme une entrée. Toutefois il faut avoir soin que la soudure ne se glisse pas dans l'interstice que les deux bouts de la feuille laissent entre eux en se rapprochant. Nous devons avertir les débutants que la soudure a la plus grande tendance à filer ainsi dans toutes les fissures. Or, dans le cas présent, si les deux bouts étaient soudés, la plaque perdrait l'élasticité qui doit en faire une sorte de pince pour saisir l'extrémité du ressort, introduite avec assez de force. Pour éviter ce fâcheux contre-temps, il suffit de garantir avec du blanc d'Espagne humide toute cette portion du petit cylindre où règne l'interstice dont il est question.

Revenons à la petite plaque qui ferme une des deux entrées. Nous y perçons un trou pour y introduire et y souder l'extrémité carrée de la tête du ressort. Dans l'extrémité aplatie de cette tête de ressort, nous perçons un trou assez grand pour y faire passer librement la vis à portée, dont nous avons déjà entretenu le lecteur à propos de l'oreille porte-ressort. Comme il arrive quelquefois au ressort de remonter, nous laissons subsister avec la lime un arrêt qui limite la partie plate de la tête de ressort, et ainsi nous obvions à l'inconvénient qui vient d'être signalé.

Quand les choses sont ainsi disposées, nous adaptons la tête de ressort sous l'oreille de platine, et en la faisant traverser par la vis à portée, fixée solidement dans la plaque qui soutient tout le système, nous obtenons le point d'appui le plus mobile, le moins volumineux et le plus solide en même temps.

Si l'on désirait se dispenser de la vis à portée, on

la remplacerait par une goupille qui , faisant le même
usage que la vis, n'en différerait qu'en ce qu'elle serait soudée par les deux bouts. Du reste, c'est une
petite opération encore assez délicate, à cause de la
facilité avec laquelle la soudure s'insinue partout.
Pour éviter de souder la tête de ressort avec l'oreille
ou la goupille, il faudrait les garnir soigneusement de
blanc d'Espagne mouillé.

Un point très-important sur lequel nous éprouvons
le besoin de revenir avant de clore ce paragraphe,
c'est l'attention que l'on doit apporter pour choisir le
véritable emplacement des porte-ressorts. Il suffit
qu'un seul se trouve trop en avant ou trop en arrière
pour faire tourner le dentier, et l'empêcher de s'emboîter sur les gencives. La place que M. Oudet leur
assigne est le centre géométrique de chaque branche
du dentier. En cela, il est complétement dans l'erreur, rien n'est plus variable que le point d'équilibre;
il est en avant ou en arrière du centre géométrique,
selon les différentes dispositions de la bouche. Ce n'est
donc qu'en tâtonnant que l'on peut arriver au bon emplacement du point d'appui des ressorts.

Avec toute la netteté et la précision dont nous avons
été capable, nous avons initié le lecteur à tous les se-
crets de la mécanique dentaire. Si nous employons le
mot *secret* ce n'est point sans intention, car il est beaucoup de praticiens qui, loin de communiquer une découverte à leurs confrères, emploient tous les moyens

possibles pour l'empêcher d'arriver à leur connaissance. Quant à nous, il n'y a pas si mince détail de
nos procédés que nous n'ayons consigné dans cet ouvrage, nous n'en avons omis aucun, parce qu'ayant,
pour ainsi dire, tout appris par nous-même, nous savons
combien les moindres choses deviennent, pour celui qui
commence, d'insurmontables obstacles; et c'est pour
éviter aux débutants ces tâtonnements fastidieux et
parfois désespérants que nous avons tout décrit avec
la minutie la plus grande.

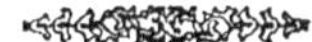

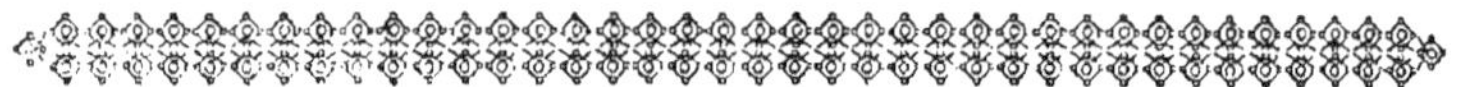

CHAPITRE XVII

DE LA PROTHÈSE PALATINE, LINGUALE ET FACIALE.

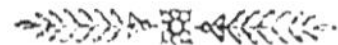

Cette dernière branche de l'*Art du Dentiste* est bien loin d'avoir fait les mêmes progrès que la prothèse dentaire proprement dite ; et cela se conçoit, les maladies détruisent beaucoup plus rarement le palais, la langue et les parois de la face que les organes qui garnissent l'une et l'autre mâchoire ; aussi cette partie de la science est-elle encore dans l'enfance, et nous avouerons franchement que nous avons été si peu à même de la pratiquer que nous ne nous sommes pas trouvé en position d'y apporter grand perfectionnement ; nous ne ferons que répéter l'opinion des auteurs, la modifiant et la critiquant au besoin tantôt *à priori*, tantôt d'après notre propre expérience.

Les lésions du palais sont celles auxquelles les hommes de l'art ont eu le moins rarement occasion d'apporter remède ; encore sommes-nous bien pauvres en moyens

réparateurs ; et long-temps ces moyens ont été beaucoup plus nuisibles qu'utiles.

Les causes qui peuvent déterminer la perte des organes qui nous occupent, sont la syphilis, les affections
cancéreuses et les plaies d'armes à feu. Les perforations du palais s'observent surtout à la suite des maladies qui accompagnent la débauche. Avant de nous
occuper de la fabrication des machines destinées à réparer les ravages de la syphilis ou de la guerre, nous
croyons devoir jeter un rapide coup-d'œil sur l'influence qu'exercent ces sortes de lésion sur la voix, la
physionomie et la mastication. M. Delabarre a écrit à
ce sujet des choses très-judicieuses, très-philosophi-
ques, et nous ne croyons avoir rien de mieux à faire
que de nous inspirer de ses propres idées.

§ I. — Absence d'une portion des organes palatins.

Dès l'instant qu'une cause quelconque a déterminé
une division ou une perte de substance dans le palais
et son voile, la communication du nez avec la bouche
en est la conséquence. Lorsque cette affection est
congéniale, la division se trouve sur la ligne médiane.
Cela provient de ce que les os maxillaires et palatins
ayant été arrêtés dans leur travail d'ossification, il en
est résulté une longue fissure causée par le défaut de
coaptation de ces mêmes os. Les parties molles elles-
mêmes participent de cette imperfection, on observe
souvent dans les perforations congéniales du palais, la
séparation de la lèvre ou bec de lièvre, et quelquefois
du voile du palais en même temps.

On conçoit que chez ces sujets la mastication est d'autant plus difficile que l'écartement des parties est plus grand. Cette difficulté devient extrême lorsque les arcades dentaires ne sont pas dans leur rapport naturel. Cependant les individus atteints de cette fâcheuse affection peuvent encore broyer les aliments, et dans leur première enfance opérer même la succion, et cela par un mécanisme particulier, que leur suggère l'instinct animal, toujours ingénieux à trouver des expédients.

Examinez un enfant qui vient de naître; bien qu'affligé d'une perforation palatine, il ne sera pas plus emprunté qu'un autre pour saisir le sein de sa nourrice et en extraire le liquide indispensable à son existence, seulement il s'y prendra d'une façon toute différente. Au lieu de déposer les mamelons sur sa langue, il les portera à la face inférieure de cet organe, qui fera, office d'obturateur; car sa face supérieure, restant appliquée sur le palais, bouchera hermétiquement la fissure que la nature y a laissée. Il contracte ses lèvres, et, par leurs mouvements habilement combinés, il aspire le lait, qui arrive aussi aisément dans le pharynx que si la voûte palatine était dans son état naturel.

En grandissant, notre jeune enfant perfectionne ce mécanisme, et l'applique bientôt à la mastication des aliments solides, quand ils ont été broyés sous les arcades dentaires, il les porte également entre la langue et le plancher mobile qui lui sert d'appui, et de là il les fait refluer entre les dents. Voilà ce qui explique comment il se fait qu'il mâche et opère le travail si compliqué de la déglutition sans que le bol alimentaire lui remonte dans le nez; ou, si cela arrive quelquefois, c'est par l'effet d'un pur accident.

Quant à l'articulation des mots, comme le fait observer fort judicieusement M. Delabarre. l'enfant ne s'aperçoit que trop tard de l'importance de l'émission franche et nette de la voix ; aussi néglige-t-il entièrement cette fonction, il articule fort mal tous les mots, car il s'occupe fort peu de se rendre intelligible. Toutes ses paroles sont nasonnées et ressemblent à une sorte de murmure sourd et désagréable à entendre.

Nous ne concevons guère la nécessité de poser un obturateur qu'à l'âge de l'adolescence, ce qui se ferait dans le cas où le sujet n'aurait pas subi l'opération du bec de lièvre : car l'expérience a prouvé que, chez tous ceux sur lesquels elle a été pratiquée, la fissure palatine a fini par se rapprocher au point de s'oblitérer complétement et d'une manière radicale.

Les lésions accidentelles du voile du palais sont de trois espèces; elles ne se distinguent, pour ainsi dire, les unes des autres que par l'étendue des désordres. Ce sont d'abord les perforations du voile seulement ; en second lieu des trous qui occupent la voûte palatine elle-même et sont circonscrits par de la substance osseuse ; enfin, en troisième lieu, la destruction entière de toute la voûte palatine, ou au moins d'une très-grande partie. A ces ravages déjà si grands, il se joint quelquefois encore la perte de la portion inférieure du vomer et des cornets.

A l'opposé des lésions congéniales, les lésions accidentelles sont le plus souvent situées sur les côtés du raphé palatin ; de cette façon elles ne pénètrent que dans une seule narine. Ici, nous n'avons plus le bénéfice de la première enfance, quelles que soient l'étendue, la forme et la position des lésions accidentelles, ceux qui en sont atteints ayant contracté l'habitude de manger en mettant le bol alimentaire sur leur langue, ne sauraient prendre aucune nourriture sans qu'il leur en remontât une certaine quantité par le nez. Nous n'avons pas besoin d'ajouter que leur voix perd son timbre accoutumé ; elle est sourde, étouffée ; les sons s'articulent mal et d'une manière confuse ; il est même des cas où la parole est impossible, et le malade n'a plus d'autre ressource que de se pincer le nez en parlant ; alors la voûte nasale faisant l'office de celle qui a été lésée, les sons reprennent un peu de clarté.

La division accidentelle ou congéniale du voile du palais apporte également de grands changements, tant dans le timbre de la voix que dans le mécanisme de la déglutition. M. Delabarre cite l'exemple d'un jeune homme qui, se trouvant dans ce cas, nasillonnait et n'avalait jamais les liquides sans qu'il n'en revînt une partie par les narines : il n'évitait ce désagrément qu'en se penchant tellement la tête en arrière, que les boissons n'avaient qu'à se précipiter dans l'œsophage, dont la courbure supérieure se trouvait presque effacée par ce moyen.

§ II. — Perte de la langue, perforation accidentelle de la joue,
destruction des lèvres, etc.

Perte de la langue. — La langue est sans contredit
un des organes les plus nécessaires à la phonation, la
mastication et la déglutition ; aussi les individus qui en
ont été privés accidentellement et d'une manière subite, auraient-ils couru grand risque de mourir de
faim, si la facilité qu'ont les hommes de se préparer
des aliments appropriés à leurs maladies, ne les avait
pas mis en position de soutenir leur existence jusqu'à
ce que l'habitude eût donné aux parties sur lesquelles
reposait l'organe détruit un surcroît de contractilité ,
à l'aide duquel ils se sont accoutumés petit à petit aux
fonctions importantes de la mastication et de la déglutition. C'est grâce à cette heureuse tendance de la
nature à réparer nos maux que les individus chez
lesquels cette privation est congéniale peuvent néanmoins parler et manger avec facilité. Quant à ceux qui
perdent cet organe accidentellement, ils sont privés à
jamais de l'usage de la parole ; cependant dans les mé-
moires de l'Académie de chirurgie, on rapporte quelques cas où la parole a été recouvrée à la suite d'une
commotion profonde produite sur le moral par un
événement heureux et inattendu.

Perforation accidentelle de la joue. — Plusieurs causes
peuvent déterminer cette perforation ; les plus com-
munes sont les affections cancéreuses et les plaies d'armes à feu. On a observé des cas où un cancer qui
avait rongé une partie de la face arrêtait tout-à coup

ses ravages, se guérissait complétement, mais non sans laisser après lui des pertes de substances telles qu'il en résultait une perforation de la joue, une sorte de fistule par laquelle la salive s'écoulait sans cesse.

Quant aux plaies d'armes à feu, il est facile de concevoir que, lorsqu'il y a une grande étendue de substance frappée de gangrène, la cicatrisation peut se faire en laissant une ouverture plus ou moins grande dans les parois de la face. Dans ce dernier cas comme dans l'autre, la salive suinte continuellement à travers la fistule; pendant l'acte de la mastication, les aliments s'échappent par l'issue qui leur est ouverte, et quand cette perforation est d'une certaine grandeur, la phonation s'effectue si malaisément que les malades y portent machinalement la main, afin de pouvoir se faire entendre.

Destruction des lèvres. — Ce sont surtout les blessures produites par les projectiles de guerre qui amènent des lésions de ce genre. Il y a des militaires qui ont été privés des lèvres et du menton ; on observe chez tous une difficulté plus ou moins grande pour prononcer les mots ; il leur est presque impossible de retenir leur salive ; quant à leur physionomie, il n'est pas besoin de dire qu'elle offre un aspect qui excite à la fois le dégoût et la pitié ; ces sortes de destructions sont souvent accompagnées de la perte d'une partie de la denture ; il faut en conséquence que les machines destinées à pallier tous ces désordres soient d'une combinaison très-variée et appropriée au genre de lésion auquel on a affaire.

Perte du nez. — Bien moins important que la langue, les lèvres et les parois de la face, le nez joue cependant un très-grand rôle dans la prononciation des mots. En outre, son absence constitue une des difformités les plus hideuses que l'on puisse imaginer. Les individus qui ont eu le malheur de perdre cet organe, offrent une physionomie aussi étrange que repoussante à voir. Et l'on conçoit qu'on en ait fait un supplice dans les contrées barbares et non civilisées du nord.

Des essais ont été tentés pour rapporter ou plutôt pour greffer des nez vivants à la place de ceux qui furent détruits. Nous ne parlerons point de cette opération douloureuse et hasardée, parce qu'elle n'est point de notre domaine. Nous pensons que longtemps encore on préférera recourir à la prothèse mécanique nullement douloureuse et qui l'emporte en perfection sur tous les procédés chirurgicaux qui ne sont parvenus qu'à produire des masses informes et rougeâtres, qui ne sont pour ainsi dire qu'une difformité substituée à une autre, et cela au prix des douleurs les plus aiguës.

§ III. — Diverses espèces d'obturateurs.

Le premier obturateur qu'on ait imaginé, est sans contredit le plus détestable de ceux qui pouvaient venir à l'esprit des hommes de l'art, je veux parler de l'obturateur à éponge. Les médecins grecs, dit-on, eurent occasion d'employer cet instrument qu'ils désignèrent sous le nom d'*hyperari*. Il y a des praticiens

qui mettent cette assertion en doute, parce qu'ils n'ont
pas eu occasion de rencontrer des maladies de la bouche pendant la durée desquelles une plus ou moins
grande portion du palais ait été détruite, sans que cette
affection fût en rien mêlée de vice syphilitique; d'où
ils ont conclu qu'on n'a observé de perforations du
palais que depuis l'invasion de la syphilis en Europe.
Sans garantir en rien la vérité du fait énoncé plus
haut, nous pensons que l'objection que nous venons
de citer à l'instant n'est pas valable. Il est vrai que,
dans la majorité des cas, la syphilis est l'origine des
perforations du palais, mais il est certain aussi que
plus d'une fois on a eu occasion d'observer des abcès
buccaux déterminés par des périostites dentaires sui-
vies de lésions plus ou moins graves des os du palais;
ces sortes de phlegmons n'ont-elles pas pu se rencon
trer autrefois et déterminer les mêmes ravages que
l'on observe de nos jours?

En 1585, Ambroise Paré a fait confectionner un
obturateur dont il nous a laissé la gravure, et qui consistait tout simplement en une plaque d'or ou d'argent
appliquée contre l'ouverture du palais, et qui s'y trouvait maintenue au moyen d'une éponge embranchée
dans une tige, et retenue par un écrou. L'éponge étant
sèche lorsqu'on la reportait sur la plaque, se gonflait
par l'humidité des cavités nasales, et empêchait l'instrument de tomber dans la bouche. Mais on conçoit
que le mucus nasal en stagnant dans les mailles de
l'éponge, finissait par s'y corrompre d'une horrible
façon, ce qui infectait l'haleine des malades, et en ren-

dait le voisinage repoussant. Un autre inconvénient bien plus grave encore de cet instrument on ne peut plus nuisible, et qui doit le faire rejeter à jamais d'une pratique sage, prévoyante et rationnelle, c'est sa tendance à agrandir sans cesse l'ouverture qu'il est chargé d'obturer.

Nous ne saurions mieux démontrer les suites funestes de l'usage de cet instrument, qu'en rapportant une observation consignée par M. Baillif, habile dentiste de Berlin, dans un mémoire sur les obturateurs, mémoire excellent et auquel nous ne trouvons qu'un défaut, celui d'être trop court et trop peu détaillé.

« Le premier novembre 1824, dit-il, M. le docteur Siedmogrodzki, se présenta chez moi avec M. de ***, qui avait eu le malheur de perdre le nez et une partie de la voûte palatine par une maladie syphilitique pendant les années 1807 et 1808. Le trou qui se trouvait dans la partie antérieure du palais avait dix millimètres de long sur huit de large.

» Pour remédier à ces accidents, on lui fit un nez artificiel et un obturateur formé d'une plaque d'argent fin, garni d'une éponge, tel que le recommandent Ambroise Paré, Gariot et d'autres praticiens de nos jours. La compression que l'éponge dudit obturateur a formée sur les os maxillaires et palatins, depuis l'an 1808 jusqu'au premier novembre 1824, a tellement dilaté les parties, que toute la voûte maxillaire et palatine est entièrement consumée, sans aucun signe de maladie et d'une manière imperceptible, et qu'il ne reste à sa partie postérieure que le voile et la luette ; la partie antérieure des os maxillaires est si mince qu'ils sont séparés à leur suture ; de manière que l'obturateur ne pouvait même plus être appliqué.

» Enfin, ce trou qui n'avait que douze millimètres de long, sur quatorze de large, présente aujourd'hui l'énorme étendue de deux pouces de long sur un pouce et demi de large. Telle était la situation déplorable de cette personne, qui se trouvait hors d'état de pouvoir proférer un seul mot, pas même une syllabe : tous les sons qu'elle s'efforçait de rendre, ne formaient qu'une espèce de beuglement. »

Ce fait prouve incontestablement que l'on doit rejeter de la pratique l'usage des obturateurs qui ne sont soutenus, sur les parties latérales, que par la compression des éponges ; aussi bien que ceux à ailes, à verrous et à ressort plat, parce qu'ils dilatent et détruisent toutes les parties qu'ils touchent, soit par la compression, soit par le frottement.

Nous serions peu conséquent avec nous-mêmes, si nous donnions la description des obturateurs dont nous venons de condamner l'emploi d'une façon si formelle ; nous ne nous occuperons donc que de ceux qui ne nous paraissent pas présenter les mêmes inconvénients.

Mais, avant d'aborder cette matière, nous éprouvons le besoin de faire part au lecteur des excellentes réflexions de Bourdet à ce sujet. « Avant de regarder, dit-il, les perforations cicatrisées du palais, comme étant de nature à ne pouvoir diminuer de diamètre, les praticiens se sont-ils bien assurés s'il en était ainsi ? Je

ne le pense pas, car des faits positifs attestent le contraire ; et de même que les trous faits au crâne avec
le trépan, se ferment presque entièrement avec le
temps, également aussi, ceux du palais vont sans cesse
en diminuant. Il faut donc se garder d'appliquer une
machine dont la vicieuse construction s'opposerait à
une cure vers laquelle tend la nature, au moins dans
la majorité des cas. »

Il ne suffit pas de guérir son malade en arrêtant les ravages de la syphilis, et de le livrer ensuite aux soins de
l'ouvrier mécanicien, qui, ne s'occupant que de ce qu'il
voit dans le moment, et ne prévoyant rien au delà,
contrarie les bienfaisantes intentions de la nature, au
lieu de les seconder ; il faut de plus le mettre en position de jouir des bénéfices d'une guérison lente, il est
vrai, mais qui tend à s'opérer spontanément et radicalement.

§ IV. — Obturateurs juxtaposés.

Le problème à résoudre était donc de dissimuler et
pallier la difformité, sans former d'obstacle à la bonne
volonté de la nature, mais la grande difficulté était de
fixer la plaque métallique. On imagina d'abord une
plaque mince et légèrement concave, de laquelle par-
taient latéralement deux prolongements dont les extrémités devaient aller gagner les dents et y prendre leur
point d'appui toutes les fois qu'il existerait quelques-
uns de ces ostéides. Les premiers dentistes qui eurent
l'idée de cet obturateur juxtaposé voulurent le soute-

nir avec des fils qui, tendant sans cesse à remonter sous les gencives, déterminaient une douleur ou constante ou passagère, mais toujours insupportable toutes les fois que les malades mangeaient; enfin, les ligatures étaient sujettes à se relâcher si elles étaient en or, et à se casser si elles étaient d'une substance moins tenace.

Il fallut donc abandonner les ligatures pour recourir à d'autres moyens plus sûrs et moins douloureux. M. Delabarre parle dans son ouvrage d'un obturateur juxtaposé et maintenu par des compresseurs élastiques. La personne à laquelle il a été appliqué, n'en avait pu supporter d'autres, quoiqu'ils eussent été fabriqués par des hommes très-expérimentés. Le trou se trouvait sur le côté gauche du raphé palatin, de manière que d'une part le vomer, et de l'autre, le cornet inférieur empêchaient d'appliquer un obturateur à ailes, et qu'en arrière il n'y avait pas moyen de prendre un point d'appui, parce que, l'os palatin ayant été détruit, le voile ne pouvait nécessairement en servir.

Cette complication d'obstacles fut facilement vaincue par un instrument qui ressemble à un chapeau d'homme dont la *forme* est excessivement basse, cette petite forme entre très-librement dans le trou, et elle est maintenue à la plaque au moyen de deux vis. Le malade en a plusieurs qui vont toutes en diminuant, de sorte qu'à mesure qu'il s'aperçoit que l'ouverture décroît, il peut les changer. Au reste, la *forme*, ajoute le même auteur, n'ayant d'autre but que de rempla-

cer la perte de substance, afin d'éviter qu'il ne sé-
journe une trop grande quantité de mucus dans l'espèce de cul-de-sac qui résulterait de la plaie, fermée
simplement du côté de la bouche, elle pourrait être
supprimée.

Quant à la manière dont cet obturateur est fixé, ce
que M. Delabarre appelle compresseur élastique, est
tout bonnement un double crochet qui contourne la
dent sur laquelle il prend son point d'appui. Alors, de
chaque côté de la plaque partent deux sortes de bras
qui, pour plus de légèreté, sont doubles et se réunissent en une seule extrémité où sont soudés les
deux crochets compresseurs. Tout ingénieux qu'est ce

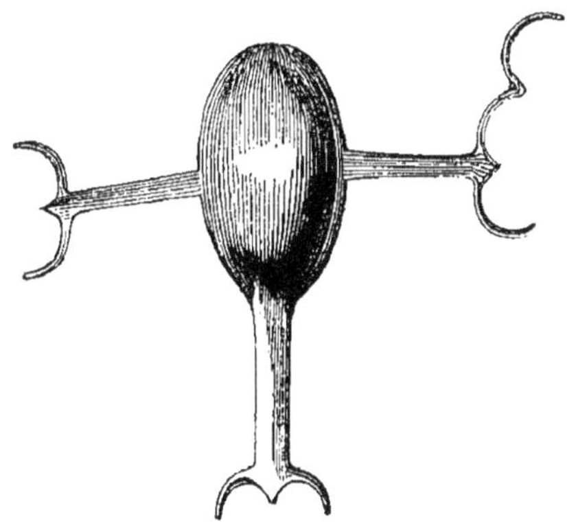

moyen, il présenta d'abord, comme les obturateurs à
ligatures, l'inconvénient de faire souffrir le malade
pendant le travail masticatoire. C'est alors que l'artiste eut l'heureuse idée de souder au crochet antérieur un petit éperon qui, descendant entre deux dents,
se courbait au-dessous pour se loger dans une rainure

pratiquée à cet effet sous la couronne d'une d'elles.
A compter de ce moment, le malade n'éprouva plus
l'ombre d'une souffrance, et il put enlever son obturateur, et le remplacer avec autant d'aisance qu'il eût
remplacé une bague. Voilà un heureux résultat qui doit
encourager les praticiens à suivre la même marche,
toutes les fois qu'ils auront à remédier à une semblable
infirmité.

§ V. — Obturateur compliqué d'un dentier.

Il n'est pas rare de voir les destructions palatines
accompagnées de la chute d'une certaine quantité de
dents. Fauchard avait indiqué pour ce cas, d'adapter
un dentier portant un obturateur. M. Delabarre fait
remarquer avec raison que cette pièce devait être fort
lourde, car elle était très-compliquée et très-matérielle,
et, de plus, elle avait le très-grand défaut de n'être
soutenue qu'au moyen d'ailes nasales.

M. Touchard, chirurgien-dentiste à Paris, présenta
à la Société de médecine un obturateur-dentier dont
un semblable avait été appliqué à un homme qui avait
perdu les deux incisives moyennes, l'incisive latérale,
la canine et la première petite molaire du côté droit,
et puis toute la partie de l'os maxillaire dans laquelle
ces dents étaient implantées, ainsi qu'une portion de
l'apophyse montante de ce même côté, et enfin près
de la moitié antérieure de la lame osseuse qui ferme
la voûte palatine. Malgré tant de perte de substance
osseuse, le trou qui établissait une communication ac-

cidentelle entre le nez et la bouche n'avait qu'un pouce de diamètre, et il était rond.

M. Touchard composa son dentier de deux parties bien distinctes : l'une, qui était un obturateur en or, dont la face inférieure était concave, et dont la supérieure présentait une éminence arrondie destinée à s'engager dans l'ouverture de la voûte palatine ; l'autre était un morceau d'hippopotame, auquel il donna la forme de la portion manquante au malade, et il y implanta des dents humaines par incrustation.

L'obturateur et le dentier furent solidement maintenus l'un avec l'autre au moyen d'une tige métallique fixée à queue d'aronde en arrière de celui-ci. Deux lames d'or élastiques, partant des parties latérales de l'instrument et percées de trous, passaient en arrière des dents qui restaient des deux côtés de la brèche, et par leur tendance à s'écarter, servaient à fixer la machine en place. Le savant chirurgien-dentiste chargé du *rapport* sur cet obturateur, fit observer judicieusement que l'action prolongée des lames élastiques aurait pour effet l'ébranlement et le déplacement des dents de *support*. Ce n'est point nous qui combattrons cette opinion, car nous avons tiré un grand parti, dans notre orthodontosie, de cette propriété qu'ont les corps élastiques d'agir sur les dents, et de les faire changer de place et de direction.

Il s'est aussi servi de la pâte minérale pour faire des obturateurs-dentiers. Il est certain que l'on peut tirer de grands avantages de l'emploi de la porcelaine, quand il s'agit de remplacer des pertes de substances considérables. Malheureusement peu de dentistes ont l'habitude de cette sorte de manipulation, qui demande un attirail de fourneaux fort embarrassant.

§ VI. — Palais complet portant une denture.

Un individu avait perdu, par suite de la syphilis, toute la voûte osseuse et membraneuse de la bouche, ainsi que la plus grande partie des dents supérieures, au nombre desquelles se trouvaient les latérales, qui auraient été le plus favorablement situées pour être embrassées par les crochets. M. Delabarre imagina de faire une denture minérale surmontée d'une voûte en platine, portant du côté des fosses nasales un cercle qui circulait comme la perte de substance. En dedans de ce cercle fut enchâssée une boîte très-légère, quoique représentant l'épaisseur et la figure du plancher naso-palatin : de sorte que, par ce moyen, il rendit à chacune des cavités la forme qu'elles avaient jadis. Ces choses exécutées, l'habile artiste fit supporter par des ressorts en spirale cet obturateur à denture, et cela en prenant son point d'appui sur une carcasse métallique qui emboîtait l'arcade dentaire inférieure. C'est ce que nous avons décrit précédemment sous le nom de *bandeau*.

La machine remplissait une partie des conditions ; c'est-à-dire que le nez et la bouche étaient exactement séparés : cependant le malade continuait à nasillonner en parlant, parce que la portion molle du palais manquait ; il fallut donc s'occuper de la remplacer. En pareil cas, un bijoutier nommé Cadot avait imaginé de construire un palais et une luette mobiles en métal. M. Delabarre préféra se servir du caoutchouc. Il eut l'ingénieuse idée de faire servir à ses desseins le mécanisme même de la déglutition ; il voulut que le voile artificiel se relevât toutes les fois que le passage des aliments, et même celui de la salive, s'effectuerait de la bouche dans le pharynx. En conséquence, la langue devint la puissance qui devait mettre la machine en action, et celle-ci fut disposée à cet effet de la manière suivante :

Le savant dentiste pratiqua une fenêtre ovale sur le devant de la plaque ; il y rapporta une soupape se fermant hermétiquement et qui était retenue en place au moyen d'un axe et d'un petit ressort très-mou. A cette plaquette était soudé un levier qui, en se portant en arrière, allait reposer sur un autre qui était tenu également en bascule par un axe. Ce dernier levier était assez long pour gagner l'extrémité de la plaque principale, et il était aplati, afin de le clouer au voile mobile, lequel était lui-même attaché au bord pharyngien de la machine.

Lors de la déglutition, la pointe de la langue, s'appuyant tout naturellement contre le palais, pressait sur la soupape, et celle-ci transmettait à toutes les autres parties le mouvement qui lui était imprimé. Ainsi le voile se trouvait soulevé, et, de vertical, il devenait presque horizontal ; de sorte que ni les aliments, ni les boissons elles-mêmes, ne pouvaient refluer dans les fosses nasales. Ce palais factice, compliqué d'une denture artificielle, n'avait cependant rien de lourd, parce que les plaques de métal étaient de platine très-mince, soudé à l'or fin : de là il résulta que le malade en tira de grands secours, tant pour la mastication et la déglutition, que pour l'articulation des mots.

Certes, voilà une pièce ingénieusement et heureusement combinée. Une chose surtout nous a frappé, c'est l'emploi du ressort à spirale comme moyen de support. Nous ne concevons pas que M. Delabarre, qui, concurremment avec M. Ballif, ce dentiste de Berlin dont nous avons déjà cité le nom, a eu cette heureuse idée, n'en ait pas fait une application plus générale. En effet, toutes les fois que les dents supérieures manqueront en trop grand nombre, ou bien que leur ébranlement ne présentera pas un point d'appui assez solide, l'artiste ne saurait employer d'expédient meilleur que celui qui consiste à établir un *bandeau*

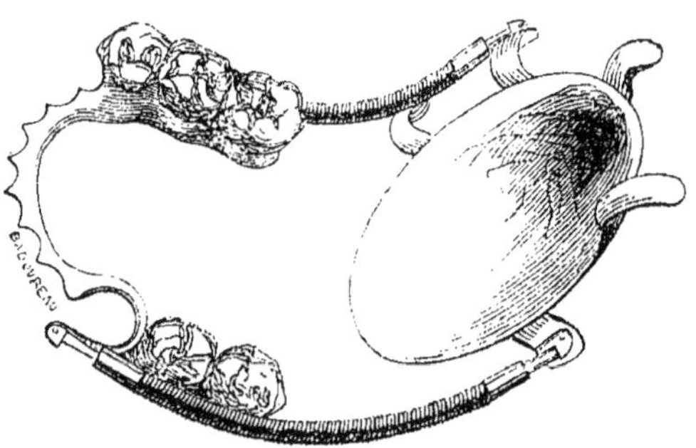

le long de la face interne de l'arcade dentaire inférieure, et à y attacher l'extrémité d'un ressort dont l'autre extrémité agira sur la plaque métallique qui sert d'obturateur. Ce moyen, expérimenté un assez grand nombre de fois par M. Ballif, lui a toujours parfaitement réussi, et comme on a soin de n'employer que des ressorts d'une force médiocre, la pression de l'obturateur n'est pas capable de blesser les parties contre lesquelles il est poussé. Nous n'avons pas besoin d'ajouter que de cette façon on n'entrave nullement les efforts de la nature, qui tendent à rapprocher les bords de la perforation.

§ VII. — Destruction du voile du palais.

Cet organe, si important dans le mécanisme de la déglutition, peut être détruit en totalité par suite d'un chancre syphilitique. Dans ce cas, ce n'est plus comme dans la séparation congéniale du voile du palais, où le secours de la chirurgie peut faire disparaître la difformité et rétablir les choses dans leur état normal, il faut de toute nécessité recourir aux moyens artificiels, c'est-à-dire appliquer un instrument qui, en simulant le voile du palais, restitue à la voix son timbre naturel, et empêche les aliments de monter dans les fosses nasales pendant la déglutition.

Pour construire une machine qui supplée au voile du palais, il faut nécessairement étudier la forme et les fonctions de ce dernier. Cet organe n'est qu'une sorte de rideau vertical et légèrement concave antérieurement, lorsque les muscles sont dans le relâchement; mais, pendant l'acte de la déglutition, les mêmes

muscles se contractent, soulèvent le rideau muscu-
leux, et lui font prendre alors la forme d'une voûte
horizontale qui continue la voûte palatine elle-même.
Par cette cloison momentanée, la portion buccale du
pharynx se trouve entièrement séparée de la portion
nasale ou supérieure, de sorte qu'il est matériellement
impossible aux aliments de prendre une autre voie que
l'œsophage.

M. Delabarre a trouvé l'occasion d'appliquer un
voile factice dont le malade, dit-il, a obtenu les mêmes
avantages que nous retirons de celui dont nous a gra-
tifiés la nature. Il fabriqua une plaque reployée de manière à former un fer à cheval ; cette plaque embras-
sait la partie postérieure du plancher naso-palatin ; la
portion nasale était échancrée, afin de loger le *vomer*.
La portion palatine formait une voûte, de chaque côté
de laquelle partait une tige allant se fixer sur la première molaire, au moyen de petits arcs élastiques
auxquels furent adaptés des éperons semblables à
ceux dont il a été parlé en traitant de l'obturateur
palatin.

Cette armature n'avait d'autre but que de servir de
soutien à une feuille de caoutchouc rendue très-mince
à l'aide d'une forte compression exercée sur elle,
tandis que cette substance était plongée dans de l'eau
bouillante. Le feuillet reproduisit la forme du voile
du palais et de la luette, et fut réuni à l'armature par
de petites goupilles à têtes très-ovales. Cette machine
assez simple rendit tous les services du voile lui-
même ; la voix reprit son timbre ordinaire, et les ali-

ments n'eurent plus tendance à refluer dans les fosses nasales.

§ VIII. — Destruction de la langue.

Il est heureusement rare que l'on ait l'occasion de remédier à cette affreuse infirmité. On ne connaît guère qu'un seul exemple dont parle Ambroise Paré : la machine imaginée pour remplacer la langue était tout simplement un morceau de bois façonné par l'individu lui-même, et qui, ayant la forme de l'organe détruit, reposait sur le plancher inférieur et mobile de la bouche. Nous ne doutons pas que, toute simple qu'elle était, cette pièce ne fût d'un grand secours dans l'acte de la mastication, qui autrement ne s'effectue qu'avec difficulté. L'habitude, néanmoins, finit par rendre l'absence de cet organe moins pénible, le plancher de la bouche acquiert une contractilité telle, qu'il remplace en quelque sorte la langue dont il remplit les fonctions ; il vaudrait donc peut-être mieux laisser à la nature le soin de suppléer par ses ressources inépuisables à la destruction d'un organe si important, que de paralyser ses efforts par la présence d'une pièce de bois ou d'ivoire, qui sera toujours un palliatif bien imparfait auprès des améliorations que le temps peut amener.

§ IX. — Substitution de la lèvre inférieure et du menton.

Lorsqu'un individu se présente à vous avec le menton et la lèvre inférieure détruits par une cause quelconque, il faut prendre un moule sur une personne qu'il reconnaisse avoir cette partie de la face à peu près ressemblante à celle qu'il a perdue. Avec ce moule, on se procure une empreinte en plâtre et ensuite en fonte de cuivre ; on estampe une feuille de platine, on y fait des hachures, pour que l'émail puisse y tenir, et on peint le tout couleur de chair, en ayant soin de marquer la barbe, si la pièce est destinée à un homme.

Nous reprocherons au masque émaillé le défaut d'être trop fragile, et de s'en aller en écailles au moindre choc. M. Delabarre propose un autre moyen, qui est peut-être préférable. Il consiste à enduire un modèle en plâtre d'une couche mince de dissolution de caoutchouc, et à la faire sécher dans une étuve. Lorsqu'elle n'est plus glutineuse, on en pose une seconde que l'on fait sécher aussi, puis une troisième : sur celle-ci on applique de la toile de chanvre d'un tissu solide ; on met encore trois ou quatre couches de dissolution, à fur et mesure que celle de dessous est devenue solide ; sur la dernière on rapporte de la toile de lin. Quand la gomme élastique a acquis toute la consistance désirable, on colle proprement sur le masque une peau de chevreau, et on la fait colorer par un peintre habile.

Pour maintenir la machine en place, on se sert de deux lanières de toile recouvertes de peau et peintes convenablement. Lorsque la personne à laquelle on a affaire est un homme, de faux favoris sont d'un grand secours pour dissimuler les moyens d'attache ; tantôt

on les fait aboutir à un cercle de métal qui se contourne autour de l'oreille, tantôt on agrafe ensemble,
derrière la tête, les lanières sur lesquelles les poils sont
implantés. Pour plus de solidité, on fera également
partir des parties latérales du menton artificiel des
lames de métal recouvertes de peau, et qui se rendront à un collier caché sous les plis de la cravate.

Quand il s'agit de la lèvre supérieure, au lieu de
l'inférieure, le procédé est à peu près le même, seulement les moyens d'attache sont différents. Il ne suffit
pas de fixer l'appareil avec des lanières recouvertes
de fausse barbe, il faut de plus deux petites lames de
métal récroui, qui se rendront, en longeant le nez, aux
deux orbites d'une paire de *conserves*, dont les branches
serviront de moyen de fixation supérieur.

§ X. — Nez artificiel.

Pour fabriquer un nez artificiel, il faut commencer
par prendre l'empreinte du vide qu'a laissé la destruction de l'organe que l'on veut remplacer, et modeler,
d'après elle, un nez dont les contours répondent exactement à toutes les anfractuosités de la plaie cicatri-
sée. Lorsque ce premier travail sera achevé, on se pro
curera, d'après son modèle, un moule en fonte de
cuivre, sur lequel on exécutera un contre-moule, afin
d'estamper une plaque d'or ou de platine. Cela fait,
on hachera la surface de ce nez métallique, on l'é-
maillera, et l'on s'efforcera de lui donner une teinte qui
réponde à la coloration du reste du visage.

Quant aux moyens d'attache, il en est un fort simple, qui consiste en un lanière de peau peinte couleur de chair, qui court sur le milieu du front et va se perdre dans les cheveux, où elle est solidement fixée. Il est facile de concevoir que la lanière est toujours très-visible : cet inconvénient a excité les artistes à s'ingénier, pour faire tenir la pièce, en prenant leur point d'appui derrière les parois de l'excavation elle-même. Pour cela, ils ont construit dans l'intérieur du nez artificiel un mécanisme plus ou moins compliqué, à l'aide duquel ils font basculer une aile supérieure et deux latérales qui, s'arc-boutant en haut et sur les deux côtés, maintiennent la pièce en place sans que l'œil puisse apercevoir les moyens d'attache. Nous ferons à ces appareils le même reproche que nous avons adressés aux obturateurs à ailes et à verroux. Il ne nous est pas bien prouvé que la présence de ces corps étrangers en se pressant contre un tissu, qui a été longtemps le siége d'une inflammatien des plus graves, n'y entretienne pas une phlogose capable de faire renaître les accidents qui se sont amendés par un bénéfice inattendu de la nature.

Nous avouerons cependant que nos craintes pourraient fort bien être exagérées. Plusieurs faits acquis à la science prouvent que nos organes finissent par s'habituer au contact des corps, même métalliques, introduits dans leurs tissus. M. Ballif, dont nous avons déjà cité le nom, rapporte l'exemple d'un individu qui avait perdu le nez à la suite d'un chancre syphilitique, et auquel il fabriqua un nez artificiel fort compliqué, dont les trois ailes se fermaient et s'ouvraient par le moyen d'un ressort que l'on faisait agir en pressant un bouton qui répondait à l'une des deux narines. La personne à laquelle ce nez fut appliqué éprouva un peu de gêne d'abord ; mais elle finit par s'y accoutumer, et elle n'en éprouva aucun inconvénient. Nous souhaitons que, pour tous ceux qui auront le malheur d'être forcés de recourir à un pareil artifice, les choses se passent sans déterminer plus d'accidents.

On comprend que, lorsque la destruction du nez est accompagnée de celle de la lèvre supérieure, on n'a autre chose à faire qu'à prolonger la pièce par sa partie inférieure, en lui donnant exactement la forme de l'espace qu'elle est chargée de combler. Les fausses moustaches sont d'un grand secours pour masquer cette sorte de difformité ; il ne faut donc pas négliger de mettre ce moyen à profit.

Nous pensons avoir exposé dans ce chapitre tout ce qui a été dit et fait de mieux touchant les obturateurs et autres machines inventées pour dissimuler les pertes de substances dont la face peut être le siége. Nous le répétons, on a si rarement l'occasion de parer à ces sortes de difformités, que la science n'est pas bien avancée sur cette branche de la prothèse. Nous-même nous regrettons de n'être pas en position de dire des choses bien neuves sur cette matière; mais nous croyons avoir rempli notre tâche le mieux possible, en mettant le lecteur au courant de ce que les auteurs ont écrit de meilleur à ce sujet.

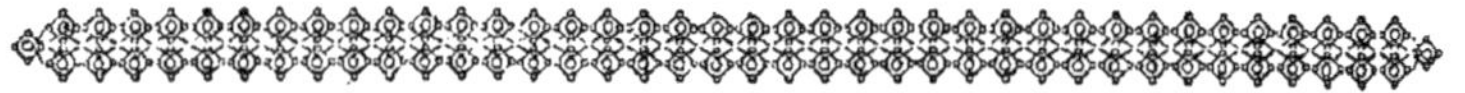

CHAPITRE XVIII

DES SOINS DE PROPRETÉ QU'EXIGE L'ENTRETIEN DES INSTRUMENTS DE LA PROTHÈSE.

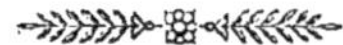

Dans le cours de cet ouvrage, nous avons déjà donné quelques aperçus sur les soins qu'exigent les pièces artificielles posées dans la bouche, nous ne croyons pas inutile de consacrer à cette matière un chapitre dans lequel nous comprendrons, non-seulement les instruments de la prothèse dentaire, mais encore les obturateurs et autres machines dont nous venons d'entretenir le lecteur.

Une chose dont il faut bien se convaincre, c'est qu'il n'est aucune substance dont le chirurgien-dentiste fasse usage, qui ne soit poreuse. Ainsi les métaux précieux, et même la porcelaine, finissent par se laisser imprégner de nos humeurs, lesquelles fermentent, entrent en putréfaction et contractent les odeurs les plus repoussantes. Il est aisé de comprendre que le mucus qui stagnerait continuellement dans un palais ou un nez factice, et qui ne serait pas retiré tous les jours, ne tarderait pas à se changer en un véritable *cloaque*. La même chose existe souvent même pour des organes pleins de vie. Ainsi, chez certaines personnes la bouche est sujette à exhaler une odeur un peu forte ; si ces personnes n'avaient pas la précaution de se la rincer après chaque repas, comme l'habitude s'en est heureusement introduite chez nous depuis quelque temps, il est certain que la cavité buccale répandrait à chaque expiration une haleine chargée d'effluves on ne peut plus nauséabondes pour elles mêmes et surtout pour les autres ; ce qui s'expliquerait trèsbien par la présence dans les interstices dentaires, de débris d'aliments mêlés à la salive.

A plus forte raison doit-on se montrer attentif à ne négliger aucun soin de propreté, lorsque la bouche renferme quelque pièce artificielle, et ces soins doivent être en raison directe de l'étendue de ces mêmes pièces. Il est aussi du devoir de l'opérateur de ne jamais oublier que, dans ses travaux, la moindre cavité inutile est destinée à devenir un foyer de malpropreté ; il est donc essentiel de boucher toutes les racines qui seront restées sous l'assise d'un dentier. C'est la même raison qui doit stimuler les efforts du dentiste, afin d'obtenir un contact on ne peut plus exact entre les pièces et la gencive, et cela afin qu'il soit, sinon absolument impossible, du moins fort difficile aux corps étrangers de s'introduire dans la contiguïté des pièces et des organes avec lesquels ces pièces sont en rapport immédiat.

Il n'est malheureusement que trop vrai que les pièces artificielles ont une disposition à s'imprégner d'une
mauvaise odeur, quelle que soit, d'ailleurs, la matière dont elles sont confectionnées : il est donc très
à propos, quand cela est possible, de les ôter assez
fréquemment, afin de les laver avec des liqueurs spiritueuses chargées d'aromates, et surtout avec de l'eau
de savon. C'est un léger assujettissement dont on est
largement récompensé par l'absence de toute odeur
fétide dans la bouche.

Le même précepte n'est plus applicable aux dents à
pivot ; il est impossible de les retirer ; de semblables
tentatives nuiraient singulièrement à la solidité de la
pièce et à la durée de la racine. Mais il ne faut pas
exagérer les choses : lorsque les racines sont parfaitement saines et intactes, les dents à pivot peuvent y
rester adoptées pendant plusieurs années sans donner
à l'haleine la moindre fétidité, cette assertion peut-
être considérée comme vraie, surtout quand il s'agit de
dents incorruptibles. Les dents animales demandent à
être renouvelées au bout d'un laps de temps dont la
durée est subordonnée aux qualités plus ou moins délétères des sucs buccaux.

Pour les personnes chez lesquelles la constitution
muqueuse domine ou chez lesquelles les racines plus ou
moins malades laissent suinter un écoulement sanieux
très-fétide, le meilleur moyen de s'opposer à l'action
corrodante de cette humeur morbide, c'est de cautériser les racines avec un stylet rougi à blanc.

C'est donc un fait certain que ce n'est pas tant à

la présence des pièces artificielles qu'à l'altération des racines qu'il faut s'en prendre pour la viciation de l'haleine. Cette vérité doit engager les hommes de l'art à se montrer très-pressants auprès de leurs clients pour obtenir d'eux l'évulsion de toute racine ou débris de racine dont ils auront essayé vainement d'arrêter la décomposition. Il ne faut pas perdre de vue qu'on a observé des cas où les restes d'une dent malade ont amené la carie de toute la moitié des maxillaires supérieur ou inférieur.

Les matières en décomposition contribuent sans doute beaucoup à charger l'haleine d'effluves fétides ; mais ce serait une grave erreur de les considérer comme la cause unique de cette fâcheuse affection. Sans qu'il existe dans leur bouche une seule dent cariée, sans même qu'il s'y soit amassé la moindre quantité de calcul buccal ou *tartre*, il y a un assez grand nombre de personnes qui expirent des gaz fort désagréables. Ce phénomène ne peut s'expliquer autrement que par quelque maladie chronique qui a son siége dans la muqueuse des bronches ou de l'estomac, et donne naissance à ces exhalaisons morbides qui affectent l'odorat d'une façon si insupportable.

Cependant, pour s'éclairer sur ce sujet de pathologie, des autopsies ont été faites par M. Delabarre, et il s'est convaincu que, dans la plupart des cas, aucun des organes soupçonnés malades ne l'était réellement : bien plus, l'odeur de l'air qui s'y trouvait contenu n'avait pas la moindre analogie avec celle qu'avait l'haleine pendant la vie. Il faudrait donc alors considérer l'haleine comme pouvant, à l'état physiologique, contracter, selon les individus, telle ou telle odeur plus ou moins désagréable, comme on a lieu de l'observer pour la sueur qu'exhalent le cuir chevelu, les aisselles et les pieds de certains sujets. Il est bon de savoir aussi que l'odeur de l'haleine varie depuis l'enfance jusqu'à la vieillesse : qu'elle n'est pas la même chez l'homme que chez la femme; que l'état de bonne santé ou de maladie lui imprime de très-grandes différences, et qu'enfin les plus simples indispositions entraînent des variations dans la qualité de la perspiration pulmonaire et stomacale, qui joue un si grand rôle pour les propriétés plus ou moins odorantes de l'haleine.

Tous les chirurgiens-dentistes qui observent, c'est-à-dire qui n'exercent pas leur profession d'une façon machinale et routinière, ont été à même de vérifier le fait suivant : Quand on visite la bouche d'une personne dont l'haleine est un peu forte, on remarque des portions de muqueuse qui, étant dans un état d'irritation ou même d'excitation, deviennent, par cela même, plus aptes à répandre une exhalaison plus ou moins fétide, tandis que les tissus voisins ne fournissent aucune perspiration désagréable. Dans l'ozène ou catarrhe chronique nasal, par exemple, l'air qui sort par les narines est toujours chargé d'effluves caractéristiques; mais il est loin d'en être de même pour celui qui sort par la bouche. Supposons maintenant, ce qui n'arrive que trop fréquemment, supposons que ce soit cette dernière cavité qui soit le siége d'une irritation aiguë ou chronique, comme dans la stomatite, ou bien après un long usage du mercure, toute portion d'air qui passera au milieu de ces tissus malades s'en échappera imprégnée d'une odeur forte et pénétrante. Et cependant, dans l'un et l'autre cas, la perspiration pulmonaire ou stomacale peut être parfaitement inodore.

Il n'y a donc rien d'absolu dans les causes de la fétidité de l'haleine. On a vu le tartre amassé en abondance dans les interstices des dents, les gencives gonflées, et même un certain nombre de dents cariées, sans que l'haleine soit imprégnée d'une mauvaise odeur bien prononcée ; chez certaines personnes, elle est légèrement affadie, voilà tout le changement que l'on observe. Et, d'un autre côté, il n'est pas rare non plus, comme nous en avons fait la remarque précédemment, de rencontrer des personnes très-soigneuses et très-saines de corps qui répandent une odeur repoussante, sans que l'on puisse attribuer cette affection, soit à la présence d'une pièce artificielle, soit à des foyers purulents entretenus par une maladie des gencives et du périoste alvéolaire.

Pour nous résumer, nous dirons que la mauvaise odeur de l'haleine peut provenir, soit de causes accidentelles, soit d'une idiosyncrasie toute particulière, comparable à celle que l'on observe pour la sueur, et et qui n'a d'autre origine qu'une manière d'être spéciale, et cependant physiologique, des perspirations exhalées par la muqueuse du nez, de la bouche, de l'estomac ou des poumons. Puisque les moyens de guérison ne sont pas encore découverts, le meilleur

conseil à donner est une extrême propreté de la bouche, et la mastication habituelle de substances aromatiques. Ce sont là de simples palliatifs, il est vrai;
mais il faut bien s'en contenter, faute de remèdes plus
efficaces.

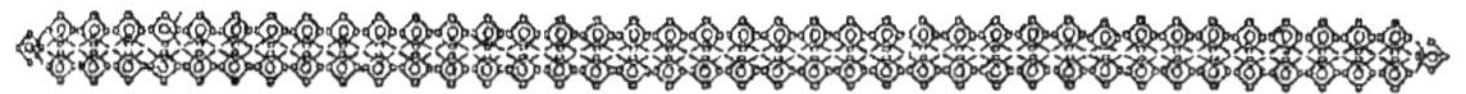

CHAPITRE XIX

Dans ce chapitre, nous allons exposer les meilleurs procédés employés pour fabriquer les dents minérales. Nous ne suivrons pas l'exemple de M. Audibran, qui a amoncelé une quantité de formules, lesquelles sont loin de réaliser les espérances qu'en avait fait concevoir leur auteur ; nous nous contenterons d'indiquer les matériaux dont on fait usage, avertissant le lecteur que le plus ou moins de pureté des substances, la manière de les manipuler, et surtout le degré de chaleur du four où se fait la cuisson, amènent un nombre infini de variations dans les résultats obtenus. Mais n'anticipons pas sur ce que nous aurons à dire en traitant chaque chose en particulier, et sans nous étendre davantage dans ce préambule, entrons en matière.

§ I. — Considérations générales sur les diverses substances qui entrent dans la composition des dents minérales.

Tous les ouvrages que jusqu'à présent on a publiés sur cette matière, soit que leurs auteurs aient été induits en erreurs, soient qu'ils aient donné des formules incomplètes, ce qui n'est guère croyable, soit enfin qu'ils n'aient pu, dans une description écrite, mettre leur lecteur au courant de ces mille détails que renferme la manipulation, chose si importante pour la réussite, tous les ouvrages, dis-je, ont été un guide infidèle pour confectionner des dents minérales dont la teinte se mariât tellement avec celle des dents vivantes, qu'il fût assez difficile de les distinguer les unes des autres.

Serons-nous plus heureux? Tout ce que nous pouvons dire, c'est que nous nous sommes occupé de cette branche de l'art, et, qu'après des tâtonnements infinis, nous sommes arrivé à trouver quelques formules que nous donnerons en temps et lieu. Ce qu'il y a de plus sûr, c'est qu'aujourd'hui les substances qui entrent dans la composition des dents minérales sont bien connues; maintenant, ceux qui voudront en confectionner eux-mêmes, ne devront pas s'attendre, même avec une excellente formule, à réussir du premier coup; ils seront condamnés, comme leurs prédécesseurs et comme nous-même, à étudier le degré du coup de feu, et quelquefois même, après de nombreux essais, à apporter dans les doses des différentes substances les modifications qui leur auront semblé nécessaires.

Il n'arrive que trop souvent de voir la mauvaise qualité des substances employées, vous donner un résultat tout contraire à celui que l'on poursuivait. Ainsi, le kaolin et le petunzé contiennent quelquefois des matières étrangères qui font varier la couleur des oxydes. Et ces deux substances, qui font la base de toutes les pâtes et de tous les émaux, sont très-difficiles à épurer, et encore ne s'aperçoit-on qu'à l'usage de leur mauvaise qualité.

La préparation des oxydes eux-mêmes est plus ou moins bonne, ce qui contrarie également le résultat des opérations ; ce qu'on a de mieux à faire pour s'en procurer qui réunissent toutes les qualités requises, c'est de les acheter dans une maison sûre, reconnue pour l'excellence de tous ses produits.

Avant d'aller plus loin, nous croyons devoir énumérer les choses indispensables pour la confection des dents incorruptibles :

1° Une balance ;

2° Un plateau en biscuit de porcelaine, et non pas en marbre ni en glace, pour les raisons suivantes : Quand le plateau dont on se sert pour broyer les substances est en marbre, il s'en introduit quelques parcelles dans la pâte, et ces dernières se changent à la chaleur du four en oxyde de calcium (chaux), ce qui les rend friables et fondantes, ou pour le moins les déforme et change leur couleur. La glace a l'inconvénient de leur donner un ton verdâtre comme celui des bouteilles ;

3° Une molette en porcelaine aussi ;

4° Un couteau en baleine pour relever la pâte et l'émail. Il faut rejeter les couteaux d'acier, parce que leur oxydation peut introduire dans la pâte une matière capable d'en changer la couleur. Un bon conseil aussi à donner, c'est de racler le moins souvent possible le couteau en baleine sur le plateau de porcelaine, parce que plus on introduit dans la pâte de matières combustibles, plus son retrait est marqué ;

5° Terre argileuse de Limoges, connue sous le nom de kaolin ;

6° Terre de Vanvres, déjà cuite ;

7° Petunzé ou caillou de Limoges, usité pour la couverte de porcelaine ;

8° Oxyde de titane ;

9° Oxyde d'urane ;

10° Oxyde de manganèse ;

11° Oxyde d'or ;

12° Limaille de platine.

Avec ces oxydes et ces métaux, on peut obtenir toutes les nuances désirées, depuis les plus claires jusqu'aux plus foncées.

Nous allons maintenant reprendre chacune de ces substances en particulier, pour en faire connaître les diverses propriétés.

§ II. — Terre de porcelaine ou kaolin.

Le kaolin est une terre très-argileuse, servant de base aux diverses substances qui entrent dans la composition de la pâte propre à faire les dents. Il a la propriété de se diviser dans l'eau, et de former une pâte très-onctueuse qui permet de confectionner les objets les plus délicats, et lui donne en même temps l'avantage de conserver toutes les formes qu'on lui imprime.

La cuisson lui donne une dureté extrême et une surface très-lisse. Il est tellement compact, qu'il est inattaquable aux liquides même les plus pénétrants.

Quand on l'emploie seule, cette terre a l'inconvénient de prendre du retrait au feu, et de supporter difficilement la transition subite du froid ou du chaud. Heureusement que pour y remédier, il suffit d'y mêler une faible portion de terre de Vanvres, ainsi que des oxydes ou de la limaille de platine, comme nous le ferons voir en donnant nos formules.

Il paraît que cette addition détermine une circulation plus libre du calorique, qui se distribue avec plus d'égalité dans la masse, et alors on peut faire supporter à la dent un fort degré de chaleur sans la fendre, ce qui est indispensable pour pouvoir la souder.

§ III. — Terre de Vanvres.

La terre de Vanvres est très-argileuse ; dans les fabriques, elle est surtout employée pour confectionner des rondeaux sur lesquels on fait cuire la porcelaine. Lorsqu'elle est cuite, elle est d'une couleur rouille éclatante ; elle supporte impunément le degré de chaleur le plus élevé, et même les transitions les plus subites de température. On comprend qu'une pareille substance est on ne peut plus précieuse pour rendre les dents plus susceptibles de résister à l'action du calorique dans l'opération de la soudure.

Cette terre, qui ne s'emploie qu'après avoir subi une première cuisson au four du porcelainier, est donc un excellent conducteur du calorique ; toutes les fois qu'on la fait entrer dans la composition des dents minérales, ces dernières sont extrêmement dures, et n'ont point du tout de fragilité. On pourrait croire que sa couleur foncée est de nature à nuire aux principes colorants des oxydes qui entrent dans la composition de la pâte, il n'en est rien : au contraire, elle se combine très-bien, et, concurremment avec eux, elle donne les résultats les plus satisfaisants.

§ IV. — Petunzé ou caillou de Limoges.

Le petunzé est une espèce de caillou qui, réduit en poudre très-fine, sert à former la couverte de la porcelaine. On l'emploie seul pour émailler le kaolin ; mais les dentistes le font servir de base à leurs oxydes. Sa fusibilité est telle, ainsi que sa transparence, qu'on est forcé d'y ajouter une certaine quantité de kaolin, pour qu'il approche de ce ton osseux qui est le but de nos efforts.

§ V. — Oxyde de titane.

L'oxyde de titane est une des substances les plus précieuses qui soient à la disposition du dentiste ; c'est, sans contredit, le premier colorant des dents incorruptibles ; on n'a qu'à varier les doses auxquelles on l'emploie, pour obtenir une grande variété de teintes jaunes.

Quand on le mêle aux autres oxydes, sa combinaison avec ces derniers contribue à donner aux dents minérales les nuances qui approchent le plus de la nature.

§ VI. — Oxyde d'urane.

L'oxyde d'urane a cela de commun avec le cobalt, qu'il donne une belle couleur bleue ; il en diffère cependant, en ce que sa nuance tire un peu sur le vert. Cette nuance, combinée avec la couleur des autres oxydes, surtout ceux de titane et d'or, donne les tons les plus naturels, et par conséquent les plus estimés.

Les émaux dans lesquels on fait entrer l'oxyde d'urane sont surtout inappréciables pour se procurer des dents d'une nuance bleuâtre, qui se marient très-bien avec les dents naturelles, qui très-souvent présentent la même teinte. Il ne faut pas perdre de vue que son principe colorant est très-intense, ce qui est un avertissement pour ne l'employer qu'à des doses extrêmement faibles.

§ VII. — Oxyde de manganèse.

L'oxyde de manganèse fut de tout temps employé pour la confection des dents minérales : cependant il ne faut jamais l'employer seul, car alors il ne produit pas toujours la même nuance. Il ne peut donc être incorporé isolément, ni dans la pâte, ni dans l'émail ; pour rendre son principe colorant un peu plus fixe, il est indispensable de le mélanger avec d'autres oxydes ;

sans cela, la teinte qu'on en attend serait on ne peut plus incertaine.

Mêlé à ceux de titane et d'or, l'oxyde qui nous occupe produit des nuances d'autant plus naturelles, qu'elles tirent un peu vers le jaune ; mais il faut, pour cela, l'employer à·des doses assez fortes.

§ VIII. — Oxyde d'or.

L'oxyde d'or s'emploie pour donner aux dents minérales un ton légèrement rosé, dont on comprendra l'opportunité quand on aura réfléchi que la circulation a lieu, comme à l'égard des autres parties du corps, dans l'intérieur de nos dents, au moyen de ramifications qui pénètrent même la substance osseuse, ce qui lui donne un reflet légèrement rosé, reflet qui est encore augmenté par la présence de la pulpe dentaire, dont le tissu rougeâtre se laisse entrevoir à travers l'émail et la substance éburnée de la dent. C'est donc ce ton vif et animé, cette légère carnation, pour employer une heureuse expression de M. Audibran, que l'oxyde d'or a la propriété de transmettre à la pâte et à l'émail dans lesquels on l'introduit. On conçoit qu'ici, plus qu'en toute autre circonstance, il faut se tenir dans de justes bornes, enfin n'employer cet oxyde qu'à des doses excessivement minimes.

§ IX. — Du platine.

Le platine est un métal doublement précieux pour la confection des dents minérales. On l'utilise d'une

part pour faire les crampons scellés derrière la dent,
et de l'autre on l'incorpore dans la pâte en limaille
finement porphyrisée, qui lui donne un ton gris, quelquefois très-utile pour rassortir avec d'autres dents
qui présentent la même teinte.

Mais c'est surtout pour les crampons que le platine
ne saurait être remplacé; l'or fin lui-même que l'on
voudrait lui substituer, ne tarderait pas à entrer en
fusion, tandis que le nouveau métal résiste on ne peut
mieux au coup de feu nécessaire pour la cuisson de la
porcelaine.

Quant à la limaille, outre le ton gris qu'elle donne
à la pâte, elle lui procure une très-grande consistance,
et elle permet de chauffer les dents au plus haut degré
de chaleur, sans les faire éclater; elle contribue à
diminuer les effets du retrait pendant la cuisson, et
elle empêche les dentiers de se voiler.

Certes, voilà bien des titres qui, aux yeux des dentistes, doivent donner à ce métal une valeur inappréciable : aussi, depuis qu'il a été appliqué à la mécanique dentaire, est-il fréquemment employé pour la
confection de presque toutes les pièces; toutefois cet
engouement devrait avoir des bornes, car ainsi que
nous l'avons déjà fait observer dans le cours de cet
ouvrage, pour les grandes pièces, les cuvettes, par
exemple, où le métal dont on se sert est en feuille
mince et d'une assez grande étendue, l'or est préférable, parce qu'il est beaucoup plus élastique. Nous
ne reviendrons pas ici sur les conséquences qui décou-
lent de cette propriété.

§ X. — Préparation et mélange des terres et des oxydes.

Quelle que soit la pureté des substances que l'on emploie, le résultat est toujours subordonné au soin qu'on met à leur préparation, et surtout au degré de feu que les objets subissent. Les ingrédients dont on fait usage ont beau réunir toutes les qualités requises, s'ils sont mal préparés, les résultats obtenus seront tout différents de ceux qu'on attendait.

Plus la pâte est ancienne et macérée, mieux elle réussit : aussi est-il nécessaire d'en préparer une certaine quantité à l'avance, que l'on serre à la cave dans des vases de porcelaine. Une chose non moins importante, c'est l'eau dont on se sert pour la délayer, elle doit être pure ; celle de pluie est préférable aux autres qui peuvent renfermer différents sels et différents oxydes.

La préparation de l'émail demande encore plus de soins et d'exactitude ; autrement, on courrait grand risque d'obtenir des dents tachées à leur surface extérieure, ce qui n'est bon que pour certains cas exceptionnels.

Les premiers émaux que l'on a faits étaient vitreux et transparents, ce qui était loin de l'aspect des dents naturelles ; on sentit cet inconvénient, et plus tard on les rendit plus opaques par l'addition d'une certaine quantité de kaolin.

Il est des dentistes qui conseillent de mettre cuire les dents minérales dans le four des porcelainiers ;

nous désapprouvons cette méthode, convaincu que nous sommes qu'il faut absolument avoir un four chez soi pour pouvoir diriger, augmenter, diminuer et éteindre le feu quand on le juge à propos. Comme les porcelainiers chauffent leur four au degré de chaleur nécessaire pour les vases et autres objets qu'ils font cuire, ils ne s'occupent nullement des casettes dans lesquelles sont renfermées les dents minérales ; et l'on appréciera combien c'est préjudiciable à la bonne réussite, quand on saura qu'il suffit d'un coup de feu un peu trop violent ou trop prolongé pour affaiblir les principes colorants, et quelquefois même les détruire tout à fait en décomposant les oxydes.

Revenons à la préparation de la pâte : une condition essentielle, pour qu'elle soit bonne, c'est le mélange intime et la pulvérisation des substances qui entrent dans sa composition. La manière dont la pâte est broyée et porphyrisée, contribue beaucoup à la beauté des produits. Lorsque cette opération a été faite d'une façon incomplète, il reste des particules d'oxyde qui forment des taches à l'extérieur.

§ XI. — Formules de diverses pâtes et émaux.

Nous allons maintenant donner les formules de diverses pâtes et émaux que nous avons expérimentés nous-même au prix de bien des mécomptes et de bien des tâtonnements. Nous croyons devoir avertir une seconde fois le lecteur que la réussite dépendant d'une foule de circonstances souvent toutes fortuites, il ne

devra pas être surpris si du premier coup les formules
que nous lui soumettons ne produisaient pas les résultats annoncés.

Nº I. *Pâte pour dents minérales d'un blanc foncé.*

Kaolin ou terre à porcelaine. 125,00
Oxyde de titane. 3,59
Oxyde de manganèse. 1,85

Lorsque l'on veut foncer les nuances, il suffit d'augmenter progressivement la dose des oxydes ; quand, au
contraire, on veut les éclaircir, il suffit de diminuer
cette même dose. Nous faisons cette observation une
fois pour toutes, parce qu'elle est applicable à toutes
les formules.

Nº II. *Pâte pour dents minérales d'un blanc gris.*

Kaolin. 125,00
Oxyde de titane. 3,80
Oxyde de manganèse. 2,06
Limaille de platine.

Nota. La limaille de platine doit être porphyrisée
sur le plateau avec une petite portion de pâte, et cela
pendant longtemps, afin de la réduire en pâte tellement fine, qu'en la glissant entre la pulpe des doigts
on ne sente aucune espèce de grain.

Nº III. *Pâte pour dents minérales d'un blanc bleu.*

Kaolin. 125,00
Oxyde de titane. 3,15
Oxyde de manganèse. 1,53
Oxyde d'urane, et à son défaut, cobalt. . 0,28

Nº IV. *Pâte pour dents minérales animées d'une légère teinte rosée.*

Kaolin. 125,00
Terre de Vanvres, déjà cuite. 0,38
Oxyde de titane. 2,98
Oxyde•de manganèse. 1,63
Oxyde d'or. 0,01

ÉMAUX.

Il est important de rapprocher autant que possible la nuance de l'émail de celle de la pâte.

Nº I. *Émail un peu foncé.*

Petunzé. 15,620
Oxyde de titane. 0,135
Oxyde de manganèse. 0,215
Kaolin. 0,440

Nº II. *Émail un peu plus clair.*

Petunzé. 15,62
Oxyde de titane. 0,11
Oxyde de manganèse. 0,16
Kaolin. 0,55

Nº III. *Émail pour dent animée d'une teinte rosée.*

Petunzé. 15,620
Oxyde de titane. 0,220
Oxyde de manganèse. 0,160
Oxyde d'or. 0,002
Kaolin. 0,330

Nous ferons pour les émaux la même observation que nous avons faites pour les pâtes; il suffit d'augmenter ou diminuer la dose des oxydes pour foncer ou éclaircir la nuance.

N° IV. *Émail couleur de gencive.*

Petunzé. 7,81
Oxyde d'or. 0,21
Kaolin. 0,21

N° V. *Pâte pour dentiers complets.*

Kaolin. 125,00
Oxyde de titane. 0,21
Oxyde de manganèse. 1,74

§ XII. — Manière de faire les moules des dents minérales.

On emploie habituellement à cet usage des morceaux de fer de quatre pouces de long sur un pouce carré de large, limés à une de leurs extrémités, de manière à figurer en relief une dent à laquelle on aura donné en longueur et en largeur une étendue presque double de celle que présente ordinairement la partie externe des dents naturelles. Après avoir fait autant de poinçons que de formes de dents, on prend des morceaux de cuivre jaune, en feuille très-mince ; on leur laisse, en les coupant, environ un pouce carré d'étendue, puis, avec les poinçons, on les estampe à grands coups de marteau sur une masse d'étain pesant dix à quinze livres. Lorsque les coquilles ont commencé à prendre l'empreinte des poinçons, on découpe l'excédant de leurs bords, et on les estampe de nouveau ; ensuite on les lime de manière à leur laisser un peu de hauteur au milieu des parties latérales.

Lorsque toutes les coquilles sont préparées, on les soude à des bandeaux de fer-blanc ou de cuivre, en ayant soin de les frotter à l'intérieur avec de la pierre ponce en poudre, afin d'enlever les parties oxydées qui tacheraient les dents, pendant qu'on les jette dans cette espèce de matrice.

§ XIII. — Crampons des dents minérales.

La manière dont les crampons sont implantés dans la base des dents minérales, est sans contredit une des choses les plus importantes, puisque c'est de là que dépend leur solidité quand elles sont soudées sur les supports qui doivent les maintenir en place.

Aussi l'esprit inventif des mécaniciens s'est-il ingénié pour découvrir un procédé qui répondît entièrement à leurs désirs. Nous allons exposer ces différentes méthodes.

Pour confectionner les crampons, on a pris du fil de platine de moyenne grosseur, on l'a passé dans le trou d'une filière à vis ; ensuite on l'a légèrement laminé, afin de l'aplatir suffisamment, sans néanmoins effacer le pas de vis, qui doit resté prononcé sur les côtés ; on a coupé les crampons d'une longueur suffisante, et quand le cran de la vis n'était pas trouvé assez vif, on l'a creusé davantage avec quelques coups de lime : les crampons ainsi préparés, tiennent très-solidement dans la substance de la dent, dont on ne peut les séparer qu'en la brisant.

Un autre procédé plus simple consiste à tirer du fil de platine de moyenne grosseur, auquel on donne une passe au laminoir ; on coupe les crampons d'une longueur convenable, et enfin on morcelle avec la pince à couper l'extrémité par laquelle ils doivent se sceller dans la dent.

Nous proposons un troisième moyen, plus simple encore, et qui se résumerait à fendre l'extrémité non libre du crampon, et à recourber les deux portions divisées, à l'inverse l'une de l'autre ; de cette façon on aurait un véritable crampon imitant ceux que l'on scelle tous les jours dans les murs. Il est facile de concevoir qu'après la cuisson de la dent, on la briserait plutôt que d'arracher le platine.

§ XIV. — Modelage des dents minérales.

L'opération qui a pour but de modeler les dents n'est pas aussi simple et aussi facile qu'on se l'imaginerait au premier abord. Elle demande, pour être bien faite, diverses précautions que nous allons décrire, et auxquelles on né saurait se conformer avec trop de soin et d'exactitude.

Avant tout, il faut bien pétrir la pâte entre les doigts, afin de la rendre onctueuse autant que possible. Elle ne doit pas être trop liquide, et, pour lui retirer de son humidité, il suffit de la mettre sur une tablette de plâtre séché, qui ne tarde pas à en absorber une bonne partie. Une fois cette première façon achevée, on remplit les moules avec la pâte. Ensuite, avec un petit carré de platine, on pratique à la partie postérieure de la dent une rainure qui la divise de haut en bas, et sur les bords de laquelle on enfonce, pendant que la pâte est encore molle, trois crampons ainsi disposés, deux d'un côté et un seul de l'autre, celui-ci doit se trouver à la place qui répond au milieu de l'espace qui sépare les deux premiers.

Lorsque la dent est plus longue que d'ordinaire, il est bon, pour plus de sûreté, de mettre quatre crampons au lieu de trois, et il ne faut pas les placer en face les uns des autres, cette disposition offrant moins de garantie pour la solidité.

Après avoir moulé le nombre de dents que l'on désire, on les laisse sécher dans leurs moules; dès qu'elles ne renferment plus aucune humidité, on n'a qu'à retourner la bande sur laquelle sont soudées les coquilles pour détacher les dents, qui tombent d'elles-mêmes.

§ XV. — Dents minérales à talon.

Il y a des dentistes, M. Audibran entre autres, qui font un grand éloge des dents minérales à talon. Pour être complet, nous voulons bien consentir à donner le *modus faciendi*, nous réservant toutefois de dire notre façon de penser à la fin de ce paragraphe.

Il est facile d'ajouter, avant la cuisson, un peu de pâte qui formera un talon au-dessus du crampon, ou bien encore, après la soudure du pivot, de rapporter une composition terreuse qui appartient à M. Delabarre, et dont voici la formule :

    Pâte de porcelaine. . . . . 7 parties.
    Gypse calciné. . . . . 1 partie.

Sable blanc. . . . . . . un vingtième de la masse.
Tel oxyde qu'on voudra. . . 150 grammes par kilog.
Broyez parfaitement.

L'addition du gypse augmente singulièrement la fusibilité de cette pâte ; pour la faire cuire, il n'y a pas besoin de recourir au porcelainier, il suffit d'un fourneau à air que nous décrirons plus loin.

Maintenant que nous avons donné les deux procédés les meilleurs, nous ne craignons pas de dire que les talons en pâte augmentent de beaucoup les difficultés pour monter les dents, et surtout pour les ajuster dans la bouche ; c'est un obstacle réel, parce que les dents qui répondent à la pièce et qui croisent par-dessous, viennent souvent les heurter, et par conséquent les déranger. C'est ce qui nous a empêché jusqu'à présent d'adopter ces sortes de dents, et avec d'autant plus de raison, selon nous, qu'il est très-facile de leur former un talon métallique qui réunisse absolument les mêmes avantages, et, en outre, présente celui d'être beaucoup moins volumineux, ce qui n'est pas un petit mérite pour l'ajustement des pièces.

§ XVI. — Dents molaires minérales.

La confection des dents molaires minérales n'offre pas plus de difficultés que celle des incisives et des canines. En effet, il suffit, pour atteindre son but, de se procurer des poinçons bien modelés, qu'on a soin de faire parfaitement cubiques, afin que le moule ait ce qu'on appelle de la dépouille. Sur ces poinçons, on estampe des matrices en cuivre, et, dans ces matrices, on moule les dents, qui sortent sans trop de difficulté quand elles sont sèches.

Quant aux moyens d'attache, M. Audibran conseille d'introduire dans leur intérieur, et par la partie qui doit reposer sur la plaque, un seul crampon à vis aux petites, et deux aux grosses. On a pu voir, quand nous avons décrit la manière dont se montent les dents minérales, que celles que nous employons sont tout bonnement percées de part en part par un canal dont la direction est verticale ; nous pouvons affirmer que, de cette façon, elles offrent toute la solidité désirable.

§ XVII. — Émail des dents minérales.

On connaît deux procédés pour émailler les dents ; mais, avant de les exposer, il est bon de mettre le lecteur au courant de ce que c'est que le *biscuit*. Pour amener la pâte à l'état de biscuit, on expose d'abord les dents à un grand feu de charbon, après toutefois les avoir mises dans un creuset, que l'on ne retire du foyer que quand le brasier est éteint.

Maintenant, parlons de l'émail : c'est de l'émail que dépend toute la beauté des dents minérales ; il a de plus l'avantage de les conserver, en les protégeant contre l'action des causes extérieures.

Le point le plus important, c'est de parfaitement porphyriser l'émail ; cette opération, quand elle est bien exécutée, est la meilleure garantie du succès

Du reste, nous nous sommes déjà étendu là-dessus ; nous n'avons plus, pour le moment, qu'à dire comment on l'applique sur les dents minérales.

Comme nous l'avons annoncé dès le début, il y a deux procédés : l'un consiste à émailler sur le biscuit, l'autre sur la dent encore à l'état de pâte. Parlons d'abord du premier.

On fixe chaque dent sur le bout d'une allumette garnie de cire à modeler, afin de tenir la dent par les crampons qui y sont scellés. On dépose avec un pinceau l'émail sur la dent, avec la précaution de ne l'y pas mettre trop épais ni trop liquide, car, dans les deux cas, le résultat serait défectueux. Cela fait, on dépose chaque dent sur un grillage de platine dont on s'est muni pour les laisser sécher. Au bout d'un certain temps, l'émail, convenablement sec, adhère à la pâte, et on met les dents dans une casette, pour les porter au four du porcelainier, si on n'en a pas un chez soi, ce qui serait bien préférable. La casette où on les dépose est saupoudrée de sable, et en les plaçant les unes à côté des autres, on a soin qu'elles ne se touchent pas, de peur que, pendant la cuisson, la fusion de l'émail ne les fasse adhérer ensemble, ce qui ne manquerait pas d'arriver malgré le retrait qu'elles éprouvent.

Arrivons au second procédé. Pour celui-ci, on rend l'émail d'une consistance semblable à celle de la pâte ; on en enduit le fond du moule, et l'on remet sur l'émail une quantité suffisante de pâte ; on remplit le moule comme à l'ordinaire ; on fait la rainure postérieure, et l'on enfouit les trois crampons ; on met au feu les dents émaillées de la sorte, sans leur faire subir de cuisson préparatoire.

Il est une remarque assez utile qui trouvera sa place à la fin de ce paragraphe. On peut se procurer des dents avec de petites taches rouges, souvent très-précieuses, en incorporant tantôt dans la pâte, tantôt dans l'émail, une petite quantité de terre de Vanvres déjà cuite, pulvérisée et passée au tamis de soie le plus fin ; cependant, pour obtenir l'effet désiré, il ne faut pas broyer cette matière avec autant de soin qu'on le fait pour l'émail, car c'est précisément son état un peu grumeleux qui amène les taches dont nous parlons.

Nous avons maintenant une partie non moins importante des pâtes minérales à aborder, ce sont les dentiers complets ; ils fourniront la matière du chapitre suivant.

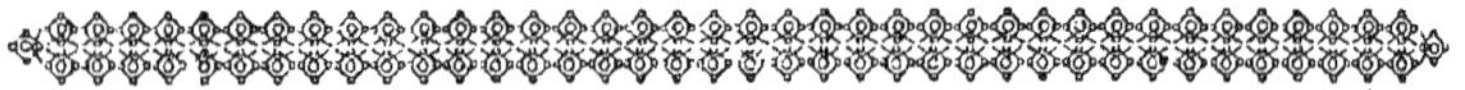

CHAPITRE XX

Avant d'exposer la manière de confectionner les pièces compliquées et les dentiers complets en porcelaine, nous croyons devoir donner quelques détails sur les fours bâtis chez soi, et surtout sur les moyens de s'assurer du degré de cuisson. C'est un sujet on ne peut plus intéressant, et qui sera le complément indispensable de ce que nous avons dit dans le chapitre précédent.

§ I. — Inconvénients du four des porcelainiers.

Le feu au milieu duquel se cuit la porcelaine de kaolin, est très-intense et de longue durée. En l'entretenant de cette sorte, les porcelainiers se proposent deux choses : d'abord de demi-vitrifier cette poterie, de fondre parfaitement la couverte ou vernis, et ensuite de la rendre d'une blancheur plus éclatante, en brûlant et décomposant les parcelles ferrugineuses qui existent toujours en quantité plus ou moins grande dans les terres et les quartz qui entrent dans sa composition.

Mais ce qui tourne à l'avantage des fabricants de porcelaine, est un inconvénient immense pour le dentiste. En effet, que se propose-t-il? Il se propose d'obtenir des dents avec des nuances variées ; mais, lorsque le feu est longtemps entretenu après que la couverte est entrée en fusion, son action dévore, décompose tous les oxydes sur lesquels il comptait comme matières colorantes, et toutes ses combinaisons se trouvent renversées. Il en est qui, pour obvier à la décomposition des oxydes métalliques, s'imaginèrent d'introduire beaucoup de principe colorant dans une petite quantité de pâte ou d'émail, afin que l'action du feu en laissât subsister au moins quelque peu pour donner aux dents minérales une teinte roussâtre. On avouera que cette grande quantité d'oxyde ajoutée à la pâte et à l'émail doit d'abord, par sa décomposition, augmenter beaucoup le retrait des dents, et qu'ensuite c'est abandonner entièrement au hasard une opération qui, à l'aide d'un four approprié et avec un peu d'habitude, devient aussi certaine que le broiement de la pâte même.

§ II. — Fourneaux de laboratoire.

Dans le four des porcelainiers, le degré de calorique peut s'élever jusqu'à cent vingt ou cent trente degrés du pyromètre Wedwood; eh bien! chose que l'on aura sans doute peine à croire, dans un petit foyer disposé chez soi à cet effet, on pourra déterminer un feu de cent soixante degrés. Il n'est donc pas vrai de dire qu'il n'y a que ceux qui se trouvent aux environs des manufactures de porcelaine qui puissent confectionner des dents minérales et des dentiers incorruptibles.

Il y a deux espèces de fourneaux, le grand et le petit ; nous allons les décrire l'un après l'autre.

Grand fourneau. — La porcelaine la plus réfractaire se semi-vitrifie très-bien dans un fourneau ou réverbérateur de vingt-quatre centimètres carrés. Afin d'y concentrer le plus de calorique possible, il est essentiel de ne lui donner que trois ouvertures ; l'une dans le chapiteau, sert à introduire le combustible ; l'autre, plus bas, répond au milieu du foyer, et livre passage à la casette qui renferme les dentiers ; enfin, la troisième se trouve au niveau de la grille, et sert à charger le dessous du fourneau.

Pour arrêter le feu aussitôt qu'on le juge nécessaire, la grille sur laquelle repose le combustible doit être facile à déplacer ; on a coutume de la faire à bascule, ce qui permet de faire tomber tout le brasier en un instant. Quant au cendrier, il doit être vaste, afin qu'une grande quantité d'air puisse s'y précipiter.

Petit fourneau. — Celui dont nous venons de donner la description dévore beaucoup de combustible, et en fort peu de temps. L'économie prescrit donc de ne s'en servir que pour faire cuire des matières terreuses qui ont besoin d'acquérir une grande dureté ; tels sont les dentiers complets, dont nous parlerons à la fin de ce chapitre ; mais lorsqu'on veut peindre seulement au feu de moufle, ou bien cuire la porcelaine attendrie dont nous avons donné la formule plus haut, il suffit pour cela d'employer un petit fourneau dont toutes les dimensions soient de moitié moindres que celles du précédent. Du reste, le plan en sera exactement le même.

§ III. — Degré de cuisson.

D'après tout ce que nous avons déjà dit précédemment, on sera persuadé, nous espérons, d'une vérité, c'est que, pour obtenir de bons résultats en fait de dents minérales, il est indispensable de savoir cuire sans rien confier au hasard, et d'arrêter le feu aussitôt qu'on a obtenu la semi-vitrification de l'émail. C'est une chose d'autant plus nécessaire, que, si l'on ne chauffe pas assez, les pièces n'acquièrent pas une consistance suffisante, et la salive les altère ; et, d'un autre côté, si on donne un coup de feu trop prolongé, elles se déforment. C'est la cuisson qu'il faut prendre pour guide, car la durée du feu et la quantité de combustibles employée, ne donnent aucune notion certaine à ce sujet. Les variations de l'atmosphère amènent des changements tels dans le tirage, que, par un temps sec et froid, on peut cuire en une demi-heure et avec très-peu de charbon, des compositions qui demandent deux heures, et quatre fois autant de combustibles dans un temps nébuleux.

Le moyen le plus simple et le meilleur pour connaître le degré de cuisson, est le suivant : On fixe au bout de plusieurs fils de platine de petits échantillons faits de terre et recouverts d'émail ou de peinture, on

les introduit dans la casette où sont rangées les pièces. Pendant la cuisson, on les retire de temps en temps
pour s'assurer de l'état des produits.

On s'aperçoit que la pâte approche de son degré de
cuisson, quand les échantillons prennent une couleur
jaune serin, quand ils ne sont plus attaquables à la
lime, et qu'ils ont acquis la semi-transparence de la
porcelaine. C'est alors le moment de faire basculer la
grille du fourneau, afin de soustraire les produits à
l'action plus prolongée du feu.

La peinture demande aussi que le degré de chaleur
ait juste l'intensité voulue; car, si on retire les pièces
trop tôt, la couleur n'est pas glacée sur les dentiers,
elle est grumeleuse et elle s'altère promptement dans
la bouche. Maintenant, si on dépasse le temps nécessaire, la couleur pâlit ou jaunit, elle se décompose et
finit par noircir et brûler.

On voit de quelle patience il faut être doué, et quelle
habitude il faut avoir acquise pour mener à bonne fin
une opération qui marche toujours entre deux écueils
également funestes au succès, le trop et le trop peu.
Maintenant, sera-t-on surpris qu'avec les meilleures
formules il soit souvent si difficile d'arriver à bien?
Néanmoins, il ne faut pas se désespérer, mais plutôt se
dire : Puisque d'autres y sont parvenus avec de la per-
sévérance, je dois finir par y parvenir à mon tour.

§ IV. — Pâte de M. Audibran pour confectionner les pièces
en porcelaine.

Des expériences multipliées, dit ce dentiste, ne

nous permettent pas de douter que nous ne soyons parvenu à diminuer considérablement le *retrait*, et même à l'avoir rendu presque imperceptible; pour s'en convaincre, il suffira de faire connaître les moyens que nous avons employés pour atteindre ce but.

Peut-être croira-t-on qu'une pâte composée avec les deux tiers de substances déjà cuites, ne pourra plus être assez flexible pour qu'on puisse modeler avec facilité ; on se trompe, cette pâte conserve assez de souplesse : d'ailleurs, cette souplesse est augmentée par la terre d'encollage que nous y incorporons, et qui permet de la travailler facilement. Le retrait se fait à peine sentir lorsque l'on prend les diverses précautions que nous allons décrire.

Nous recommandons de prendre soin de se procurer une mesure très-exacte de la bouche qu'on doit garnir d'une pièce de dents artificielles incorruptibles ; car, pour réussir dans son travail, il faut, avant tout, s'assurer de l'exactitude de son modèle.

Avant de remplir la brèche avec un morceau de pâte, il faut diminuer sur le moule, d'un quart à peu près, la largeur des deux dents que doit toucher la pièce, et surtout conserver leurs formes naturelles. Ensuite, on prend un morceau de pâte que l'on pétrit bien dans ses doigts, et, lorsqu'il est de consistance un peu ferme, on en remplit l'espace, en observant de laisser suffisamment de matière, tant en largeur qu'en épaisseur, afin de pouvoir donner aux dents la forme qu'on désire ; s'il faut des trous, on en fait aux endroits convenables, tandis que la pâte est encore molle :

on se sert pour cela d'un foret fin et acéré, ou bien d'un équarrissoir. On laisse sécher lentement la pièce ; après, on examine s'il n'y a pas de crevasses ; si l'on en découvre, il faut les boucher avec un pinceau chargé de pâte liquide ; on peut encore se servir pour cet objet d'un petit grattoir en platine ou en ivoire, qu'on promène sur les crevasses en les humectant un peu.

Après que les raccords sont secs, on fait le biscuit à un feu allumé par degrés et poussé à une chaleur considérable, et pendant longtemps ; cela est nécessaire pour donner à la matière une solidité qui permette de pouvoir la travailler sans craindre de la déformer ; mais, il faut l'avouer, la matière ainsi biscuite est toujours assez fragile, et demande dans celui qui sculpte, une adresse et une légèreté de main dont peu d'opérateurs sont capables.

Il est essentiel, ajoute le même auteur plus loin, de tenir les dents un peu plus longues, *à cause du retrait.* Il nous semble que par ces mots il fait lui-même le procès à sa pâte *irrétractile.*

On émaille ces pièces en ayant soin de ne pas altérer les formes des dents ; ensuite on les fait cuire ; et, tirées du four, on les présente sur leurs modèles, et s'il y a quelques imperfections dans leur ajustement, on y remédie par le moyen des meules ou des limes chargées de grès humide ; puis on essaie à la bouche, et l'on pose ces pièces si elles vont parfaitement ; sinon on les recommence, en tâchant de remédier aux imperfections qu'on a remarquées. C'est par le concours de toutes les précautions que nous avons indiquées, qu'on parvient à rendre le retrait presque nul, et qu'on réussit à faire des pièces parfaitement ajustées.

Ainsi finit le paragraphe de M. Audibran. Nous nous empressons de rendre justice à bon nombre d'excellents préceptes qu'il renferme ; mais nous avouerons que sa pâte sans retrait ne nous inspire pas une entière confiance.

Nous maintiendrons donc tout ce qu'il y a de bon dans les détails qui concernent le travail manuel ; mais nous conseillons fortement à nos confrères d'employer la pâte qu'on emploie d'ordinaire pour ces sortes de pièces, en ayant soin de donner à leur modèle un volume d'un septième ou d'un dixième plus grand que nature ; car, selon nous, le meilleur moyen d'obvier au retrait est de se conformer à cette nécessité, en calculant de combien le feu rapetissera la pièce, afin qu'en sortant du four elle présente les dimensions que vous lui désirez. Ce que nous disons s'applique également aux dentiers complets, dont nous allons nous occuper dans le paragraphe suivant.

§ V. — Dentiers complets en pâte de porcelaine.

Les dents minérales ajustées sur une cuvette d'or ou de platine, sont assurément ce qu'il y a de plus simple et de meilleur pour les dentiers complets, mais lorsqu'il y a une forte déperdition de gencives, et que les humeurs buccales ont des qualités tellement délétères, qu'elles attaquent en peu de temps les bases en cheval marin que l'on y a ajustées une première fois, il faut bien alors recourir au procédé de M. de Chemaut, au fameux râtelier en porcelaine.

A la suite de nos différentes formules pour les bases de dents minérales et pour les émaux, nous avons ajouté celle des dentiers complets. Il est donc inutile de la répéter ici. C'est cette pâte dont on se sert pour mouler les dentiers. Mais, avant de parler de cette opération, il est indispensable d'exposer la manière d'obtenir un modèle d'un septième ou d'un dixième plus grand que nature.

On sait que le plâtre a la propriété de se gonfler en séchant. On a longtemps mis cette propriété à profit, pour, à l'aide de plusieurs moulages successifs, arriver à obtenir les proportions exigées ; mais ce procédé, qui a l'avantage de grossir le modèle tout en conservant le rapport exact des enfoncements et des éminences qui se trouvent à la base, présente le très-grave inconvénient de laisser perdre la forme des dents, ce qui du reste est réparable par le secours de la lime et de la meule. Mais il est un procédé qui doit l'emporter de beaucoup sur celui-ci ; la statuaire s'est enrichie d'une découverte à l'aide de laquelle elle réduit ou augmente avec une précision mathématique les bustes ou les statues qu'on veut se procurer avec des dimensions moindres ou plus étendues. Rien ne sera plus facile que d'appliquer ce procédé aux empreintes des mâchoires que l'on voudra grossir d'un dixième, par exemple, et du moins on n'aura pas à craindre de voir le modèle se déformer par un moulage qui peut se répéter jusqu'à dix ou douze fois consécutives.

Nous voilà donc en possession d'un moule remplissant toutes les conditions voulues. Il ne s'agit plus maintenant que de prendre une masse de pâte bien préparée, de l'appliquer dans le moule en plâtre, et de l'y laisser sécher à l'ombre, en ayant soin de la tasser de temps en temps. Lorsque la terre a acquis le degré de fermeté convenable, on retire le dentier, et avec un grattoir on enlève toutes les parcelles qui se sont introduites dans les interstices des différentes pièces dont le moule est composé.

A l'endroit où doivent être placés les porte-ressorts on perce un trou avec un équarrissoir, tandis que la pâte est encore assez molle pour le permettre. Cette petite opération, fort simple en apparence, demande encore beaucoup de précaution et de légèreté dans la main, car cette pâte est très-facile à éclater.

Il est prudent d'en confectionner jusqu'à six à la fois, car sur ces six, on n'est pas toujours assuré que le feu vous en rendra un seul qui ne présente aucune voilure et aucune torsion.

Lorsque les pièces sont parfaitement sèches, on les met durcir dans le grand fourneau dont nous avons donné la description au commencement de ce chapitre. On les retire ensuite et l'on examine celles qui ont le moins souffert, et si par bonheur il s'en rencontre une qui n'offre que très-peu de défauts, il est facile de les corriger à l'aide de la lime et de la meule.

Il reste deux choses à faire, émailler les dents et colorer les gencives artificielles. Pour procéder à la première opération, on choisit un de nos émaux dont

la nuance n'est importante que pour les pièces partielles. On en enduit le dentier amené à l'état de biscuit, ensuite on introduit la pièce dans un moufle
confectionné à cet effet, et, à l'aided'un feu assez
ordinaire, on obtient la vitrification de la couche d'émail ; on laisse le tout refroidir, et puis on s'occupe
de colorer les gencives.

§ VI. — Coloration des gencives.

Il existe deux procédés pour la coloration des gencives artificielles : l'un consiste à enduire la pâte ou
biscuit d'un émail dont nous avons donné la formule
au chapitre précédent, sous le n° 4, et qui recouvre
les gencives, en suivant exactement le contour de leurs
festons ; mais, quand on retire la pièce du feu, il peut
arriver que, par l'effet d'une chaleur un peu trop intense, la couleur vermeille que doit donner cet émail
soit un peu pâlie, alors on a recours au second procédé
pour réparer ce léger défaut.

On prend de l'oxyde d'or précipité par l'étain ou
précipité pourpre de Cassius, on le broie très-fin sur
un plateau de biscuit de porcelaine avec une molette
de même matière ; on ajoute une partie égale d'essence
de thérébenthine et de lavande. Lorsque le tout est parfaitement broyé, on ajoute encore à ce mélange quelques gouttes d'huile grasse, afin de donner plus de
liant à la couleur ; ensuite on peint avec un pinceau
la partie de la pièce qui figure la gencive. On attend
que la couleur se sèche ; et quand on s'est assuré qu'elle

ne laisse rien à désirer de ce côté, on introduit la pièce dans une petite moufle, et pour que la couleur se fixe solidement, on l'expose à un coup de feu assez ardent. Lorsque le brasier où l'on a mis tout l'appareil est bien enflammé, et que la moufle est tout à fait rouge, on retire par un trou qui y est ménagé, un échantillon qui a été placé au bout d'un fil de platine, et si la couleur de cet échantillon paraît bien glacée, on se hâte de retirer la moufle du centre du feu, et on la laisse entièrement refroidir avant d'en retirer le dentier, car il serait dans le cas de se gercer si on l'exposait subitement à une température plus basse.

Quant au degré du coup de feu, les réflexions que nous avons faites pour l'émail rose sont en tout point applicables à cette manière de peindre les gencives.

Cette méthode est aussi simple que facile; malheureusement la couleur s'altère quelquefois au contact de la salive avec une bien grande promptitude. Cependant on a l'exemple de dentiers peints de la sorte qui se sont conservés un très-grand nombre d'années sans présenter la moindre altération. A la rigueur, si la couleur venait à partir, on serait quitte pour recommencer la même opération, ce qui n'est pas une grande affaire.

Quoi qu'il en soit, lorsque l'émail dont nous avons parlé en commençant réussit comme il faut, c'est sans contredit ce qu'il y de plus durable.

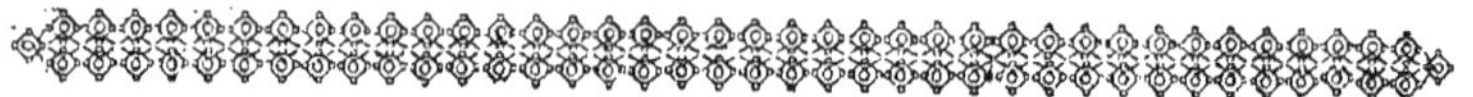

CHAPITRE XVI.

§ 1. — Lavage des cendres.

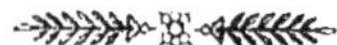

Les dentistes, la plupart du temps, ne se servent dans leurs travaux que des métaux les plus précieux, et par conséquent du prix le plus élevé. Au bout d'un certain laps de temps, à force de limer des pièces, soit en argent, soit en or, soit en platine, ils amassent cette limaille de différents métaux, que l'on a soin de recueillir dans un tablier de cuir attaché sous l'établi dans cette intention ; on peut même mettre de côté les balayures de l'atelier, parce que, quelques soins que l'on prenne, il tombe toujours quelques parcelles métalliques par terre. C'est ce mélange de métaux, de poussière et quelquefois même de charbon, que l'on est convenu d'appeler cendres. Pour séparer les différents métaux et les réduire en lingots isolés, on fait subir aux cendres diverses opérations que nous allons décrire.

On commence par le lavage. A cet effet, on passe

d'abord les cendres au travers d'un crible en fil de cuivre, afin d'en séparer d'une part le charbon, et de l'autre les parties étrangères qui pourraient y être contenues. La portion qui reste sur le crible doit être examinée avec soin, et si on s'aperçoit qu'elle contienne encore des matières métalliques, on les pile dans un mortier de fer pour les tamiser de nouveau. Cela fait, on peut procéder au lavage de deux manières différentes.

La première est *le lavage des cendres à l'eau* ; pour y procéder, on fait préalablement séjourner les cendres dans l'eau ; ensuite on se munit d'une sébile et d'un baquet rempli d'eau. Dans la sébile, on met un quart de la capacité de cendres déjà imbibées, comme nous venons de le dire ; on plonge le tout dans l'eau du baquet, et on agite avec la main ou un bâton le mélange de limaille et de poussière. Il est facile de concevoir que les parties terreuses étant plus légères que les différents métaux contenus dans ces cendres, elles se répandent dans l'eau du baquet, tandis que les métaux restent dans le fond de la sébile ; on met alors le résidu de côté, et l'on recommence le lavage d'une nouvelle portion de cendres. Quand il n'en reste plus, il est bon d'examiner avec soin le dépôt qui se forme dans le fond du baquet, afin de s'assurer s'il ne contient pas quelques parcelles métalliques, car alors il faudrait procéder à un nouveau lavage.

La seconde manière est *le lavage à l'eau au moyen du moulin* ; l'appareil que l'on emploie à cet usage est ainsi construit. C'est un tonneau ordinaire dont le fond, légèrement concave, porte un axe en bois mû par une manivelle. Des bandes de fer en forme de croix et d'un pouce environ de largeur, sont placées à la partie inférieure de cet axe ; deux autres bandes, disposées de de telle sorte qu'elles coupent en deux les angles formés par les deux premières, sont ajustées au-dessus d'elles. De plus, vers le tiers de sa hauteur, le tonneau est muni d'un robinet ayant deux pouces de diamètre intérieurement ; lorsque l'appareil est convenablement disposé, on verse de l'eau dans le moulin jusqu'à la moitié de sa hauteur, et on y ajoute ensuite ce qu'on a de cendres trempées. Pour faciliter la précipitation des matières métalliques, on tourne la manivelle pendant trois ou quatre heures, et au bout de ce temps on fait arriver doucement dans l'intérieur du tonneau un filet d'eau, au moyen d'un conduit en plomb. On débouche alors le robinet par lequel s'écoule l'eau tenant en suspension les matières terreuses, et l'on reçoit cette eau dans un baquet ; ce n'est que lorsque l'eau qui s'écoule sort bien pure et bien claire que l'on cesse d'en faire arriver d'autre par le conduit en plomb, et, comme on a reçu toute l'eau dans un baquet, on s'assure si le dépôt ne contient pas de matières métalliques. Quant aux divers métaux ou résidus qui restent dans le moulin, on les traite par le mercure ; nous allons décrire le procédé dans le paragraphe suivant.

§ II. — Lavage au moulin par le mercure.

On se sert du même moulin que celui indiqué pour

le lavage par l'eau. On a soin de bien dégraisser le mercure que l'on emploie, en le mettant en contact avec de l'acide acétique et en le lavant ensuite à l'eau. Quand il a subi cette préparation, on en verse dans le moulin une quantité proportionnelle à la quantité de cendres qu'on a ; toutefois il faut toujours en mettre le double en poids, ainsi dix kilog. pour cinq. Le mercure et les cendres étant mêlés ensemble, on les tourne dans le moulin pendant deux heures ; nous avons omis de dire que les cendres devaient être mouillées ; alors, au bout de ces douze heures de rotation, on débouche le tonneau pour faire écouler l'eau qui retient les parties bourbeuses ; ensuite on lave le mercure, afin d'en séparer toutes les parties étrangères.

Pour séparer le platine, il faut opérer par décantation, soit au moyen d'un entonnoir que l'on tient bouché jusqu'à ce que le platine soit rendu au fond ; on retire alors le doigt pendant un instant, le platine coule avec de l'amalgame ; ou, plus simplement, au moyen d'un vase étroit comme une éprouvette ; on laisse reposer, on fait écouler l'amalgame, le platine reste au fond avec de l'amalgame, comme dans l'autre procédé. Si l'on tient à le purifier, on ajoute un peu de mercure, et l'on décante à plusieurs reprises ; on dissout ainsi l'amalgame ; le platine n'est plus mêlé sensiblement qu'avec du mercure, que l'on chasse par la chaleur. Il ne reste plus maintenant qu'à passer le mercure à la peau de chamois, ce qui se fait au moyen d'une presse ; alors les divers métaux contenus dans le mercure se séparent de lui en restant dans la peau de chamois, tandis qu'il tombe en pluie à travers les mille pores de ce tamis naturel. Le résidu est un amalgame solide ; pour chasser le mercure, on met le tout dans une cornue en fer, composée de deux pièces lutées à leur jonction et fixées avec des vis ; au col de cette cornue, on adapte une allonge en fer qui vient plonger dans un vase rempli d'eau : lorsque tout est ainsi disposé, on procède à la distillation du mercure, et puis on chauffe le résidu de la cornue dans un creuset, avec un huitième de salpêtre et un seizième de borax. Pendant un quart d'heure on maintient cet alliage en fusion, et on le remue afin de le rendre bien homogène, et en dernier lieu on le coule dans une lingotière pour le faire essayer.

§ III. — Manière de séparer l'argent des cendres.

Quand, au moyen du lavage, on a enlevé toutes les parties terreuses des différents métaux dont le mécanicien fait usage, on met ces derniers en contact dans un ballon en verre, avec trois parties d'acide nitrique à vingt degrés, et l'on chauffe légèrement pour faciliter l'action de cet acide. Si, dans les cendres, il s'est trouvé du plomb, du bismuth, du cuivre, de l'argent et un peu de fer, l'acide dissout tous ces métaux ; la portion de fer qui n'est pas dissoute est oxydée, et cet oxyde, auquel se joint quelquefois de l'oxyde d'étain, reste mêlé à l'or et au platine, ce qui forme le résidu. On décante les liqueurs, et on lave le dépôt avec de l'eau que l'on réunit aux premières liqueurs, étendues de quatre fois leur poids d'eau ; ensuite, on les filtre.

Lorsque la solution est filtrée, on y verse de l'acide hydrochlorique jusqu'à ce qu'il ne se forme plus de précipité, lequel est un chlorure d'argent reconnaissable à sa blancheur et à son aspect floconneux, cailleboté. Si l'on veut réduire l'argent, on n'a qu'à mêler avec de la craie et du charbon le précipité lavé, recueilli sur un filtre et séché. On introduit ce mélange dans un creuset que l'on soumet à une chaleur rouge pendant une demi-heure. On laisse refroidir, ensuite on brise le creuset, et on en retire l'argent, qui est mêlé à un ou deux pour cent d'or.

On peut encore réduire l'argent au moyen d'une lame de zinc; enfin, si l'on veut se dispenser de réduire le chlorure, on le dessèche fortement pour le peser, et il devra contenir, sur 1,000 parties, 753 d'argent.

§ IV. — Manière de séparer l'or des cendres.

Nous avons déjà dit que le résidu insoluble dans l'acide nitrique contenait du fer et de l'étain à l'état d'oxydes, et de plus de l'or et du platine. Pour traiter ce résidu, on le met dans un ballon contenant de l'acide hydrochlorique, que l'on expose à une légère chaleur. Les oxydes de fer et d'étain se dissolvent, et alors il suffit d'étendre d'eau la liqueur pour séparer par décantation ces deux métaux en dissolution. Il ne reste plus que l'or et le platine; pour les séparer l'un de l'autre, on en fait dissoudre une partie dans un matras avec six parties d'eau régale, laquelle est composée de trois parties d'acide chlorhydrique, et une partie d'acide nitrique à trente-quatre degrés de Beaumé : on favorise la dissolution par une légère chaleur, et, lorsqu'on est arrivé à dissoudre complétement les deux métaux, on étend d'eau la solution, et on la filtre. Ensuite, on fait dissoudre deux parties de sulfate de fer dans quatre parties d'eau, pour verser dans la dissolution d'or et de platine. Cela fait, afin de donner à l'or le temps de se précipiter, on abandonne la liqueur pendant deux jours, après quoi on la décante avec soin, et pour dépôt on a de l'or à l'état de poudre très-fine.

Pour que l'opération soit complète, il faut s'assurer si l'or a été entièrement précipité, on fait dissoudre une deuxième partie de sulfate de fer dans deux parties d'eau, et l'on verse la dissolution dans les eaux décantées. On attend quarante-huit heures ; et si au bout de ce temps il s'est formé un précipité, on décante la liqueur, on lave ce nouveau précipité, et on le réunit au premier. Quant au lavage, on doit le faire d'abord avec de l'eau légèrement aiguisée d'acide sulfurique, puis avec de l'eau pure. Enfin, on met sécher le précipité obtenu sur un filtre, et si l'on veut réunir l'or en culot, on le mêle avec un peu de nitrate de potasse et de borate de soude en poudre ; on introduit ce mélange dans un creuset que l'on expose au feu de la forge pendant une heure environ, qu'on laisse refroidir, et que l'on brise pour en retirer un culot d'or très-fin à vingt-quatre carats.

§ V. — **Manière de séparer le platine des cendres.**

On a pu voir que les liqueurs provenant de la précipitation de l'or par le sulfate de fer, retiennent en
solution le platine. Pour l'en séparer, il suffit d'employer un moyen bien simple : pendant cinquante à
soixante heures, on laisse des lames de zinc en contact avec cette liqueur, et peu à peu le platine se précipite sous forme de poudre noire. Lorsque tout le
métal est précipité, on retire les lames de zinc, et on
les brosse légèrement, afin de faire tomber le platine
qui peut y adhérer. Cela fait, on fait bouillir avec de
l'eau, et on lave la poudre avec de l'eau légèrement
acidulée par l'acide sulfurique, pour enlever le zinc
qui pourrait y rester mêlé ; ensuite, avec de l'eau pure,
on la fait dissoudre de nouveau dans six fois son poids
d'eau régale.

Maintenant, il s'agit d'enlever l'excès d'acide : pour
cela, on fait évaporer la solution jusqu'à siccité ; on
obtient une masse saline que l'on fait encore dissoudre
dans l'eau, et après avoir filtré la solution, on la
concentre. D'une autre part on fait dissoudre du sel
ammoniac dans de l'eau froide jusqu'à saturation, et
l'on verse cette solution dans la première, jusqu'à ce
qu'il ne se forme plus de précipité, lequel est de couleur jaune, et forme un sel triple composé d'acide
chlorhydrique, de platine et d'ammoniaque. On le met
sur un filtre, pour le laver légèrement avec de l'eau et
le faire sécher.

Lorsque ce précipité a atteint le degré de siccité convenable, on l'introduit dans un creuset que l'on expose à une chaleur rouge, jusqu'à ce qu'il ne s'en dégage plus de fumée blanche, car c'est un signe auquel on reconnaît que la décomposition est complète. Alors on laisse refroidir le creuset, et on en retire le platine sous forme de masse spongieuse ; c'est ce qu'on appelle du *platine en éponge*.

Il n'est pas rare de voir les eaux mères provenant de la séparation de l'argent retenir un peu de platine ; dans ce cas, on sépare le métal par le même moyen que celui indiqué ci-dessus, c'est-à-dire que l'on met le liquide en contact avec des lames de zinc ; on lave la poudre noire que l'on obtient au moyen de l'acide nitrique affaibli, ou mieux encore au moyen de l'acide chlorhydrique, parce qu'il pourrait y avoir de l'étain que l'acide nitrique oxyderait, mais ne dissoudrait pas, et cette première opération achevée, on traite le résidu de la même manière que celui qui a été extrait des liqueurs d'où l'or a été séparé.

§ VI. — Essai des cendres.

Il y a des dentistes qui ne veulent pas se donner la peine de laver leurs cendres eux-mêmes ; ils s'adressent pour cela à des individus qui font profession de traiter les métaux mélangés pour les séparer les uns des autres. Mais il est essentiel, avant de les confier à des mains étrangères, de se rendre compte combien les cendres peuvent contenir de métaux précieux ; c'est un résultat auquel il n'est pas aussi difficile d'arriver qu'on le penserait au premier abord ; il y a deux méthodes pour résoudre le problème : la première, dont nous avons déjà instruit le lecteur, est la *voie humide* ; la seconde, que nous allons décrire, est la *voie sèche*.

Voici comment s'exécute cette opération : on prend d'abord avec une sonde des échantillons de cendres dans diverses parties de la masse ; on a soin de les mélanger exactement ; ensuite on en retire trente grammes que l'on fait fondre dans un creuset avec trente grammes de litharge pure et soixante grammes de flux noir. On expose le tout pendant vingt à vingt-cinq minutes à l'action d'un feu de forge, et si la matière tardait à entrer en fusion, on n'aurait qu'à projeter dans le creuset une pincée de borate de soude en poudre. Alors la fusion se fait avec promptitude ; on retire le creuset du feu et on le laisse refroidir, afin d'en retirer le métal qui a la forme d'un bouton. Il faut éviter que les scories qui le recouvrent ne contiennent des globules métalliques, car alors l'opération ne serait plus concluante. Le bouton ou culot pèse approximativement douze grammes, et il est composé des différents métaux contenus dans les cendres, plus le plomb qui a été réduit de son oxyde.

C'est le moment de procéder à une nouvelle opération appelée *coupellation*. Elle se fait au moyen d'un fourneau à coupelle, dont la forme est elliptique, son diamètre est de 162 millimètres sur 216 ; sa hauteur est de 540 millimètres. Il est composé de trois parties : le cendrier, le foyer et le dôme, lequel est ordinairement surmonté d'un tuyau en tôle pour faciliter le tirage. On place vers la partie supérieure du foyer une moufle, dans laquelle on dépose la coupelle. On n'y place le métal que lorsque l'appareil est rougi à blanc. Le métal contenu dans cette moufle entre en fusion en prenant un mouvement considérable. On voit alors l'alliage diminuer de volume, et le plomb, en s'oxydant, entraîner avec lui les métaux autres que l'argent, l'or et le platine. On juge que l'opération est terminée lorsque tout mouvement a cessé, ou que l'on aperçoit une sorte d'*éclair* illuminer l'intérieur de la moufle. On retire alors la coupelle, et on laisse le métal se solidifier. Lorsqu'il est complétement froid, pour l'enlever on se sert de pinces, dans lesquelles on le retient pour brosser le dessous et en détacher les parties d'oxyde et de coupelle qui auraient pu y rester attachées.

En pesant exactement ce qui reste dans la coupelle, on obtient le poids collectif de l'or, l'argent et le platine contenus dans trente grammes de cendres. Maintenant il s'agit d'isoler les métaux ; c'est une opération que l'on nomme *départ*. Pour y parvenir, on pèse le bouton exactement, on y ajoute trois fois son poids d'argent fin, on fond le tout ensemble au moyen du plomb dans la coupelle, et quand cet essai est passé, on a opéré l'*inquartation* : l'essai doit être laissé quelque temps dans la moufle pour le débarrasser complétement du plomb ; puis, après l'avoir enlevé, brossé, on l'aplatit, et ensuite on le lamine pour le mettre en *cornet* ; après cette opération, on le traite par l'acide nitrique à vingt-deux degrés pendant vingt minutes, et l'on décante la liqueur pour traiter par l'acide nitrique à trente-deux degrés ; on lave le cornet, comme pour les essais d'or ordinaires, avec de l'eau distillée : par ce moyen, on a dissous tout l'argent et tout le platine qui colore la dissolution en jaune d'autant plus foncé, qu'il est en plus grande quantité ; si la couleur était un peu foncée, il faudrait recommencer l'inquartation et le traitement par l'acide nitrique, comme la première fois, afin d'avoir la certitude de ne pas laisser de platine dans l'or.

Le cornet, bien lavé, est séché, puis recuit à la moufle à une chaleur modérée dans un petit creuset poreux.

Pour doser l'argent et le platine, on réunit les liqueurs contenant ces deux métaux, on y verse une dissolution chaude de sel marin, ou bien de l'acide chlorhydrique ; et puis l'on recueille ce précipité sur un filtre, on le lave et on le fait sécher fortement On pèse ce chlorure avec le filtre après l'avoir, comme nous venons de le dire, fortement séché, on en retranche le poids du filtre qui avait été pesé bien sec d'avance ; on calcule l'argent de ce chlorure, qui en contient 753 millièmes, et il ne reste plus qu'à retrancher le poids de ce métal ajouté pour l'inquartation. Connaissant ainsi les quantités d'argent du bouton résultant de la coupellation, on connaît le platine par soustraction. On pourrait, si on le préférait, doser le platine directement, en le réduisant, comme il a été dit plus haut, pour le peser.

Avant de clore ce chapitre, il nous reste un devoir à remplir, celui de remercier M. Barruel qui, pour traiter convenablement une partie à laquelle nous sommes un peu étranger, a bien voulu nous éclairer de ses conseils.

FIN.

TABLE DES MATIÈRES.

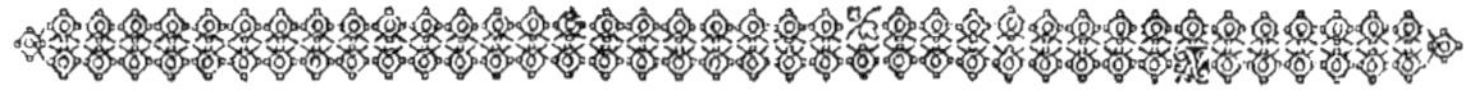

DEUXIÈME PARTIE

PATHOLOGIE ET THÉRAPEUTIQUE.

TROISIÈME PARTIE

PROTHÈSE DENTAIRE.

CHAPITRE XIII.

FIN DE LA TABLE DES MATIÈRES.

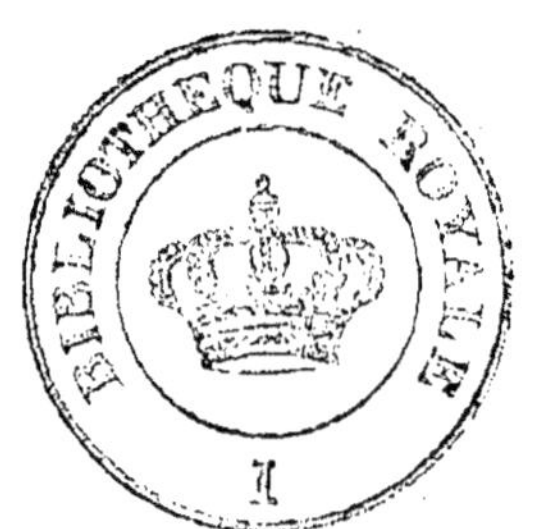